Mosaik

Dr. med. Frank R. Bahr

Akupressur

Erfolgreiche Selbstbehandlung bei Schmerzen und Beschwerden

Mosaik Verlag

Fotos: Frank Müller-May
Umschlaggestaltung: Petra Dorkenwald

Gesamtherstellung Mohndruck Graphische Betriebe GmbH, Gütersloh

ISBN 3-576-02497-2

Es ist für mich eine große Ehre, meinem verehrten Lehrer,
Dr. med. P. F. M. Nogier, dieses Buch zu widmen.
Für seine bahnbrechenden Erfindungen und Entdeckungen
sowie seine wissenschaftliche Arbeit
gebühren ihm höchste Anerkennung und Bewunderung.

Inhalt

ABC der Schmerzen und Beschwerden

Erläuterung: Das Zeichen ▷ verweist auf die Hauptkapitel des Buches

Einführung

Was ist Akupressur?

Die Reizung von Akupunkturpunkten stellt die älteste und weitverbreitetste Heilmethode der Welt dar. Dabei gebührt den Chinesen das Verdienst, vor einigen tausend Jahren entdeckt zu haben, daß über gewisse Punkte an der Körperoberfläche Störungen im Körperinneren beseitigt oder gelindert werden können. Es gibt nun verschiedene Möglichkeiten, auf diese Punkte einzuwirken. Das älteste und einfachste Verfahren ist die gerichtete Massage dieser Punkte, die sogenannte Akupressur. Sticht man Nadeln in sie ein, so bezeichnet man dies als Akupunktur, außerdem kann man sie auch durch Wärme, Ultraschall, Laserstrahlen, Unterwassermassagestrahl usw. reizen.

Warum Akupressur?

Akupressur und Akupunktur wird an vielen Universitäten der Welt gelehrt, neuerdings auch in Deutschland. Durch die Erfolge dieser Heilmethoden angeregt, bemühen sich Jahr für Jahr Tausende von Ärzten in Kursen und Seminaren, die klassische Akupunktur (Körperakupunktur) und die neue Ohrakupunktur (Aurikulo-Medizin, von lat.: auricula = Ohrmuschel) sowie die Akupressur zu erlernen und sich darin weiterzubilden. Während Akupunktur nur von dem wissenschaftlich geschulten Arzt ausgeübt werden sollte, bietet die Akupressur dem Patienten die Möglichkeit aktiver Mitarbeit an, da sie leicht erlernbar ist und überall angewendet werden kann. Deshalb und wegen einer immer stärker werdenden Verantwortlichkeit für die eigene Gesunderhaltung findet die Akupressur diesen starken Anklang und immer größere Verbreitung, zumal sie keine Nebenwirkungen hervorruft (was oft bei Tabletten der Fall ist) und auch nichts kostet. Der gesundheitsbewußte Leser wird den Nutzen der Akupressurbehandlung rasch erkennen:

- ▷ bei Linderung funktioneller Störungen und anhaltender Beschwerden,
- ▷ bei Schmerzbefreiung nach genauer Diagnose,
- ▷ bei Schmerzlinderung bis zum Eintreffen des Arztes oder bis zum Gang in die Arztpraxis,
- ▷ als Vorsorge und Schutz vor einem Rückfall in erneute Krankheit,
- ▷ als flankierende Maßnahme zur Unterstützung eines vom Arzt eingeleiteten und überwachten Heilungsprozesses,
- ▷ als Methode zur Leistungssteigerung,
- ▷ bei Notfällen als »Erste Hilfe«.

Akupressur zur Beseitigung von Schmerzen:

In dem Buch »Geschichte der chin. Akupunktur und Moxibustion« (= Erwärmen der Akupunkturpunkte), das 1975 in hoher Auflage in der Volksrepublik China erschienen ist, heißt es: »Die Akupressur von Ohrpunkten oder Punkten an anderen Körperteilen bewirkt Schmerzunterdrückung«; und bei meinen drei Akupunkturstudienreisen in die Volksrepublik China 1974, 1975 und 1976 konnte ich mich davon überzeugen, daß dies nicht nur in Büchern steht, sondern auch im größten Umfang an Universitäten wie auch privat zu Hause ja selbst von Schulkindern angewendet wird.
Schmerzen sind zunächst einmal ein Alarmsignal des Körpers, deshalb darf auch nur nach einwandfreier Diagnosestellung akupressiert werden. Allerdings, wenn eine Krankheit oder Störung bekannt ist, z.B. immer wiederkehrender Wetterkopfschmerz, chronische Rükkenschmerzen durch abgenutzte Bandscheiben oder andauernde Knieschmerzen bei Kniegelenkarthrose

usw., dann ist Schmerz nur noch lästig. Auf einen anderen Aspekt weist Dr. Nogier in seinem Lehrbuch der Aurikulo-Therapie (Ohr-Akupunktur) hin: »Man vermeide es, Schmerzen auszuschalten, die zur Beobachtung eines Krankheitsverlaufs oder zur Indizierung einer Operation nötig sind.« Führen Sie daher in Absprache mit Ihrem Arzt die Akupressur durch und sparen Sie Schmerzmittel ein.

Akupressur gegen funktionelle und psychische Beschwerden:

Nach dem Erfolg bei der Schmerzbehandlung wurde schon vor mehreren tausend Jahren die Akupressur auch bei anderen Krankheitsbildern eingesetzt, so bei Kreislaufstörungen, zur Funktionsanregung von Organen und Eingeweiden usw. Mittlerweile wird die Akupressur auch zur Behandlung psychischer Krankheiten mit herangezogen und erfuhr dadurch eine beträchtliche Ausweitung ihrer Anwendungsmöglichkeiten. Davon legt das Inhaltsverzeichnis dieses Buches ein deutliches Zeugnis ab. Was für die Behandlung von Schmerzen gilt, ist auch hier richtig: Es darf erst nach einwandfreier Diagnose akupressiert werden. Akupressieren Sie in Absprache mit Ihrem Arzt, und schon bald können Sie in der Regel Ihren Medikamentenverbrauch reduzieren.

Akupressur – Heilmethode ohne Nebenwirkungen

Man spricht viel von der Giftigkeit und Gefährlichkeit von ursprünglich für harmlos gehaltenen Medikamenten. Contergan galt als harmloses Schlafmittel, Phenacetin als harmloses Kopfschmerzmittel. Von dem einen weiß man heute, daß nach Einnahme während der Schwangerschaft viele kindliche Mißbildungen bei Neugeborenen die Folge waren, von dem anderen, daß schwerste Nierenschäden verursacht werden können. In den internen Fachblättern der Ärzte wird häufig mitgeteilt, daß der Verkauf von ursprünglich als absolut ungefährlich geltenden Medikamenten gestoppt werden mußte, so vor kurzem ein weit verbreitetes Darmmittel in Japan mit einem Schadenersatzanspruch der Geschädigten von 956 Millionen Mark und ein Schlankheitsmittel in Amerika. Die ohnehin schon lange Liste aus dem Verkehr gezogener Medikamente wird laufend erweitert, ohne daß dies in der Öffentlichkeit stark beachtet würde. Auch Ärzte machen nicht viel Aufhebens davon, um die Patienten nicht zu verunsichern und zu beunruhigen. Es wäre töricht, sich undifferenziert gegen alle Pharmaka zu wenden. Dies gilt selbst für Medikamente mit bekannten starken Nebenwirkungen, die der Arzt aber trotzdem in Abwägung aller Gesichtspunkte verschreibt. Die Akupressur ermöglicht in vielen Fällen eine Verminderung der Einnahme von Medikamenten; oft gelingt es sogar, sie ganz wegzulassen. Jede Reduzierung muß aber mit dem behandelnden Arzt abgesprochen werden. Auch er freut sich, wenn Sie durch Akupressur den Arzneiverbrauch einschränken können. Es gibt jedoch auch Krankheiten, bei denen Sie die Medikamenteneinnahme nicht verringern dürfen. Der Gewinn der Akupressur besteht dann »nur« in einer Besserung des Zustandes, so z.B. bei der Herzschwäche.

Akupressur als Vorsorgemedizin

Der Sinn der Akupressur liegt nicht nur in der Linderung von Schmerzen und Beschwerden, sondern, und dies ist ein wichtiger gesundheitspolitischer Wert, auch in der Vorsorge vor Krankheiten. Heute noch wird zu ca. 80%

sogenannte kurative Medizin getrieben, d.h. eine schon bestehende Krankheit wird behandelt. Alle Zukunftsforscher sind sich aber einig, daß schon in zehn Jahren die sogenannte prophylaktische Medizin, d.h. die Medizin, die als Vorsorgemaßnahme vor der Erkrankung schützt, von den jetzigen 20% auf 80% ansteigen und dann die kurative Medizin nur noch 20% betragen wird. Dies ist nicht nur vom Standpunkt der Gesundheitspolitik sinnvoller, sondern auch vom Standpunkt der Volkswirtschaft, da dadurch enorme Summen eingespart werden können, wie die schon jetzt geübte Vorsorgemedizin der Krebsvorsorge und Grippeimpfung beweist. In der Volksrepublik China handelt man schon längst entsprechend. In dem schon erwähnten chin. Buch heißt es dazu: »Die klinische Erfahrung hat gezeigt, daß die Akupressur oder Akupunktur geeigneter Punkte sogar vor bestimmten Krankheiten schützen kann.« Die Akupressur wird auch bei uns in der Vorsorge-Medizin als wirksames und zugleich billiges Verfahren einen wichtigen Platz einnehmen. Mit den zunehmenden Besuchen unserer Politiker in der Volksrepublik China werden sie wohl auch ein wenig chinesische Weisheit mit in die Bundesrepublik zurückbringen und die Akupressur auch gesundheitspolitisch unterstützen.

Leistungssteigerung durch Akupressur:
die Methode der Weltrekordler und Olympia-Asse

»Nichts hat mir in letzter Zeit so geholfen wie die Akupressur«, diese Äußerungen des Hochsprung-Weltrekordlers Dwight Stones und des Diskuswurf-Weltrekordlers Mac Wilkins haben bei der Olympiade 1976 in Montreal Aufsehen erregt. Dabei ist diese Methode der ungefährlichen und mit keinerlei Nachteilen für den Athleten behafteten Leistungssteigerung nicht neu, sondern sogar so alt, daß sie sich in dem Beinamen eines chin. Akupunkturpunktes bereits widerspiegelt. Der Punkt tsu-san-li wird nämlich auch neben seiner Unterbezeichnung »großer Heiler der Füße und Kniee« in China »drei Dörfer« genannt. Und zwar deswegen, weil er die normale Marschleistung um einige Kilometer – den Abstand dreier Dörfer voneinander – zu steigern vermag. Nicht nur bei Militär und Sportlern ist dieser Punkt beliebt, sondern er wird auch bei Rennpferden zur Leistungssteigerung angewendet.

Nicht weit von diesem Punkt entfernt befindet sich ein weiterer Hauptpunkt, nämlich der Meisterpunkt der Muskulatur, chin. yang-ling-ch'üan. Er wirkt Krämpfen, Schwellungen und Entzündungen in der Muskulatur und dem Sehnenapparat entgegen und wird daher von Leistungssportlern, deren Muskeln und Sehnen ja bis zur Grenze der Belastbarkeit beansprucht werden, sehr geschätzt.

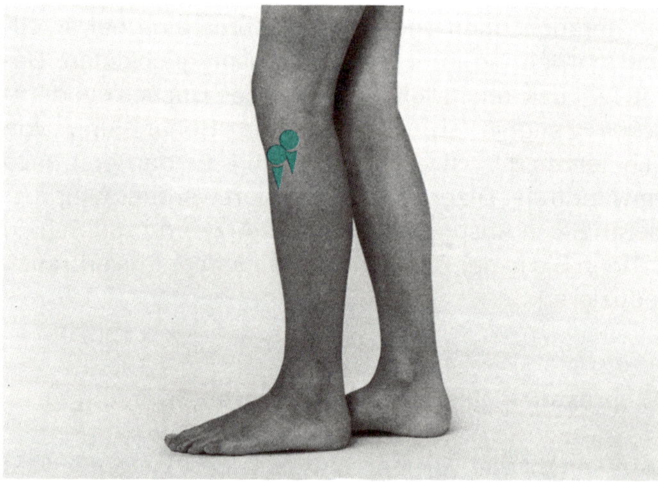

Der Punkt tsu-san-li ist von oben nach unten zu massieren. Man findet ihn, indem man die Hand gerade auf die Kniescheibe legt, der Punkt ist dann unterhalb der Ringfingerspitze. Der nächste Punkt, der auch nach unten akupressiert wird, ist der yang-ling-ch'üan, direkt vor und unterhalb des Wadenbeinköpfchens.

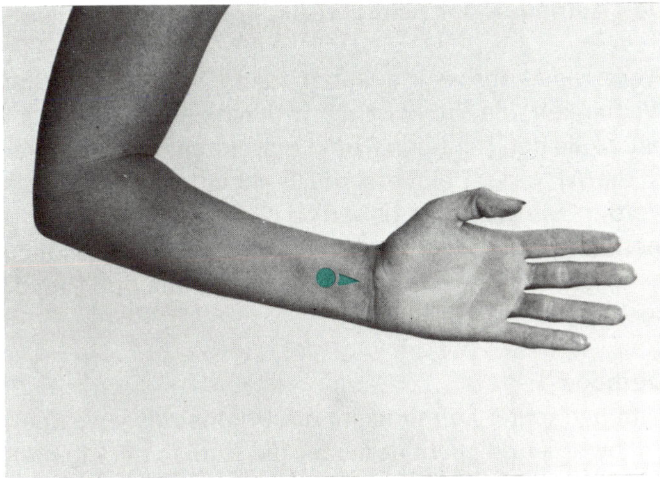

Der Punkt nei-kuan liegt etwa 2-3 Querfinger vor dem Beginn der Hand in der Mitte der Unterarminnenseite und wird in Richtung zur Hand massiert.

Auch das Herz-Kreislaufsystem der Athleten wird größten Belastungen ausgesetzt. Hier hilft Akupressur des chin. Punktes nei-kuan, »innere Barriere«, der eine regulierende Wirkung auf Kreislauf und Atmung hat und der Neigung zu Verkrampfungen in diesem Bereich entgegensteuert. Was sagt nun der Sportarzt hierzu?
Dr. Zier, Sportmediziner in Damp 2000, der selbst Akupunkturversuche durchführt:
»Auf dem Fahrradergometer habe ich die Leistung von Sportlern vor und nach der Reizung der Akupunkturpunkte gemessen. Es ergab sich bisher in jedem Falle eine Leistungssteigerung, die sich durch die Verminderung der Herzfrequenz um 10 bis 30 Schläge pro Minute bei gleicher Wattleistung nachweisen ließ. Die Punkte haben eine sehr gute Wirkung auch bei Muskelschmerzen und Muskelkrämpfen.«
Es wäre nun ein Fehler anzunehmen, die Akupressur der oben beschriebenen Punkte wäre nur etwas für Leistungssportler. Im Gegenteil: Der normale Wanderer oder Bergsteiger wird diese Akupressur-Wirkung genauso zu schätzen wissen.

Die Notfall-Akupressur

Notfälle stellen sich ausgerechnet gern im Urlaub, in fernen Ländern, auf hoher See oder in Skihütten ein. Dann kann man keinen Arzt aufsuchen oder erreichen. Man muß also eine Weile durchhalten, bis man sich in die notwendige ärztliche Behandlung begeben kann. Um diese Zeitspanne zu überbrücken, nutzt man die Akupressur als Erste-Hilfe-Methode.

In diesem Buch finden Sie:

▷ Die Notfall-Akupressur für den Asthmaanfall
▷ Die Notfall-Akupressur für die akute Blinddarmentzündung
▷ Die Notfall-Akupressur für Herzschmerzen
▷ Die Notfall-Akupressur für Gallenkoliken
▷ Die Notfall-Akupressur für Nierenkoliken
▷ Die Notfall-Akupressur für Zahnschmerzen.

Wie hat sich die Akupressur entwickelt?

Viele Jahrhunderte, bevor die Chinesen die jetzt gebräuchliche Reizung der Akupunkturpunkte entwickelten, bemerkten sie eher zufällig, daß Schmerz oder eine Krankheit leichter wurde, wenn die Hautoberfläche an bestimmten Stellen gedrückt oder verwundet wurde. Sie begannen daraufhin durch Punktmassage und durch Beklopfen der lokalen Punkte, die auf eine solche Therapie Wirkung zeigten, Krankheiten zu bekämpfen. Daraus entwickelte sich graduell das System der Akupunkturpunkte. Zum Beklopfen und Massieren dienten

bestimmte Steine, chin. zehn-shi = Steinnadel, aus denen später die Akupunkturnadeln entwickelt wurden.
Die ersten schriftlichen Aufzeichnungen über Akupressur sind in einem medizinischen Buch enthalten, das in der Tsin-Dynastie (265–420) zusammengestellt wurde und bereits die Notfallakupressur für Kreislaufschwäche und Koma behandelt. Daraufhin wurde die Akupressur als Erste-Hilfe-Methode in die chinesischen Haushalte eingeführt. (Alle Angaben aus: »Geschichte der chin. Akupunktur und Moxibustion«, 1975, VR China).
Die Ohrakupressur ist dagegen eine Methode, die nicht in China, sondern in Lyon, Frankreich, von dem Arzt Dr. Paul Nogier entwickelt wurde. Im Altertum waren nur einige Punkte am Ohr bekannt, und der genaue Bezug zu den einzelnen Körperteilen und Organen fehlte, bis Dr. Nogier durch seine Publikationen 1957 die Weltöffentlichkeit darauf aufmerksam machte. In der Folgezeit entwickelten Dr. Nogier und sein Team eine ausführliche »Landkarte« der Ohrmuschel, worin alle Regionen des Körpers verzeichnet sind. Man könnte nun meinen, die Chinesen würden diese Entwicklung – als nicht eigene – auch nicht akzeptieren. Das Gegenteil ist der Fall. In ihrem neuesten Buch über die Nadelanalgesie (erschienen in sehr hoher Auflage in Schanghai 1973) ist bereits ca. die Hälfte des Buchumfangs der Ohrakupunktur gewidmet.
Doch nicht nur die Punkte am Ohr wurden von Dr. Nogier entdeckt, sondern auch die verschiedenen Möglichkeiten, sie zu beeinflussen. Nach entsprechenden Vorversuchen entwickelte Dr. Nogier auch den Akupressurstab, der in leicht modifizierter Form diesem Buch beigegeben ist.

Das Auffinden der richtigen Akupressurpunkte:

Wenn Sie Akupressur ausüben, dann ist es von größter Wichtigkeit, die Punkte auch wirklich zu finden. Je genauer Sie den richtigen Punkt massieren, desto stärker ist die Wirkung. Beim ersten Durchblättern des Buches werden Sie bemerkt haben, daß für jedes Stichwort mehrere Photos den Text verdeutlichen. Für optimale Akupressur verwenden Sie bitte immer alle drei Punktsuchmethoden gleichzeitig:

Methode 1:
Man betrachtet aufmerksam die Photos des jeweiligen Stichworts und sucht den oder die Punkte am eigenen Körper auf. Für die Ohrpunkte nimmt man einen Spiegel oder bittet einen Helfer, das Photo mit Ohrpunkt genau neben das eigene Ohr zu halten und gedanklich den Punkt zu übertragen (visuelle Identifikation).

Methode 2:
Man liest Wort für Wort im jeweiligen Unterkapitel »Körperakupressur« und »Ohrakupressur«, in dem die genaue Lokalisation des Punktes beschrieben ist. Bei der Angabe der Querfinger legt man die entsprechende Anzahl der Finger quer neben den gegebenen Bezugspunkt und findet dann den entsprechenden Akupressurpunkt (kombinierte visuelle und manuelle Identifikation).

Methode 3:
Um die richtige Akupressurstelle nun ganz genau zu finden, nutzt man die Tatsache aus, daß der jeweils zu wählende Punkt drucksensibler als seine Umgebung ist, d. h. ein bestimmter Aufdruck mit dem Finger oder dem Akupressurstab wird deutlicher am Akupressurpunkt als in seiner Umgebung empfunden (drucksensible Identifikation).

Mitunter wird man für die Rückenpunkte eine Hilfsperson benötigen. Um die Punkte genau zu finden, empfiehlt es sich, die Wirbel abzuzählen. Dies klingt schwerer als es ist, weil der letzte, der 7. Halswirbel in aller Regel sehr gut zu sehen und zu tasten ist, da er nach hinten vorspringt. Daher hat er auch den lat. Namen vertebra prominens = hervorstehender Wirbel bekommen. Mit einem Filzstift zeichnet ein Helfer diesen Punkt am Unterrand des Halses an, der Patient selbst macht einen Buckel nach vorn, damit die Erhebungen der Wirbel hinten deutlicher heraustreten. Nun wird jede Erhebung gezählt: 1–12 Brustwirbel und anschließend 1–5 die Lendenwirbel. Sollte in Einzelfällen der Helfer damit Schwierigkeiten haben, jedoch für die Behandlung der Krankheit die Rückenpunkte wirklich notwendig sein, sollte man einen Arzt bitten, den Punkt anzuzeichnen. Zu Hause lassen Sie sich dann den Punkt durch ein einfaches Bezugssystem ausmessen, z. B. 23 cm unterhalb des Haaransatzes oder 15 cm unterhalb des hervorstehenden 7. Halswirbels und dann 2–3 Querfinger seitlich. In der Praxis ist alles viel einfacher, als es sich liest, da der Punkt meist deutlich drucksensibel ist und es daher der Kranke selbst fühlt, wenn der richtige Rückenpunkt massiert wird.

Die Wahl der richtigen Akupressurrichtung:

In China ist bei allen Akupressurpunkten die Richtung deswegen eindeutig festgelegt, weil die Punkte auf bestimmten *gerichteten* Energielinien, den sogenannten Meridianen, liegen. Die Chinesen weisen darauf hin, daß eine falsche Richtung beim Akupressieren sinnlos ist. In den Strichzeichnungen eines in hoher Auflage in China verbreiteten Akupressurbuches (Herausgeber: die Universitätsklinik der med. Hochschule der Stadt Tsingtao, VR China), ist die Akupressurrichtung immer durch Pfeil deutlich gekennzeichnet (siehe Abb. 1).

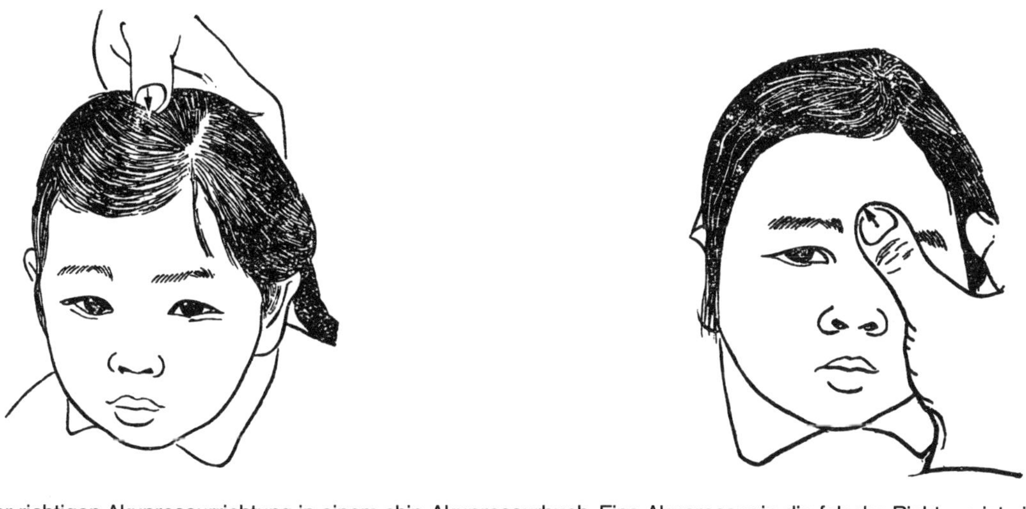

Abb. 1 Angabe der richtigen Akupressurrichtung in einem chin. Akupressurbuch. Eine Akupressur in die falsche Richtung ist sinnlos.

In unserem Buch geben wir sowohl im Text als auch in den Photos die Richtung genau an. Liegen mehrere Punkte dicht nebeneinander, so gilt die Pfeilrichtung am Ende der Punktereihe für alle Punkte, die dann in einer durchziehenden Bewegung akupressiert werden.

Art und Dauer der Akupressur:

Der Aufdruck am Akupressurpunkt soll gleichmäßig erfolgen, kann aber je nach Krankheit und Alter des Patienten variabel abgestuft werden. Die Dauer der Akupressur kann verlängert werden, um die Wirkung zu verstärken. Für die Gesamtdauer der Akupressur gilt in der VR China als allgemeine Regel:

▷ für Neugeborene: $^{1}/_{2}$–3 Minuten Dauer
▷ Babys 3–6 Monate alt: 1–4 Minuten Dauer
▷ Babys 6–12 Monate alt: 1–5 Minuten Dauer
▷ für 1- bis 3jährige Kinder: 3–7 Minuten Dauer
▷ für ältere Kinder: 5–10 Minuten Dauer
▷ für Erwachsene: 5–10–15 Minuten Dauer

In Zweifelsfällen wenden Sie sich an einen Akupunkturarzt um Rat. Das gilt besonders dann, wenn einmal die von Ihnen durchgeführte Akupressur nicht den gewünschten Erfolg bringen sollte. Dieses Problem könnte u. U. auftauchen bei den sogenannten echten Linkshändern, da bei ihnen mitunter Gehirnzentren in der anderen Gehirnhälfte liegen als beim Rechtshänder. Diese sehr geringe Anzahl von Patienten führt dann nur Körperakupressur und keine Ohrakupressur durch.
Die Häufigkeit der Behandlung richtet sich nach Art und Schwere der Krankheit. In den einzelnen Abschnitten ist jeweils angegeben, wie oft am Tag oder später – nach Abklingen der akuten Phase – pro Woche akupressiert werden muß. Meist ist es günstig, Ohr- und Körperakupressur tageweise abwechselnd durchzuführen, auch dies wird immer angegeben. In der Körperakupressur werden grundsätzlich immer die Punkte *beider* Körperseiten massiert.
Als allgemeine Hinweise zur Durchführung der Akupressur mögen Sie bitte beachten:

1. Die Raumtemperatur soll weder zu kalt noch zu heiß sein.
2. Sorgen Sie für frische Luft, nicht in verbrauchter und verqualmter Luft akupressieren.
3. Sie sollen bequem sitzen oder liegen. Ihre Hände dürfen nicht zu kalt sein; eventuell vorher gegeneinander reiben.
4. Die Geschwindigkeit der Akupressurbewegung ist zügig, etwa 70–120 Bewegungen pro Minute.
5. Bei empfindlicher Haut kann ein Massageöl oder auch Talkumpuder verwendet werden.
6. Nach der Akupressur schwitzt der Patient manchmal. Es soll sich deshalb eine kleine Pause anschließen. Bei windigem Wetter soll sich der Patient schützen, wenn er nach der Akupressur das Haus verläßt.

Die Handhabung des Akupressurstabs:

Früher benutzte man Steine oder später eine spezielle Nadel mit abgerundeter Spitze für die Punktmassage. Für unsere heutige Akupressur empfiehlt sich der Akupressurstab des Buches, der eine leichte Modifizierung des Akupressurstabes von Dr. Nogier ist. Bei Punkten in eng lokalisierten Bezirken, wie am Ohr oder an den Fingern und Zehen, verwendet man das spitze, aber doch abgerundete und abgewinkelte Ende des Stabes. Für breit drucksensible Punkte am Rumpf des Körpers ist das andere breitere Ende des Stabes vorgesehen. Wenn im Bedarfsfalle gerade kein Stab zur Hand ist, können

ihn die Fingerkuppen – allerdings nicht mit der gleichen Genauigkeit – ersetzen.
Der Akupressurstab ist nur mit der notwendigen Vorsicht zu gebrauchen, z.B. muß man in der Nähe der Augen darauf achten, nicht in das Auge abzurutschen. Der Aufdruck soll nicht so stark sein, daß blaue Flecke entstehen können. Der Akupressurstab ist so stabil, daß er beim normalen Hinfallen nicht zerbricht, trotzdem sollte vor der Akupressur der Stab untersucht werden auf Absplitterungen, Bruchlinien usw. Autor und Verlag lehnen jede Haftung für unsachgemäße Handhabung des Akupressurstabes ab.

Vorsicht vor der Eigendiagnose!

Die Akupressur ist ein sehr wirksames und dabei unschädliches Verfahren, Heilung oder Linderung bei Krankheiten und Beschwerden zu finden. Der Kranke übt die Behandlung selbst aus. Zwar heißt es, daß niemand seinen Körper besser kenne als der Kranke selbst, doch diese Aussage ist nur zum Teil richtig. Sie trifft zu bei den eher harmlosen, aber doch unangenehmen Störungen, wie Wetterkopfschmerz, chronische Verstopfung usw. Schon bei einer länger dauernden Hustenperiode stimmt der obige Satz nicht mehr: Der Patient weiß nicht, ob sich nicht etwa ein Lungenkrebs entwickelt, der rechtzeitig erkannt, möglicherweise einer Krebstherapie noch zugänglich ist. Was für die verdächtig lange Hustendauer gilt, trifft auch zu bei Magenschmerzen, deren Ursache ein Magenkrebs sein kann, usw. Der Kranke, der Eigendiagnostik betreibt, kann sehr leicht eine Fehldiagnose stellen. Gehen Sie daher unbedingt zum Arzt, um eine einwandfreie Diagnose in den Händen zu haben, bevor Sie mit der Akupressur beginnen.

Bei welchen Krankheiten soll akupressiert werden und bei welchen nicht?

Sicher haben Sie bereits das Inhaltsverzeichnis des Buches studiert und gesehen, daß die Akupressur für eine große Anzahl von Krankheiten angewendet wird. Auch bei schweren Leiden kann in Absprache mit dem Arzt die Akupressur ergänzend eingesetzt werden wie auch zur Vorbeugung gegen einen Rückfall. Bei einigen Krankheiten allerdings ist die Anwendung der Akupressur nicht angezeigt, dazu gehören z.B. alle Erbkrankheiten, endogene Depressionen, Schizophrenie, Krebs, und auch die Fälle, bei denen der Chirurg eingreifen muß, z.B. Arm- oder Beinbruch, Magendurchbruch, Darmverschluß usw. Im Zweifelsfall fragen Sie lieber Ihren Arzt einmal zuviel als einmal zuwenig. Dies gilt besonders für die Akupressur bei Schwangeren, bei denen die hormonell aktiven Punkte nicht verwendet werden dürfen. Sollte Ihr Arzt über Akupressur und Akupunktur zu wenig Bescheid wissen, können Sie bei der Deutschen Akademie für Akupunktur/Aurikulo-Medizin, 8000 München 40, Olympisches Dorf, Conollystr. 26 re, eine Liste von Akupunkturärzten anfordern (bitte mit Rückporto).

Die wissenschaftlichen Grundlagen der Akupressur:

Zwei Millionen Operationen unter Akupunktur als Narkosemethode wurden bisher in der VR China durchgeführt (einschließlich 1976) und dabei wurde kein einziger Todesfall aufgrund der Anästhesiemethode registriert. Dies hat in der Weltöffentlichkeit Aufsehen erregt, da mit herkömmlicher chemischer Narkose bei der gleichen Anzahl von Operationen etwa 100 Todesfälle zu erwarten gewesen wären. Mittlerweile wurden auch in der BRD bereits ca. 2000 Operationen in Akupunktur durchgeführt und auch hier erwies sich dieses

Verfahren als vorteilhaft, da ungefährlich für den Patienten. Weniger bekannt ist, daß auch unter *Akupressur* schon in der VR China Operationen erfolgreich durchgeführt worden sind, so bei Operationen im Kopfbereich, gynäkologischen Operationen und in der Abdominalchirurgie.

Die erfolgreiche Schmerzunterdrückung durch Akupunktur und Akupressur beschäftigt seit einigen Jahren die Wissenschaftler. Zunächst wurde durch zahlreiche Tierversuche bewiesen, daß Akupunktur und Akupressur nichts mit Hypnose und Suggestion zu tun haben, ja selbst mehrere Kaiserschnittoperationen am Rind wur-

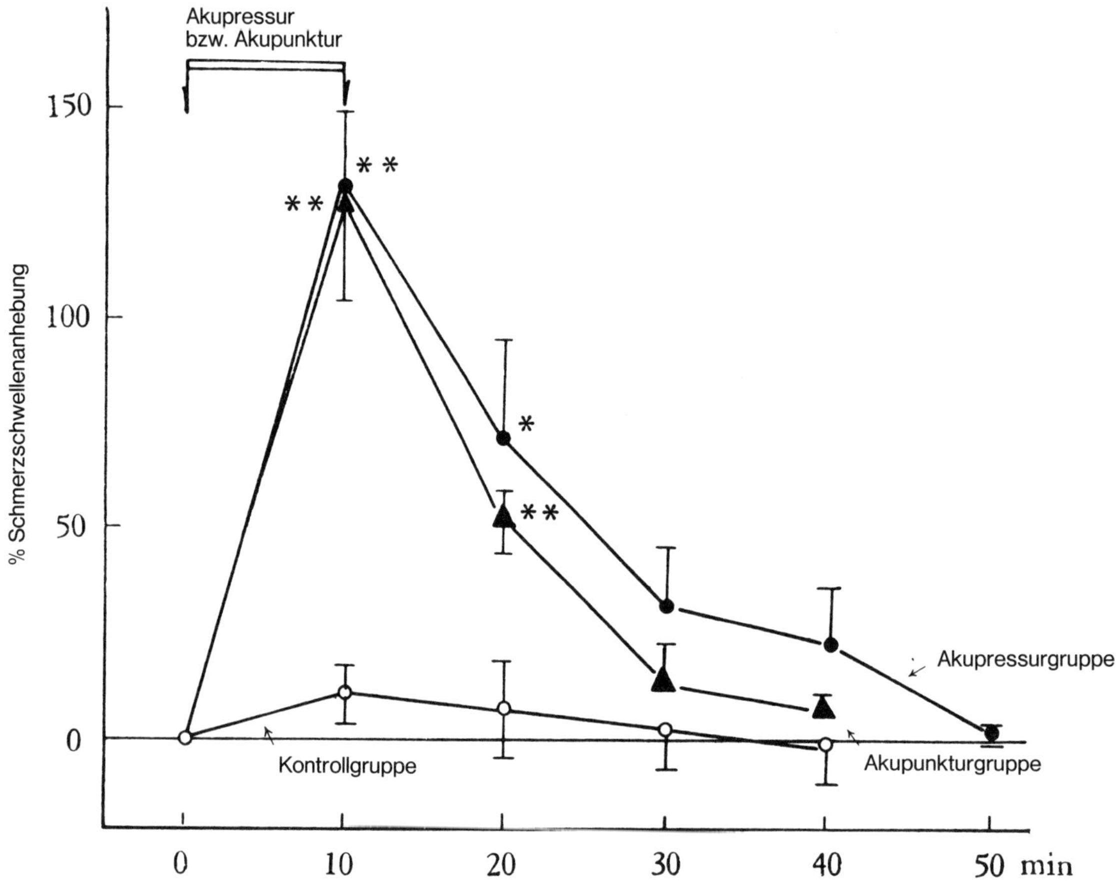

Abb. 2 Die Wirkung der Akupunktur des Punktes tsu-sanli oder Akupressur des Punktes quenlun auf die Schmerzschwelle bei Kaninchen

[statistische Angaben *P<0,05 **P<0,01]

den in Europa schon durch Dr. Kothbauer in Akupunktur erfolgreich durchgeführt. Mittlerweile existieren sogar in Amerika bereits Akupunktur-Tierkliniken, in denen insbesondere bei den teuren Rennpferden Akupressur und Akupunktur angewendet wird.
In der VR China ist eine der wichtigsten Forschungsstellen für die tierexperimentellen wissenschaftlichen Untersuchungen der Akupunktur und Akupressur die medizinische Hochschule in Peking. Dr. Han Chi-sheng demonstrierte uns schon bei meinen Studienreisen in die VR China 1974 und auch 1975 am Kaninchen die Möglichkeiten der Schmerzunterdrückung oder, wie die Wissenschaftler sagen, das mögliche Anheben der Schmerzschwelle. In der Abb. 2 wird gezeigt, wie sich nach Akupunktur des Punktes tsu-sanli die Schmerzschwelle um 128% erhöht (Kurve mit Dreiecken), ferner wie nach *Akupressur* des Punktes quenlun mit einer Massagefrequenz von 2 Hertz (zwei Bewegungen pro Sekunde) die Schmerzschwelle auf einen sehr ähnlichen Wert, nämlich 133% ansteigt (Kurve mit Punkten). Wie bei allen wissenschaftlichen Experimenten üblich, wurde eine Kontrollgruppe mituntersucht (Kurve mit kleinen Kreisen), um die Variationen der Schmerzschwelle zu messen. Jede Tiergruppe bestand aus 10 Kaninchen. Die Methode und Meßanordnung für die Schmerzexperimente bestanden darin, einen starken Hitzestrahl auf die empfindlichen Nüstern eines Kaninchens mit verbundenen Augen zu richten (Abb. 3). Dabei stoppt der Forscher die Zeit, die vergeht, bis das Tier als deutliches Zeichen von Schmerz den Kopf von der heißen Lichtquelle weg zur Seite dreht.
Noch eindrucksvoller waren die weiteren Versuche von Dr. Han, der bei je 16 Kaninchen aus der seitlichen Hirnkammer eines ersten Kaninchens (Geber-Kaninchen), bei dem Akupressur mit nachfolgender Schmerzschwellenanhebung durchgeführt wurde, Hirnflüssigkeit (Liquor cerebrospinalis) in die Hirnkammer eines zweiten Kaninchens (Empfänger-Kaninchen) übertrug. Auch dieses zeigte eine noch sehr deutliche Anhebung der Schmerzschwelle um 82%, dagegen eine Kontrollgruppe (ohne Akupressur) nicht (Abb. 4). Damit war der Beweis erbracht, daß die richtig durchgeführte Akupressur sogenannte Neurotransmitter im Gehirn verändert. Auch der international sehr anerkannte Wiener Professor Dr. Birkmayer, Vorstand des Ludwig-Boltzmann-Instituts für Neurochemie, hat Neurotransmitteruntersuchungen nach Akupunktur am Menschen durchgeführt und mit seinen Ergebnissen die chinesischen Wissenschaftler bestätigt. Auch an der Münchner Universität laufen zur Zeit diesbezügliche Untersuchungen. Dr. Han berichtete weiter über die Forschungen der medizinischen Hochschule Peking: Elektrophysiologische Untersuchungen an Versuchstieren zeigten, daß starke Pressur auf Muskeln und Sehnen einen klaren hemmenden Effekt auf die neurale Entladung in den nichtspezifischen Nuclei des Thalamus bei Ratten und Kaninchen sowie in der formatio reticularis (netzför-

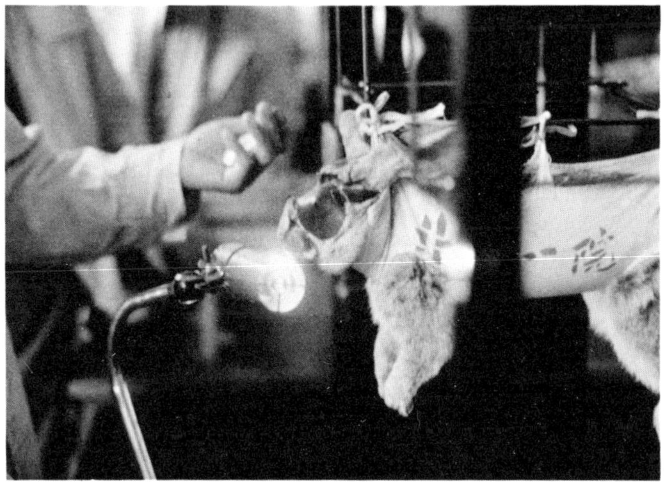
Abb. 3 Experimentelle Schmerzuntersuchung beim Kaninchen nach Akupunktur oder Akupressur

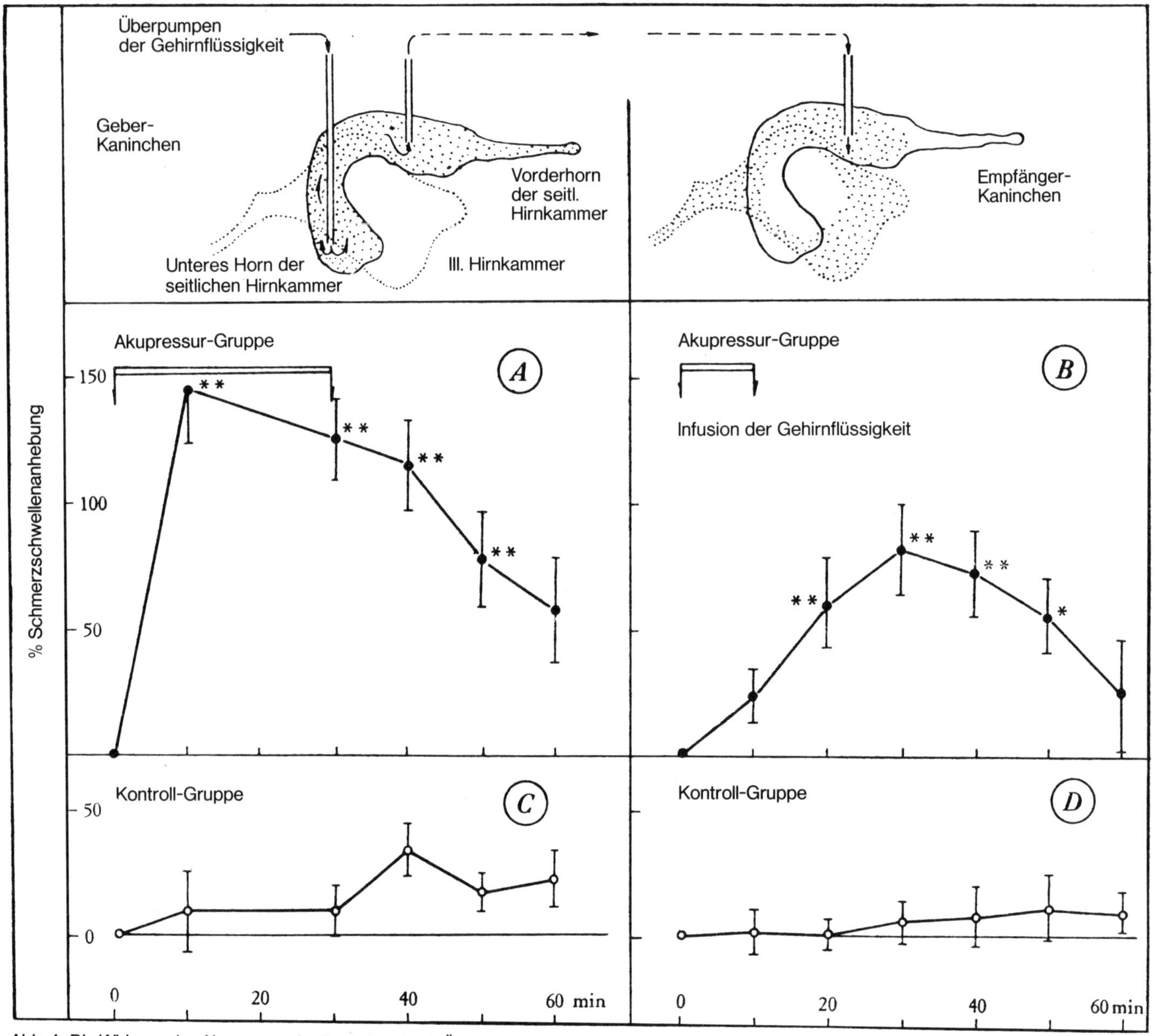

Abb. 4 Die Wirkung der Akupressur im Experiment mit Übertragung der Gehirnflüssigkeit [statistische Angaben *P<0,05 **P<0,01]

mige Gehirnstruktur) des Hirnstammes bei Meerschweinchen hat.
Es würde den Rahmen dieses Buches sprengen, noch die weiteren wissenschaftlichen Tierversuche unter Akupressur anzuführen. Der daran interessierte Leser sei daher auf die chin. Zeitschrift »scientia sinica« verwiesen, englische Ausgabe Vol. 17 No. 1, Febr. 1974, zu beziehen über Guozi Shudian, China Publications Centre. P.O. Box 399, Peking, The Peoples Republic of China.

Angstzustände

Man liest heute viel von der Prüfungsangst der Schüler und dem Streß, dem bereits die Kinder in unserer Leistungsgesellschaft ausgesetzt sind. Diesem Druck unterliegen aber auch und erst recht viele Erwachsene: der Verbrauch an Beruhigungsmitteln, sogenannten Tranquilizern, geht schon in Deutschland in die Tonnen pro Jahr. Doch nicht nur Berufstätige unterliegen mehr und mehr den Ängsten, ihren Arbeitsplatz zu verlieren, den Anforderungen nicht mehr gewachsen zu sein, auch Hausfrauen fürchten, die Kinder nicht optimal zu versorgen und ihrem Ehemann nicht zugleich in einer Vielfachfunktion die liebende Ehefrau, Erzieherin der Kinder, Kamerad und Köchin sowie ruhender Pol der Familie zu sein.

Wie äußert sich die Krankheit?

Anfangs bemerkt der Betroffene die Krankheit kaum, da sie sich oft zunächst aus dem Unterbewußtsein her entwickelt (Ausnahme: Prüfungsangst). Dann aber nimmt die Krankheit oft rasch solche Formen an, daß sich

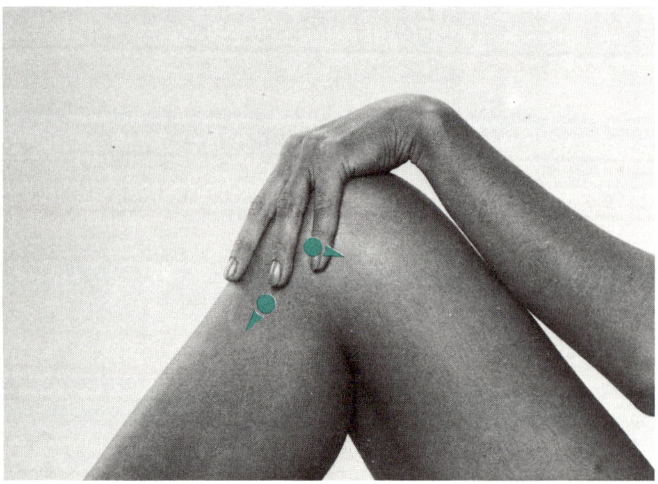

Hausfrauen nicht mehr trauen, die Straße zu überqueren, daß Männer im Büro verschlossen und unzugänglich werden, aus Angst, etwas Falsches zu sagen, nachts Alpträume bekommen, und daß Schulkinder oder auch Studenten in der Prüfung, – obwohl sie eigentlich den Stoff gut gelernt haben und auch beherrschen –, kein einziges Wort herausbringen (sog. Prüfungsversager).

Wo liegt die Ursache der Krankheit?

Oftmals ist mangelndes Selbstbewußtsein daran schuld, mit falscher Erziehung und Überforderung durch überidealisierte Leitbilder. Seltener ist übertriebene Ängstlichkeit Teil einer Erbkrankheit, hier muß der Gang zum Arzt Klarheit schaffen.

Körperakupressur

Am Körper ist der Punkt »Göttliche Gleichmut« (chin. tsu-san-li) von oben nach unten zu massieren. Der

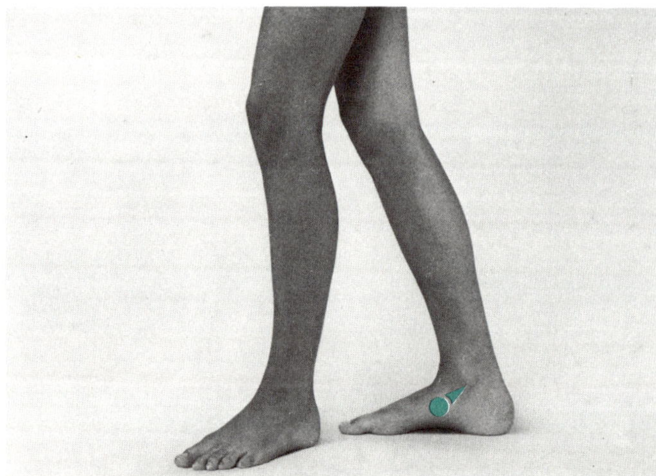

Punkt ist direkt unterhalb der Ringfingerspitze, wenn man seine Handinnenfläche gerade auf die Kniescheibe legt.
Ein weiterer wichtiger Körperpunkt ist der Anregungspunkt für Psyche und Herz (chin. shao-chong) neben dem ringfingerseitigen Nagelfalzwinkel des Kleinfingers. Er wird quer unterhalb des Nagels – von innen nach außen – massiert.
Außerdem empfiehlt es sich, noch einen Punkt etwa 2 Querfinger unterhalb und 2 Querfinger nach vorn vom Innenknöchel in Richtung auf diesen hin zu massieren. Der Punkt befindet sich in einem kleinen Grübchen und heißt chin. jan-ku (»erleuchtendes Tal«).
Zusätzlich kann noch als ausgleichender Energiepunkt der chin-wei ganz unten am Ende der Brustbeinspitze von unten nach oben akupressiert werden.

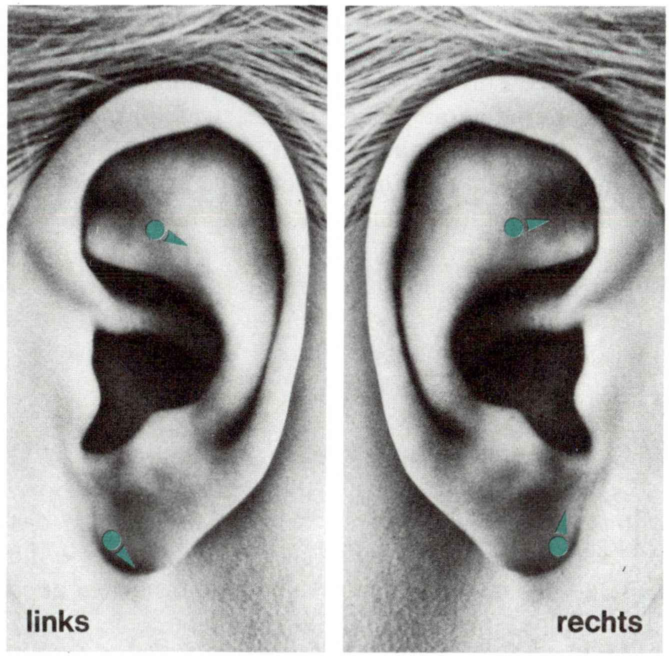

Ohrakupressur

Zwei Punkte am rechten Ohr sind hier wichtig: der eine, nahe am Ansatz des Ohrläppchens, ist nach oben hin zu massieren, der zweite, am Rande des oberen dreieckigen Ohr-Grübchens, nach vorne. Am linken Ohr kehrt sich die Akupressurrichtung um.

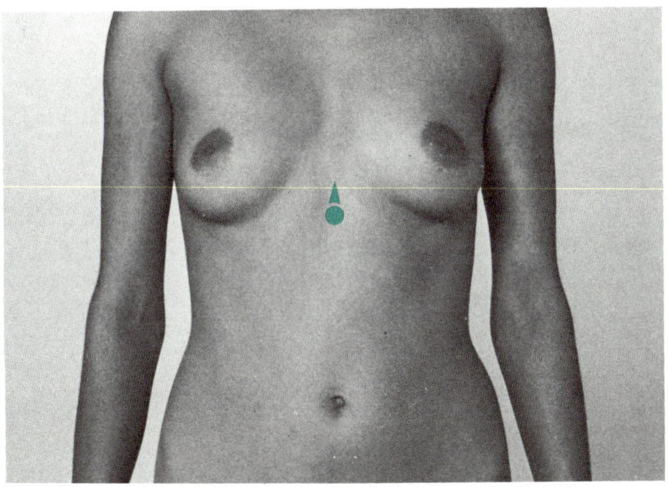

Weiteres Vorgehen

Ohrakupressur und Körperakupressur sollte in tageweisem Wechsel einmal für ca. 5 Minuten pro Tag durchgeführt werden. Bei Prüfungsängsten empfiehlt es sich, schon ein bis zwei Wochen vor der Prüfung mit der Akupressur zu beginnen.
Patienten, die Beruhigungsmittel nehmen, sollten in dem Maße, wie sie sich durch Akupressur gebessert fühlen, nach Absprache mit dem Arzt *langsam* die Medikamente reduzieren; oft wird es gelingen, ganz mit dem Tablettenschlucken aufzuhören.

Appetitlosigkeit

Sicher ist Appetitlosigkeit bei Kindern meist nur eine vorübergehende Störung, und mancher frühere »schlechte Esser« ist heute ein wohlbeleibter Mitbürger, der sich gerne daran zurückerinnert, was für ein »Skelett« er doch früher einmal war.
Mitunter erreicht aber diese Störung solche Ausmaße, daß Mütter anfangen, sich Sorgen zu machen. Ein zu starkes Untergewicht ist sogar gefährlich, da diese Kinder dann zu wenig Reserven haben, wenn sie einmal an einer Infektionskrankheit, etwa einer starken Grippe oder gar einer Lungenentzündung, erkranken.

Wie äußert sich die Krankheit?

Oftmals essen Kinder schlecht, weil sie vielleicht das Vorgesetzte nicht besonders mögen oder weil sie mit den Gedanken ganz woanders sind. Wenn sie aber auch ihre Lieblingsspeisen stehen lassen oder nur ein kleines Häppchen essen und das Körpergewicht um mehr als 15–20% unter der Norm liegt, dann muß man etwas dagegen unternehmen.

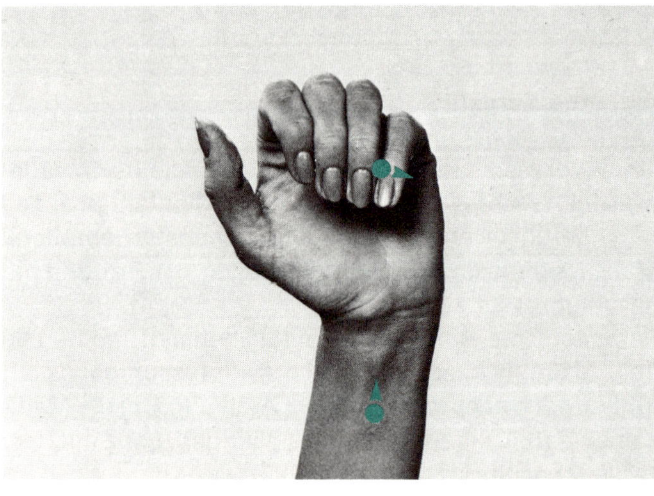

Wo liegt die Ursache der Krankheit?

Mitunter ist die Störung entwicklungsbedingt.
Appetitlosigkeit kann aber auch erstes Anzeichen einer nahenden, oft schlimmen Krankheit sein. Bei diesem Verdacht sollte der Gang zum Arzt nicht hinausgeschoben werden, um Klarheit zu erhalten. Sollte z. B. eine Infektionskrankheit im Kommen sein, so kann selbst dann in Absprache mit dem Arzt akupressiert werden, denn die Energiereserven werden dann weniger angegriffen.
Eine weitere mögliche Ursache, besonders bei Schulmädchen, liegt im psychischen Bereich. Hier kann der sogenannte nervöse Appetitmangel sogar groteske Formen annehmen. Die Akupressur muß dann in Zusammenarbeit mit dem Psychotherapeuten durchgeführt werden.

Körperakupressur

Als Hauptkörperpunkt wird der chin. Punkt nei-kuan, »Innere Barriere«, etwa 2 bis 3 Querfinger vor dem Be-

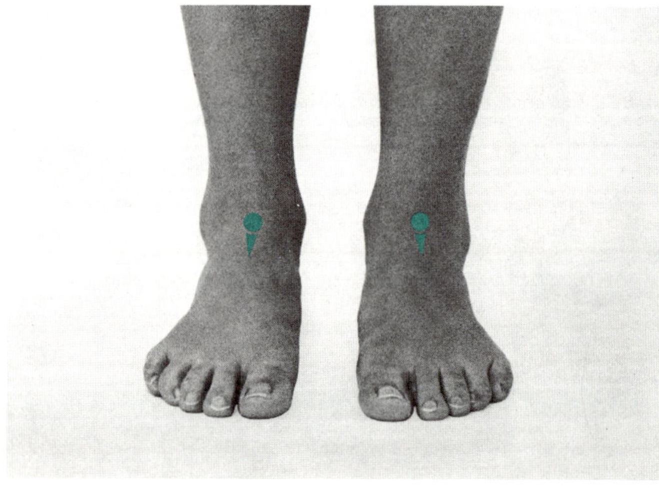

ginn der Hand in der Mitte der Unterarminnenseite gelegen, in Richtung zur Hand massiert.
Bei mehr psychisch bedingter Appetitlosigkeit verwendet man den Anregungspunkt für Psyche und Herz, den shao-chong neben dem ringfingerseitigen Nagelfalzwinkel des Kleinfingers und massiert ihn quer unterhalb des Nagels nach außen. Außerdem sollte als Anregungspunkt der Magenfunktionen ein Punkt in der Mitte der Fußwurzel von oben in Richtung zu den Zehen hin massiert werden (chin. chieh-hsi).
Auch empfiehlt es sich, den chin. Punkt chung-kuan, »Zentrum des Magens«, in der Mitte zwischen Nabel und Brustbeinende nach oben hin zu akupressieren.

Ohrakupressur

Zwei Ohrpunkte sind hier zu akupressieren: der eine, der die Stimmungslage verbessert, liegt wenige Millimeter entfernt vom hinteren unteren Teil des Ohrläppchens und wird am rechten Ohr nach hinten-oben massiert, der zweite ist der Punkt des Sonnengeflechts, des

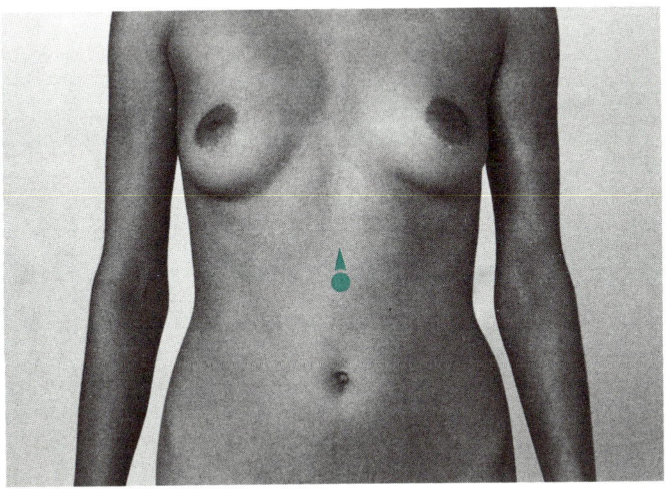

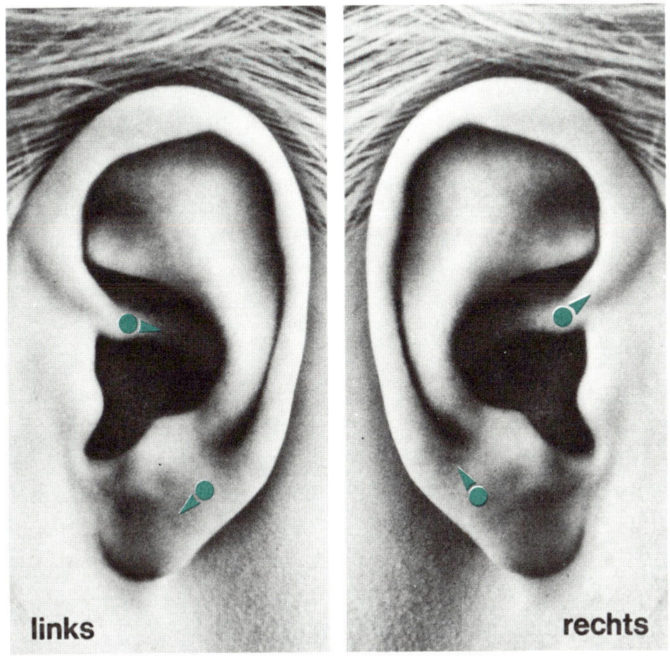

nervösen Zentrums des Bauchraumes. Er wird am Beginn der Erhebung der Ohrleiste von der Ohrmulde heraus, entlang dieser Leiste nach oben-vorne massiert. Am linken Ohr bleiben die Punkte gleich, nur die Akupressurrichtung kehrt sich um.

Weiteres Vorgehen

Ohrakupressur und Körperakupressur sollten tageweise abwechselnd jeweils ca. 2–3 Minuten lang etwa eine Viertelstunde vor den Mahlzeiten durchgeführt werden. Es ist unerheblich, ob man mit Ohr- oder mit Körperakupressur beginnt. Bei kleineren Kindern müssen zunächst die Eltern die Punkte massieren, dann soll es das Kind möglichst selbst erlernen und auch selbständig die Akupressur durchführen.

Aufstoßen
Luftschlucken

Normalerweise ist immer etwas Luft im Magen enthalten. Aufstoßen fördert allerdings Luftmengen nach oben, die beim Essen und Trinken zusätzlich mitgeschluckt worden sind. Beim Säugling ist Aufstoßen während und nach einer Mahlzeit normal und braucht nicht akupressiert zu werden, wenn es nicht zu lange dauert.

Wie äußert sich die Krankheit?

Dem Luftschlucken folgt das Aufstoßen oftmals mit saurem Geschmack und ist daher entsprechend unangenehm. Auch der Schluckauf kann mit saurem Geschmack einhergehen und führt in extremen Fällen bis zum Erbrechen.

Wo liegt die Ursache der Krankheit?

Meistens ist die Ursache in einer übergroßen Nervosität oder Nervenanspannung begründet. Ist die Krankheit chronisch, dann ist möglicherweise eine organische Ursache vorhanden, die durch ärztliche Behandlung ausgeschaltet werden muß.

Auf diesen beiden Seiten wird erklärt, wie Sie die *Symptome* der Krankheit lindern oder beseitigen können. Dies ist aber nur ein Teil der Behandlung. Noch wichtiger ist es, auch die *Ursachen* der Krankheit zu therapieren. Die entsprechenden Hinweise finden Sie im Kapitel Nervosität und Reizbarkeit (S. 106).

Körperakupressur

Die chin. Punkte chung-kuan, »Zentrum des Magens«, in der Mitte zwischen Nabel und Brustbeinende, und die beiden jeweils in kurzem Abstand darüber liegenden Punkte shang-kuan und chü-ch'üch werden in Richtung nach oben hin massiert.

Der Punkt im oberen Teil des Brustbeins (in Höhe des Ansatzpunktes der ersten Rippe), chin. hsüan-chi, wird gerne beim Aufstoßen zusätzlich von unten nach oben massiert.

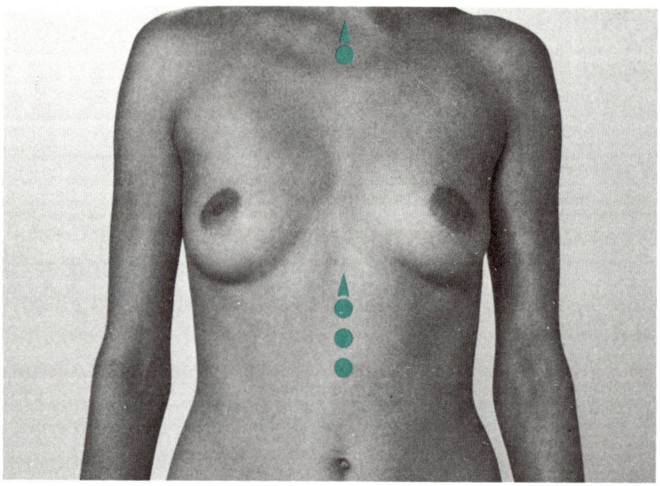

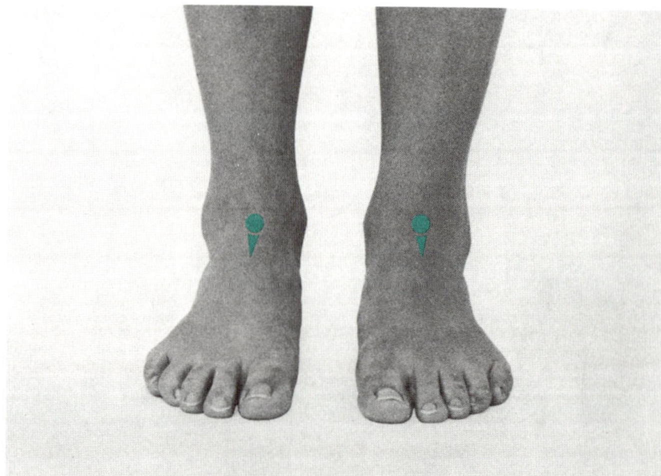

Um den gesamten motorischen Funktionsablauf zu regulieren, ist es vorteilhaft, den entsprechenden Punkt chieh-hsi in der Mitte der Fußwurzel von oben in Richtung der Zehen hin zu massieren.
Bei hartnäckigen Fällen kann es notwendig werden, auch noch Punkte am Rücken zu akupressieren, wozu man meist der Hilfe einer weiteren Person bedarf. Hier sind der »Zustimmungspunkt« des Zwerchfells (chin. ko-shu), etwa 2–3 Querfinger seitlich am Unterrand des 7. Brustwirbels, und der »Zustimmungspunkt des Magens« (chin. wei-shu), 2–3 Querfinger seitlich vom Unterrand des 12. Brustwirbeldorns, von oben nach unten zu akupressieren.

Ohrakupressur

Rechts ist der Punkt für das Sonnengeflecht zu massieren. In früheren Zeiten gaben die Ärzte diesem nervösen Zentrum auch den Namen »Gehirn des Bauchraums«. Er wird am Beginn der Erhebung der Ohrleiste von der Ohrmulde heraus entlang dieser Leiste nach oben-

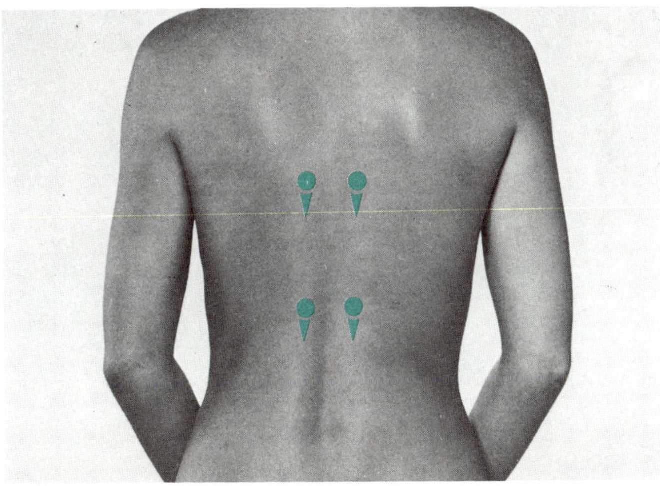

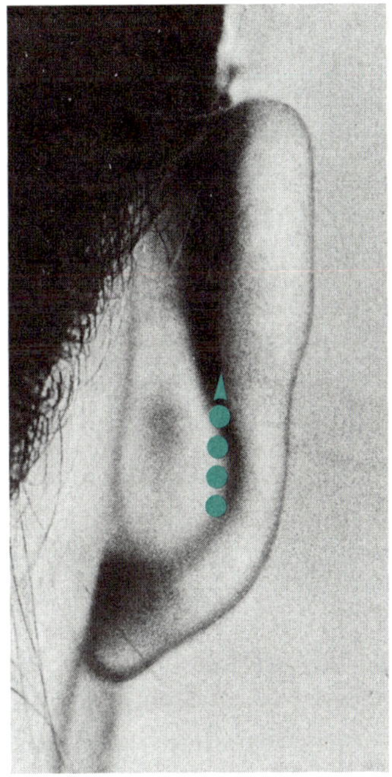

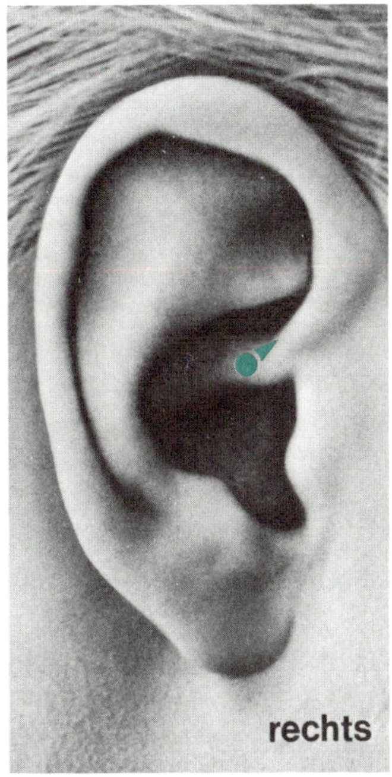

vorne hin akupressiert. Hinter dem rechten Ohr werden die Punkte des Schlundes am Rande der Ohrrinne nach oben massiert. Am linken Ohr braucht in der Regel nicht massiert zu werden.

Weiteres Vorgehen

Beim normalen (seltenen) Schluckauf genügt es in der Regel, energisch mehrere Male den beschriebenen Ohrpunkt nach oben-vorne hin zu massieren. Bei häufigerem Luftschlucken und Aufstoßen ist es ratsam, einen Psychotherapeuten zuzuziehen und in Absprache mit ihm abwechselnd Ohr- und Körperakupressur der oben besprochenen Punkte wie auch der Punkte der Nervosität (späteres Kapitel S. 106) anzuwenden.

Bauchspeicheldrüsen-Funktionsanregung

Ganz im Sinne der auf den ersten Buchseiten bereits erwähnten Vorsorgemedizin durch Akupressur wird in diesem Kapitel die Funktionsanregung der Bauchspeicheldrüse abgehandelt. Anzuwenden ist dieses Verfahren zum Beispiel, wenn jemand eine schwere Bauchspeicheldrüsenentzündung mit meist wochen- bis monatelangem Krankenhausaufenthalt überstanden hat und nun weiß, daß er auf die angegriffene Bauchspeicheldrüse achten muß, d. h. er muß Diät halten, sich schonen usw. Zur Vorsorge vor einem Rückfall wird dieser Kranke also Akupressur für die Bauchspeicheldrüse durchführen.

Wie äußert sich die Funktionsstörung?

Da die Bauchspeicheldrüse für die Verdauung der Speisen, d. h. Zerlegung der Speisen in ihre Bestandteile, zuständig ist (1–1,5 Liter Verdauungssaft werden von ihr pro Tag produziert), merkt der Patient häufig an der Art und oft auch am Geruch der Stühle, daß »etwas nicht stimmt«.

Die akute Entzündung der Bauchspeicheldrüse mit schweren Leibschmerzen, Erbrechen und Kreislaufzusammenbruch darf selbstverständlich nicht zu Hause behandelt werden. Hier ist sofortige Krankenhauseinweisung notwendig.

Wo liegt die Ursache der Funktionsstörung?

Da die Absonderung des Verdauungssaftes einerseits durch den Tonus des vegetativen Nervensystems, andererseits durch ein Gewebshormon des Zwölffingerdarms, das sogenannte Sekretin, gesteuert wird, sind sowohl Störungen im vegetativen Nervensystem als auch im Bereich des Dünndarms mögliche Ursachen für eine Affektion der Bauchspeicheldrüse. Auch ein Stein in ihrem Ausführungsgang zieht erhebliche Störungen nach sich. In jedem Falle ist also eine genaue Untersuchung beim Arzt notwendig. Die Akupressurbehandlung ist dann in Absprache mit dem Arzt durchzuführen.

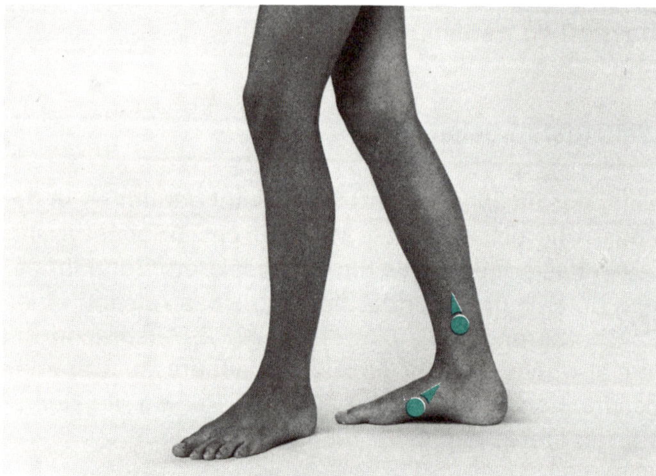

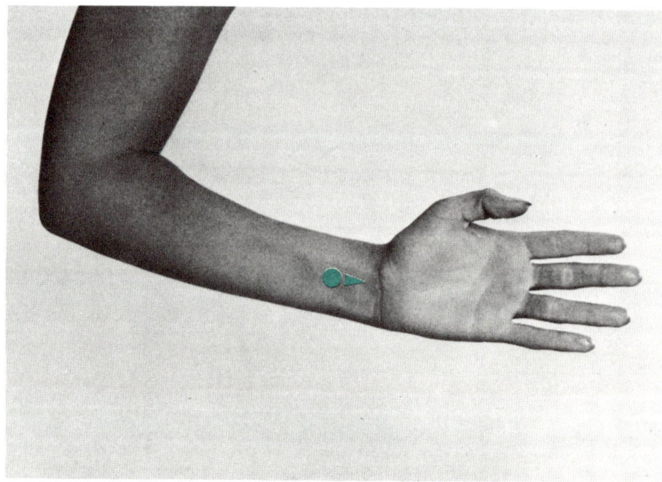

Körperakupressur

Als chin. Punkte empfehlen sich der kung-sun, etwa eine Handbreit vor dem Innenknöchel am Übergang des Hautfarbtons von rötlich nach weiß, der in Richtung zum Fußknöchel massiert wird, sowie der san-yin-chiao, der etwa 4–5 Querfinger oberhalb des Innenknöchels am tastbaren Hinterrand des Schienbeinknochens liegt. Auch dieser Punkt wird nach oben massiert. Außerdem soll noch der Punkt »innere Barriere« etwa 2–3 Querfinger vor dem Beginn der Hand in der Mitte der Unterarminnenseite in Richtung zur Hand massiert werden.
Mitunter ist es nötig, durch eine Hilfsperson noch den »Zustimmungspunkt« des Pankreas (chin. p'i-shu) am Rücken, etwa 2–3 Querfinger seitlich des Unterrandes des 11. Brustwirbeldorns nach unten zu akupressieren.

Ohrakupressur

Da die Bauchspeicheldrüse quer im Bauchraum ihren Platz hat, sind ihre zugehörigen Punkte an beiden Oh-

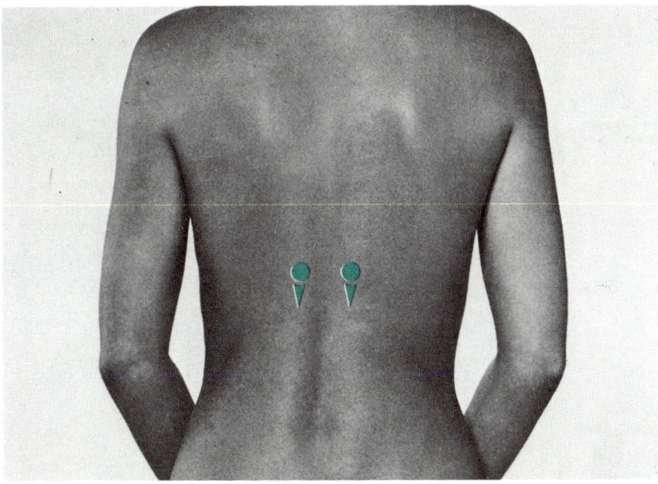

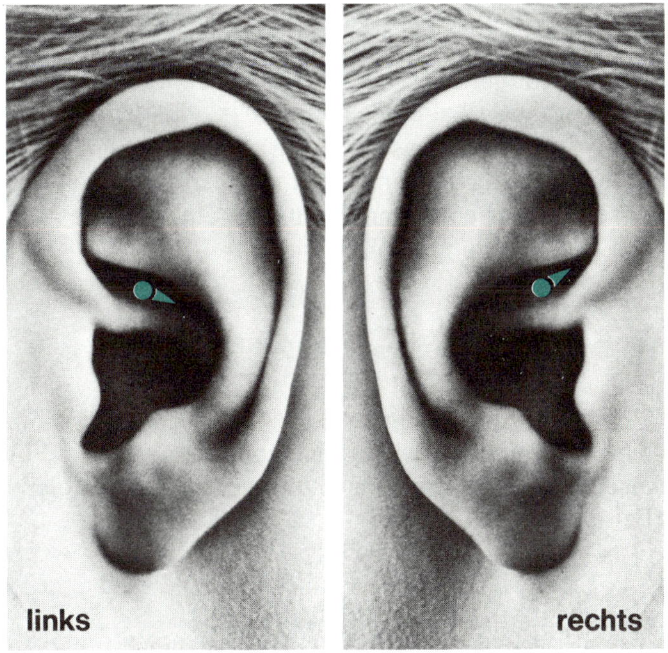

ren zu finden und auch zu behandeln: beim rechten Ohr wird in der oberen Ohrmulde nach vorne, beim linken Ohr nach hinten massiert.

Weiteres Vorgehen

Ohr- und Körperakupressur werden tageweise abwechselnd durchgeführt. Es empfiehlt sich, die Akupressur jeweils eine halbe Stunde vor den Mahlzeiten für 3–5 Minuten durchzuführen, in leichten Fällen genügt eine Behandlung pro Tag entweder früh oder abends. Für die Vorsorgemedizin ist eine einmalige Behandlung pro Woche in der Regel ausreichend.
Die Überwachung der Akupressur durch den Arzt ist angezeigt, etwaige Medikamente dürfen nicht eigenmächtig abgesetzt werden.

Bettnässen

Bei Bettnässern kommen die Eltern der Kinder oft in ein Dilemma: Schimpfen hilft nichts, und Tabletten will man so einem jungen Kind auch nicht geben. Hier ist guter Rat nicht teuer: akupressieren Sie!
Selten kommt Bettnässen auch bei Erwachsenen vor und ist dann Zeichen eines beginnenden Nervenleidens oder schwerer seelischer Störungen. Eine genaue ärztliche Untersuchung ist notwendig.

Wie äußert sich die Krankheit?

Obwohl die Kinder aus dem Windel-Alter heraus sind, nässen sie nachts, manche auch noch tagsüber, ein. Für diese seltenere Form des Einnässens ist die gleiche Therapie anzuwenden.

Wo liegt die Ursache der Krankheit?

Meistens hat das Bettnässen zwei Ursachen: eine psychische und eine funktionelle Blasenschwäche. Psychisch verursacht werden kann sie durch mangelnde Harmonie im Elternhaus. Bei Schulkindern kann es am beginnenden Leistungsstreß liegen; auch ein zu tiefer Schlaf bei einem Kind mit großem Phantasiereservoir und vielen Träumen kann daran schuld sein.
Zunächst soll man beim Arzt eine chronische Blasenentzündung oder eine organische Blasenveränderung durch Untersuchung ausschließen lassen. In der Regel ist die Diagnose des Arztes: funktionelle Blasenschwäche.

Körperakupressur

Als chin. Punkt wird der Punkt pai-hui an der Mitte des Schädels in Höhe einer gedachten Verbindungslinie zwischen beiden Ohren nach vorne hin massiert, ferner der Punkt san-yin-chiao, der etwa 4–5 Querfinger (als Maß die Finger des Kindes, nicht die eigenen, benützen!) oberhalb des Innenknöchels am tastbaren Hinterrand des Schienbeinknochens liegt. Auch dieser Punkt wird nach oben massiert. Ein weiterer Punkt ist der chin.

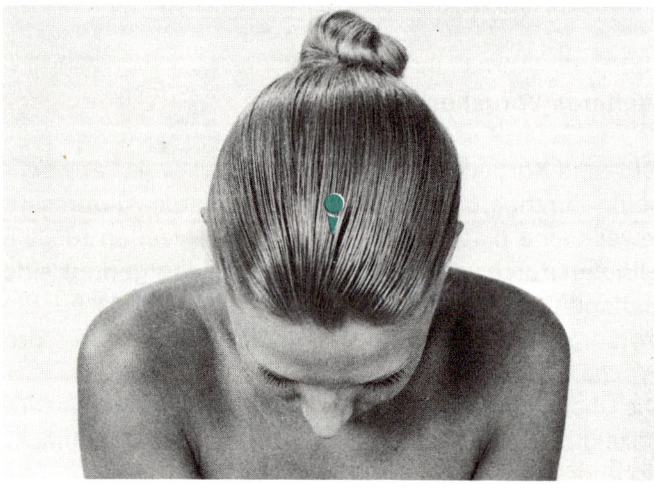

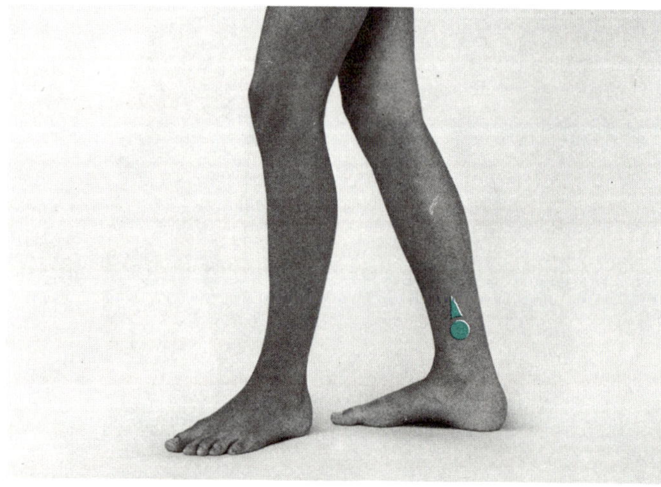

Punkt tsu-san-li (»göttliche Gleichmut«). Er befindet sich direkt unterhalb der Ringfingerspitze, wenn das Kind seine Handinnenfläche gerade auf die Kniescheibe legt. Er wird nach unten hin massiert. Außerdem soll noch der Stimulierungspunkt der Blasenfunktion (chin. chih-yin) kurz neben dem äußeren Nagelfalzwinkel der kleinen Zehe in Richtung quer unterhalb des Nagels, also nach innen, massiert werden. (Nicht zu fest, aber doch deutlich genug aufdrücken, sonst schmerzhaft.)
Als Zusatzpunkt (ohne Bild) käme auch noch der chin. Punkt chung-chi, in Frage. Er befindet sich auf einer gedachten Linie zwischen Nabel und Blase knapp oberhalb derselben und ist meist etwas sensibel auf Druck, wenn seine Akupressur nach oben angebracht ist. Daher auch der Name »Alarmpunkt«. Er ist ein Energiepunkt für die Blase.

Ohrakupressur

Am Ohr werden zwei Punkte akupressiert: der Punkt der Blase ziemlich oben in der oberen Ohrmulde wird am

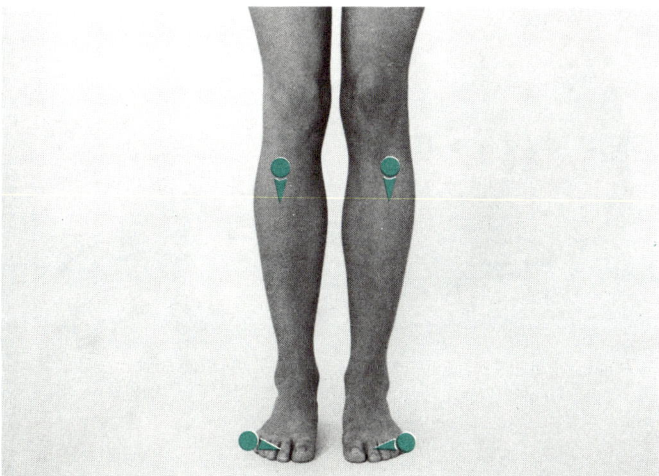

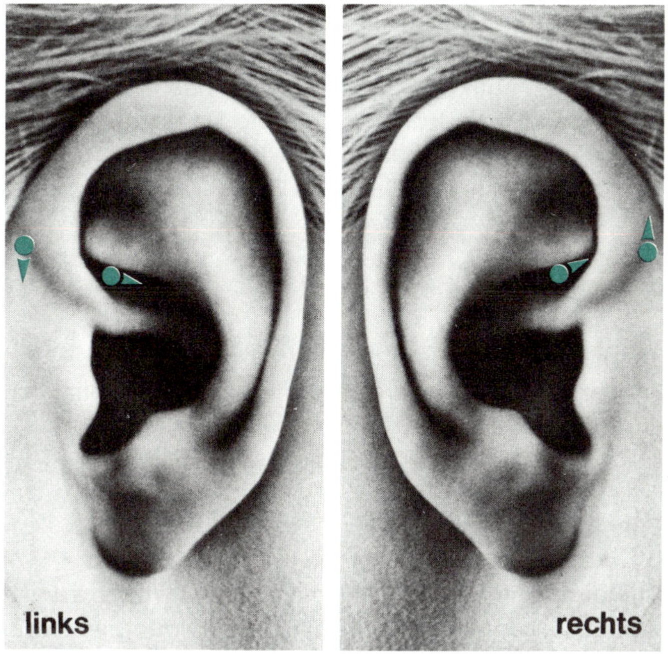

rechten Ohr nach vorne massiert. Des weiteren wird der psychische Entspannungspunkt oben vor der Ohrleiste nach oben hin massiert. Links werden die gleichen Punkte in umgekehrter Richtung akupressiert.

Weiteres Vorgehen

Ohrakupressur und Körperakupressur werden wie üblich tageweise abgewechselt und insbesondere vor dem Schlafengehen 5–10 Minuten lang durchgeführt. Falls dem Kind vom Arzt Beruhigungsmittel oder sogar sogenannte Antidepressiva-Tabletten verschrieben worden sind, setzen Sie nach Rücksprache mit dem Arzt langsam die Menge der Tabletten bis auf Null herab. Lehren Sie das Kind, sich selbst zu akupressieren, überwachen Sie aber die Durchführung!

Blähungen

Eine geringfügige Gasbildung ist während des Verdauungsvorganges normal. Diese Gase werden aber nicht als unangenehm oder störend empfunden, da sie zum größten Teil vom Körper durch die Darmwand aufgesaugt werden. Bei bestimmten Krankheiten aber erreicht die Menge der Gase das Ausmaß einer Störung.

Wie äußert sich die Störung?

Zuerst hat der Patient das Gefühl des »Gurrens« und »Kollerns« im Darmbereich, dann erreichen schließlich die Darmgase den natürlichen Ausgang.

Was ist die Ursache dieser Störung?

Blähungen sind Darmgase, die entweder durch zu viel Luftschlucken oder durch zu viel Gasbildung im Darm während der Verdauung gebildet werden. Schon beim normalen Essen wird immer ein kleiner Teil Luft mitgeschluckt, Bei nervösen und depressiven Personen ist der mitgeschluckte Luftanteil meist größer. Deshalb empfiehlt es sich auch, nicht nur die Akupressurtherapie der *Symptome*, also der Blähungen, durchzuführen, sondern im Wechsel auch die Akupressur der Depression oder der Nervosität (Seite 42 oder 106) durchzuführen. Eine weitere Ursache kann in einer Funktionsstörung der Bauchspeicheldrüse oder der Galle liegen. Dann ist eine entsprechende Akupressur (Seite 28 oder 54) angezeigt. Auch bestimmte Herzerkrankungen führen zu Blähungen. Welche der angegebenen Ursachen im Einzelfall die richtige ist, muß eine Untersuchung beim Arzt klären. Die Akupressur wird dann in Absprache mit dem Arzt vorgenommen.

Körperakupressur

Als chin. Punkt verwendet man zur Stärkung der Dickdarmfunktion (hier Gasresorption) den ho-ku, der sich 2 Querfinger unterhalb der Zeigefingergrundgelenksmitte und 1/2 Querfinger daumenwärts befindet. Der Punkt wird in Richtung Ellenbogen hin massiert. Etwa

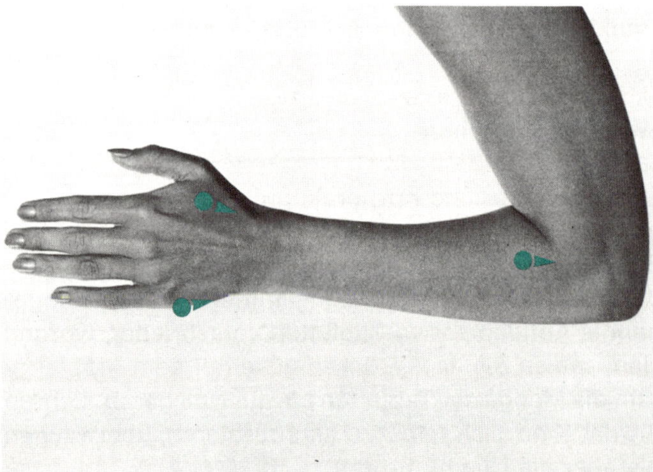

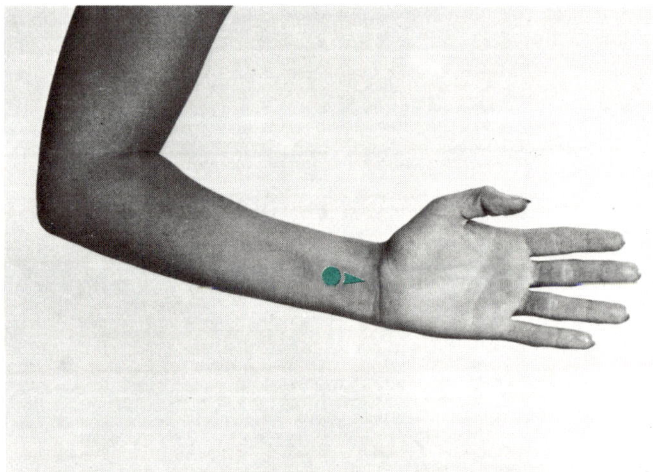

3 Querfinger vor der Ellenbogenfalte beim gebeugten Arm liegt der nächste chin. Punkt für den Dickdarm, der san-li, der armaufwärts massiert wird. Für die Dünndarmfunktion wird deren Anregungspunkt (chin. houhsi) seitlich unterhalb des Kleinfingergrundgelenks armwärts massiert. Der chin. Punkt nei-kuan, etwa 3 Querfinger oberhalb des Handansatzes in Unterarmmitte, wird in Richtung Handinnenfläche akupressiert. Schließlich wird auch noch der chin. Punkt chü-shü shang-lien (»Überfülle der oberen Region«) etwa 8 Querfinger unterhalb und 2 Querfinger nach außen seitlich der Kniescheibenmitte nach unten massiert.

Ohrakupressur

Am rechten Ohr wird der Punkt des Sonnengeflechts, des nervösen Zentrums des Bauchraums, der sich auf der Stelle der Ohrleiste befindet, wo sich diese aus der Ohrmulde erhebt, nach vorne-oben hin massiert, wie auch die direkt oben neben dem Unterrand der Ohrleiste liegenden Punkte für Pankreas, Galle, Dünndarm und

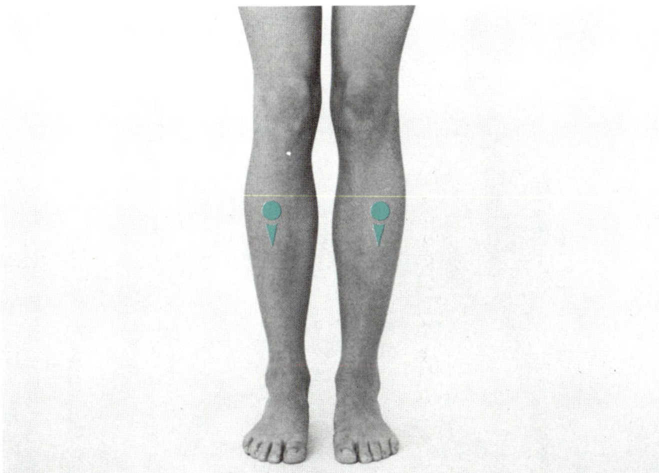

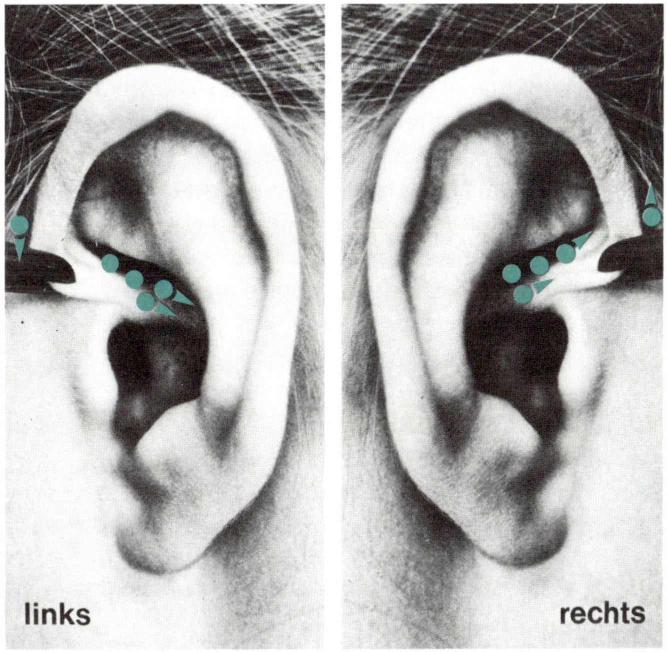

Dickdarm. Zusätzlich wird auch der psychische Entspannungspunkt am vorderen oberen Ohransatz nach oben massiert. Am linken Ohr ist, wie das Bild zeigt, die Akupressurrichtung für alle Punkte umgekehrt.

Weiteres Vorgehen

Ohrakupressur und Körperakupressur werden tageweise abwechselnd durchgeführt und zwar ein- bis dreimal am Tag für 5–10 Minuten je nach Schwere der Störung. Eine eventuell ebenfalls notwendige Akupressur der Nervosität, einer Depression oder einer Galle- oder Bauchspeicheldrüsenanregung soll getrennt an anderen Tagen durchgeführt werden.
Speisen, die die Gasbildung begünstigen, sind zu meiden: also keine Hülsenfrüchte, Zwiebeln und Kohl.

Blasenstörungen

1. Anfälligkeit für Entzündungen

Der Blasenkatarrh ist die häufigste Erkrankung der Harnblase. Nicht selten entwickelt sich aus einer harmlosen Blasenverkühlung eine massive Blasenentzündung. Besonders oft ist hiervon die jüngere Damenwelt betroffen, da aus modischen Rücksichten unvernünftigerweise zu dünne Unterwäsche getragen wird. Eine zu Entzündungen neigende Harnblase muß aber warm gehalten werden.

Wie äußert sich die Störung?

Beim Wasserlassen wird häufig ein Brennen gespürt, auch muß man öfters urinieren als gewöhnlich.

Wo liegt die Ursache der Störung?

Unterkühlung steht meistens am Beginn einer sogenannten Blasenerkältung, aus der dann eine chronische Blasenentzündung werden kann. Diese ist auch deswegen gefährlich, da sich daraus wiederum eine Nierenentzündung entwickeln kann. Aus einer zunächst harmlosen Störung kann also eine schwere Krankheit entstehen. Der Gang zum Arzt darf nicht aufgeschoben werden, der häufig Medikamente gegen die Erreger der Blasenentzündung verschreiben wird. Unter weiterer Medikamenteneinnahme und in Absprache mit dem Arzt beginnt dann die Akupressur mit dem Ziel, die bestehende Blasenentzündung schneller auszuheilen, ein Chronischwerden des Prozesses zu verhindern und nach einer überstandenen Blasenentzündung im Sinne der Vorsorgemedizin Rückfällen vorzubeugen.

Körperakupressur

Als chinesischer Punkt wird der Kräftigungspunkt der Blasenfunktion, chih-yin, direkt neben dem äußeren Nagelfalzwinkel der kleinen Zehe quer nach innen massiert, außerdem wird noch der chin. Punkt san-yin-chiao, etwa 4 Querfinger oberhalb des Innenknöchels

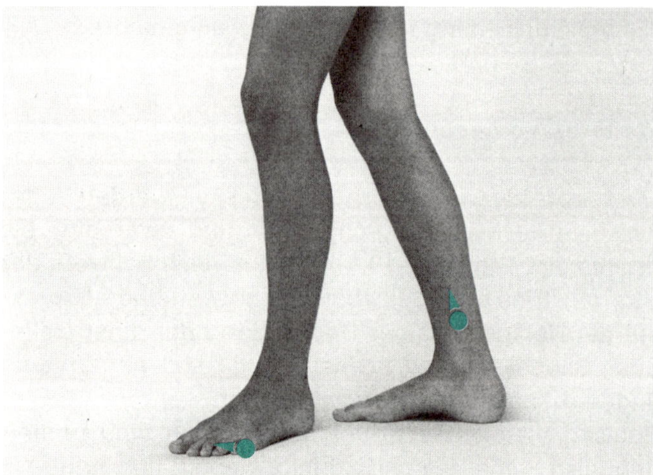

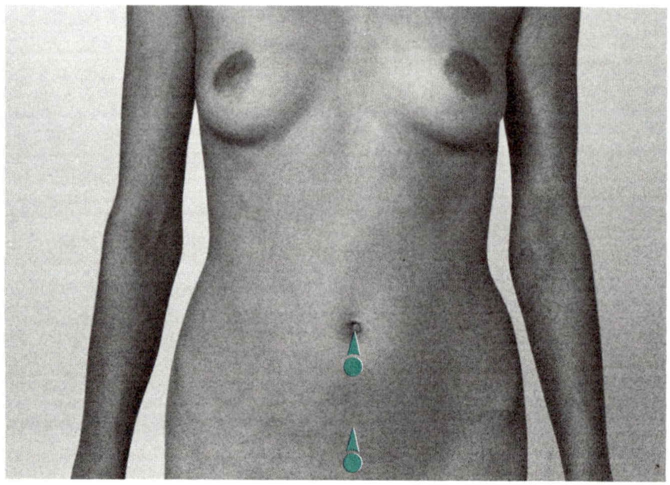

auf dem tastbaren Hinterrand des Schienbeins, nach oben akupressiert.
Als Energiepunkte für die Blase werden noch die Punkte chung-chi, kurz oberhalb der Blase in der Mitte des Unterbauches, und der Punkt ch'i-hai, etwa 2–3 (bei Dicken 4–5) Querfinger unterhalb des Nabels, nach oben hin massiert. Bei längeren chronischen Krankheitsfällen wird man noch eine Hilfsperson bitten müssen, den sogenannten Zustimmungspunkt der Blase auf dem Rükken p'ang kuang shu, 2–3 Querfinger seitlich von dem Beginn der Falte des Anus, nach unten zu massieren. Der Punkt ist, wenn seine Akupressur angebracht ist, meistens drucksensibel und kann daher leicht aufgefunden werden.

Ohrakupressur

Am rechten Ohr wird zunächst der Blasenpunkt in der oberen Ohrmulde nach oben hin akupressiert, außerdem wird als allgemeiner Energiepunkt der Punkt des nervösen Zentrums des Sonnengeflechts – an der

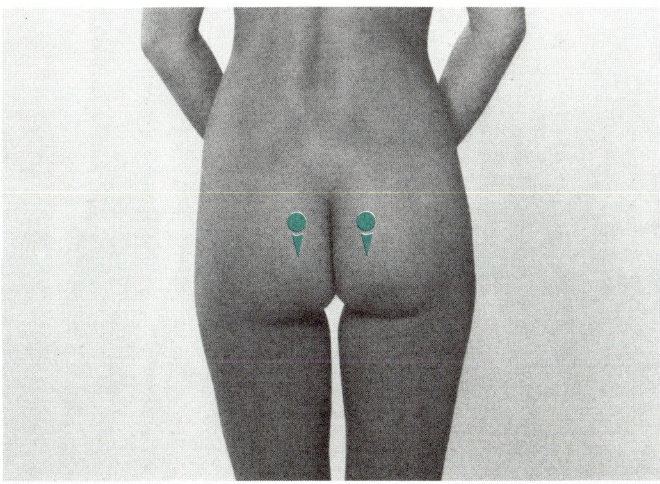

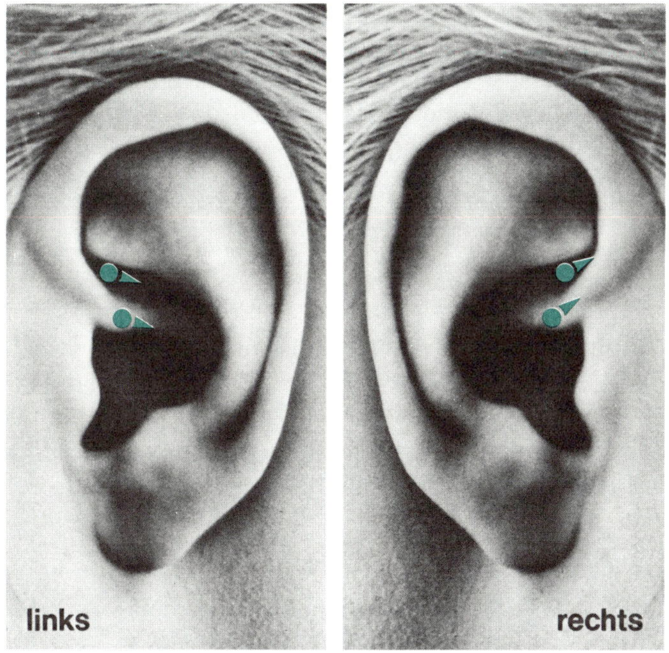

Stelle, wo sich die Ohrleiste aus der Ohrmulde erhebt – nach vorne-oben massiert. Zusätzlich können beide Punkte auch am linken Ohr massiert werden. Die Akupressurrichtung ist dort allerdings genau umgekehrt.

Weiteres Vorgehen

Ohrakupressur und Körperakupressur werden tageweise abwechselnd durchgeführt. In der Regel genügt anfangs eine einmalige tägliche Behandlung von 5–10 Minuten, im Sinne der Vorsorge gegen eine Anfälligkeit für Blasenentzündungen soll 1–2 mal pro Woche akupressiert werden. Warme Unterleibsbekleidung bleibt aber trotzdem notwendig. Auch Sitzen auf kalten Steinen soll vermieden werden.

Blasenstörungen

2. Reizblase

Unter Reizblase versteht man häufigen Harndrang ohne organischen Befund. Sie ist ein Übel, das unsere nervösen Zeitgenossen plagt und insbesondere bei Frauen verbreitet ist.

Wie äußert sich die Krankheit?

Bis zu zwanzigmal am Tag müssen die an einer Reizblase Leidenden die Toilette zum Wasserlassen aufsuchen, wobei der Harndrang im krassen Mißverhältnis zur Harnmenge steht: oft kommen nur ein paar Tröpferl, auf jeden Fall eine »nicht lohnende« Urinmenge.

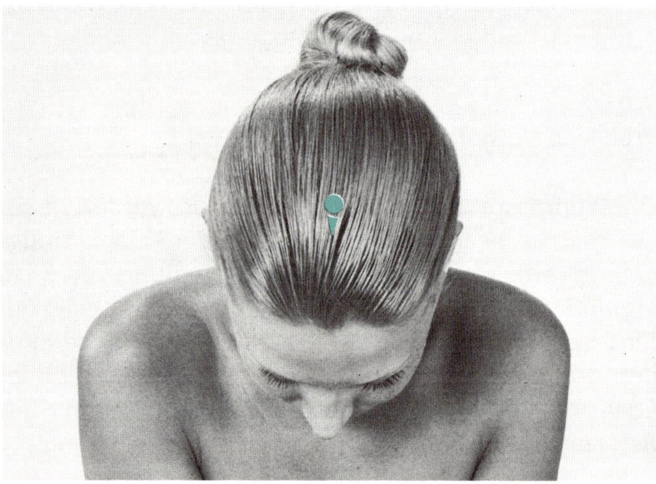

Wo liegt die Ursache der Krankheit?

Mitunter steht am Beginn der Erkrankung eine harmlose Blasenerkältung (dann können auch die entsprechenden Akupressurpunkte des vorigen Artikels angewendet werden), aber selbst wenn die Blasenentzündung *völlig* abgeklungen ist und der Arzt bei der Urinuntersuchung das Ergebnis für »in Ordnung« befindet, ist trotzdem bei dieser Krankheit der andauernde nervöse Drang, Wasser lassen zu müssen, vorhanden und selbst mit Willensstärke nicht zu bremsen. Vor Beginn der Akupressur muß auf jeden Fall sicherheitshalber vom Arzt eine chronische Nieren- oder Blasenentzündung ausgeschlossen werden.

Körperakupressur

Der chinesische Punkt pai-hui ganz oben am Schädel in der Mitte auf einer gedachten Verbindungslinie beider Ohren ist nach vorne zu akupressieren, ferner sind die beiden Energiepunkte für die Blase chung-chi und

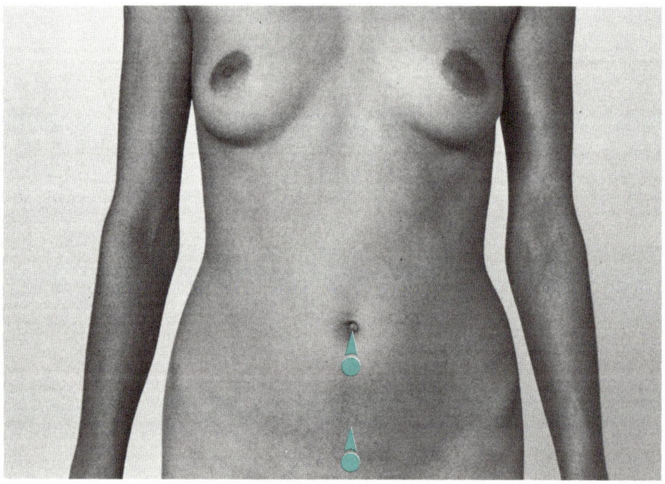

ch'i-hai, der eine in der Mitte des Unterbauches direkt oberhalb der Blase, der andere 2–3 Querfinger (bei Dikken 4–5 Querfinger) unterhalb des Nabels, nach oben hin zu massieren.
Als Entspannungspunkt wird dann der chinesische Punkt tsu-san-li, der auch »asiatische Ruhe« heißt, von oben nach unten massiert. Der Punkt befindet sich unterhalb des Ringfingers seitlich am Unterschenkel, wenn man die Handinnenfläche gerade auf die Kniescheibe legt. Als weiterer Entspannungspunkt wird auch gerne der chin. Punkt t'ai-ch'ung in Richtung zum Fußgelenk hin massiert. Er befindet sich gut 2 Querfinger oberhalb der Falte zwischen 1. und 2. Zehe.

Ohrakupressur

Der Punkt der Blase – am rechten Ohr oben vorne in der Ohrmulde – ist nach vorne zu massieren, und der psychische Entspannungspunkt – an der Stelle, wo die Ohrleiste aus der Ohrmulde herauskommt und vorne am Gesicht angewachsen ist – wird nach oben massiert.

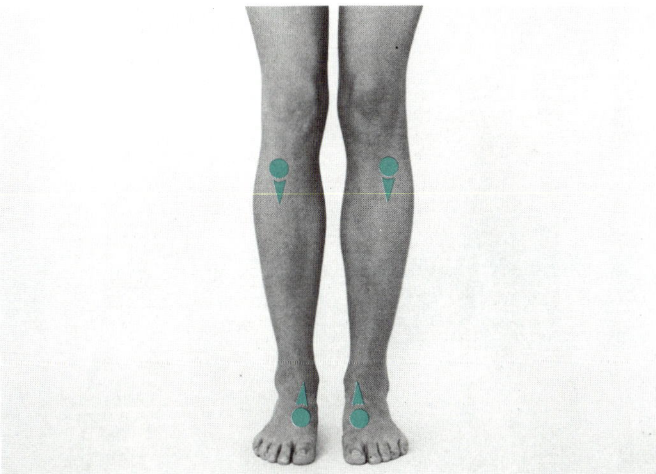

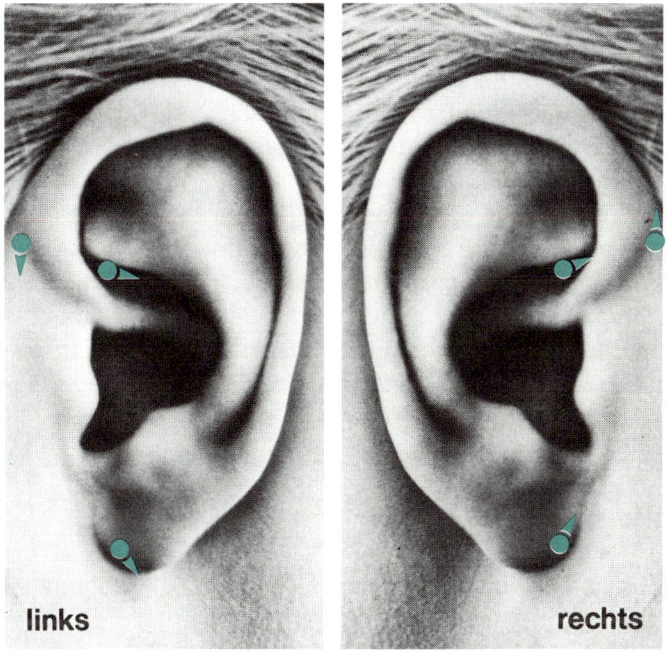

Zusätzlich wird noch ein zentralnervöser Punkt, der dem vorderen Gehirnanteil für die Gedanken zugeordnet ist und sich am Ohrläppchen unten vorne befindet, nach oben hin massiert. Wie das Bild des linken Ohres zeigt, wird links die Akupressur genau in der entgegengesetzten Richtung durchgeführt.

Weiteres Vorgehen

Ohr- und Körperakupressur werden täglich abgewechselt. Bei starker Ausprägung der Reizblase wird zweimal täglich 5–10 Minuten lang akupressiert und im Laufe der Besserung auf einmal täglich bis einmal wöchentlich reduziert. Von stark reizenden Speisen und Getränken ist während der Behandlungszeit Abstand zu nehmen.

Brechreiz – Reisekrankheit – Schwangerschaftserbrechen

Funktionell gehören alle drei Störungen zusammen: es handelt sich jeweils um eine Störung in der Motorik von Schlund und Magen.
Bei der häufigen Reisekrankheit und dem Schwangerschaftserbrechen wird die Akupressur sehr angenehme Linderung bringen.
Hat man sich aber z.B. den Magen verdorben durch Genuß einer unverträglichen Menge oder Art von Speisen und Getränken, soll man *nicht* versuchen, den Brechreiz durch Akupressur zu stoppen, sondern soll eher das Erbrechen herbeiführen, indem man den Finger tief in den Hals steckt. Der Brechreiz ist nämlich danach wieder beseitigt und der Betroffene fühlt sich wieder wohl.

Wie äußert sich die Krankheit?

Zunächst wird ein Brechreiz verspürt, oft kommt es dann auch (besonders bei Schiffsreisen) zum Erbrechen.

Wo liegt die Ursache der Krankheit?

Bei der Reisekrankheit ist die Ursache oft in der fehlenden Koordinationsmöglichkeit unseres Gleichgewichtsorgans auf feste Bezugspunkte zu suchen. Allerdings ist dies auch Sache der Gewohnheit. Das trifft ähnlich auch für das Schwangerschaftserbrechen zu: durch hormonelle und psychische Faktoren wird hier der Brechreiz ausgelöst. Mit zunehmender Kinderzahl wird das Schwangerschaftserbrechen meist geringer.
Falls ein Brechreiz mehr oder weniger häufig vorhanden ist (z.B. bei Nieren- und Leberkranken), muß der Arzt eine genaue Untersuchung vornehmen. Die Akupressur ist dann in Absprache mit dem Arzt durchzuführen.

Körperakupressur

Der chin. Punkt chang-men wird nach vorne-oben massiert. Der Punkt befindet sich beim stehenden Menschen direkt unterhalb der Ellbogenspitze seitlich am Körper, wenn man den Arm beugt und an den Körper

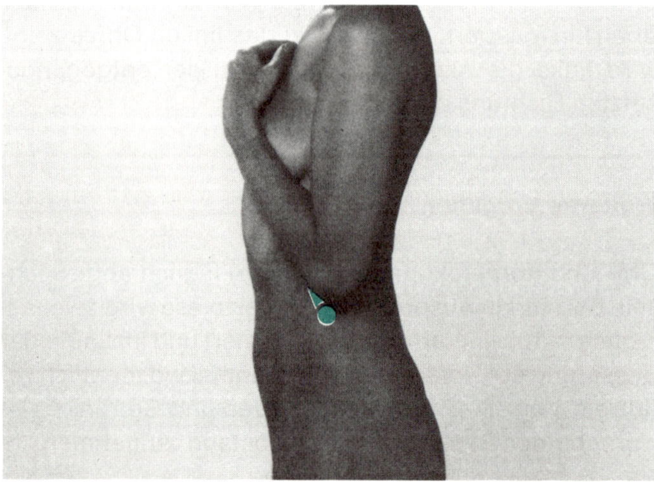

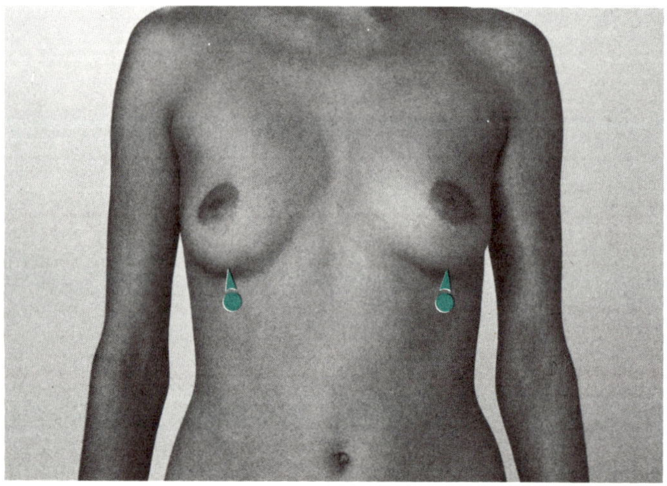

legt. Der Punkt ch'i-men wird nach oben hin akupressiert. Er befindet sich auf einer gedachten Linie gerade nach unten von der Brustwarze und etwa zwei Querfinger unterhalb der Höhe des Brustbeinfortsatzes (zwischen 6. und 7. Rippe).
Der chin. Punkt liang-men, der direkt dem Magen zugeordnet ist, ist nach unten zu massieren. Er befindet sich etwa 3 Querfinger seitlich, 5–6 Querfinger oberhalb des Nabels. Als allgemeiner Energiepunkt wird schließlich noch der chi-hai 2–3 Querfinger unterhalb des Nabels (bei Dicken 4–5 Querfinger) nach oben hin akupressiert.

Ohrakupressur

In der Rinne, die man auf der rechten Ohrrückseite etwa 1/2 Querfinger vom Ohrrand entfernt tastet, massiert man mehrere Punkte, die dem Schlund und Magen entsprechen, nach oben. Auf der Ohrvorderseite werden die Punkte, die um den Fußpunkt der sich aus der Ohrmulde heraus erhebenden Ohrleiste herum liegen, in Uhrzeigerrichtung um die Ohrleiste herum massiert. Der

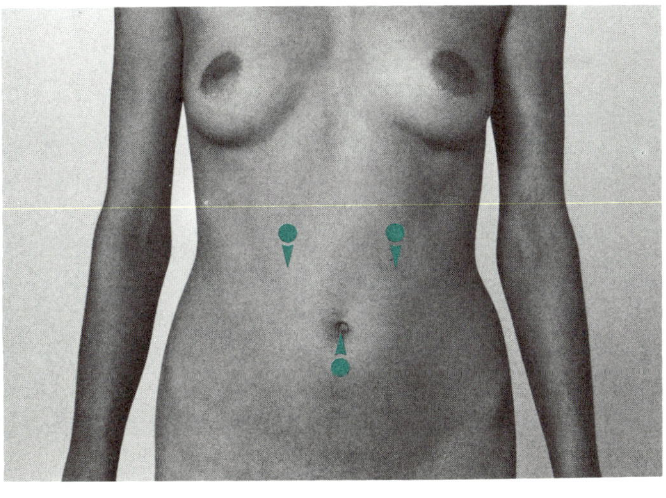

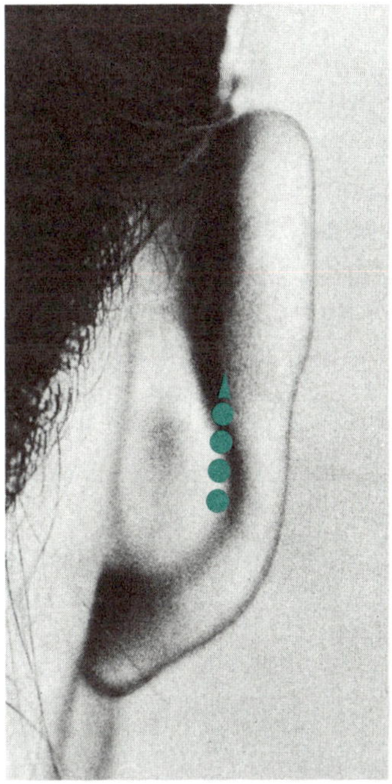

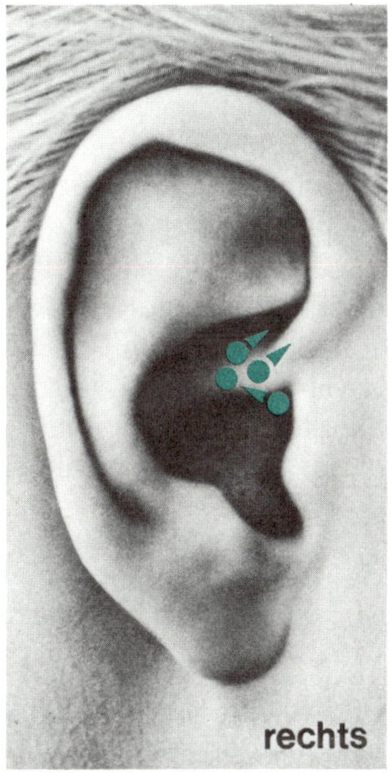

Nervenhauptpunkt des Magen-Darmbereiches auf der Ohrleiste selbst wird nach oben vorne massiert. Am linken Ohr braucht in der Regel nicht akupressiert zu werden.

Weiteres Vorgehen

Bei Reisekrankheit empfiehlt es sich, mehr die Ohrpunkte zu ertasten und notfalls auch ohne Akupressurstab mit Daumen und Zeigefinger zu massieren.
Bei längerdauerndem Schwangerschaftserbrechen ist in Absprache mit dem Arzt Ohr- und Körperakupressur tageweise wechselnd früh am Morgen, falls notwendig auch noch 1/2 Stunde vor den Mahlzeiten je 5–10 Minuten lang durchzuführen.

Bronchitis
Husten

Durch die zunehmende Luftverschmutzung und meist durch das Übel des zu starken Zigarettenrauchens mitverschuldet, neigt die im Frühjahr und Herbst auftretende Volkskrankheit Bronchitis dazu, chronisch zu werden. Um den Raucherhusten loszuwerden, ist zunächst einmal eine Anti-Nikotin-Suchtbehandlung durchzuführen. Nicht allzu starke Raucher werden mit der Eigenbehandlung durch Akupressur (siehe Kapitel S. 142) selbst vom Rauchen wegkommen, andere sollten einen Akupunkturarzt aufsuchen, um sich das sogenannte Suchtprogramm nadeln zu lassen und sollten dann, um der Rückfallgefahr vorzubeugen, mit Akupressur gegen die Rauchsucht weiter fortfahren.

Wie äußert sich die Krankheit?

Der Husten, der anfangs selten, oft nur morgens, auftritt, wird langsam chronisch. Die eine Art des Hustens, mit wenig Auswurf und mehr mit dem Gefühl des Kitzelns im tiefen Halsbereich (Reizhusten), kann von der Art mit reichhaltigem Auswurf unterschieden werden.

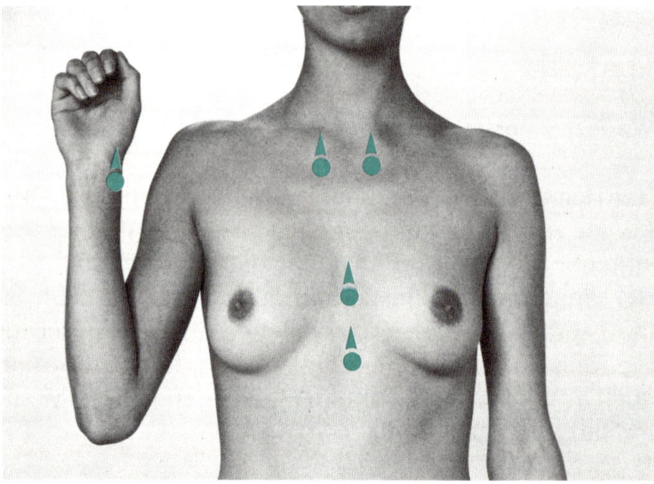

Wo liegt die Ursache der Krankheit?

Eine Entzündung oder doch zumindest Reizung der Luftwege zuerst oberhalb und dann immer mehr innerhalb der Lunge ist die Grundlage der Bronchitis. Auch aus einer Grippe heraus kann sich eine Bronchitis ausbilden. Bei chronischem Husten kann auch eine bösartige Wucherung des Lungengewebes Ursache sein. In jedem Falle muß der Arzt die genaue Diagnose stellen, und die Akupressur wird dann in Absprache mit dem Arzt durchgeführt.

Körperakupressur

Der chin. Hauptpunkt ist der shu-fu am Unterrand des Schlüsselbeins neben dem Brustbein, der nach oben hin massiert wird. Die beiden Punkte chin-wei am Unterrand des Brustbeinfortsatzes und tan-chung (»Zentrum der Brust«) beim Mann in der Mitte des Brustbeins in Höhe der Brustwarzen werden auch nach oben hin akupressiert.

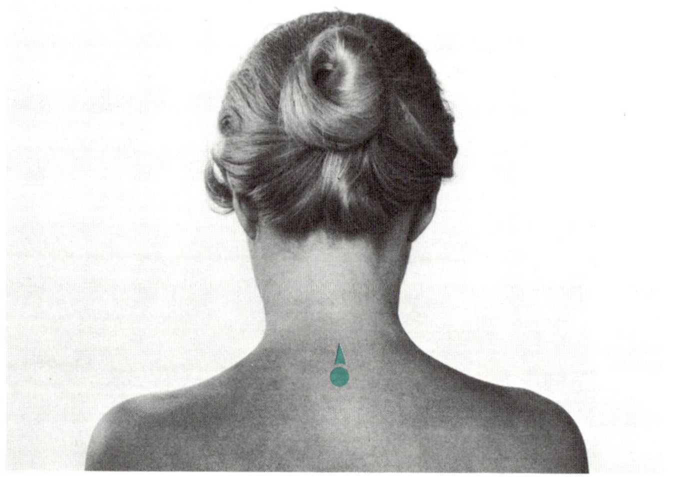

Als Hauptpunkt gegen alle Stauungen im Brustraum wird dann der chin. Punkt lieh-ch'üeh, etwa 2 Querfinger oberhalb des Handansatzes, in Richtung zum Daumenballen hin akupressiert.
Bei starker chronischer Bronchitis muß zusätzlich der Punkt ta-chui »großer Wirbel« nach oben hin akupressiert werden. Er hat seinen Namen von seiner Lage direkt unterhalb des deutlich nach hinten vorspringenden Dorns des siebten Halswirbels.
Ist schließlich viel Auswurf bei dem Husten dabei, muß der Punkt feng-lung (»Überfülle«) nach unten hin massiert werden. Wenn man von der Mitte des Außenknöchels zur Mitte der Kniescheibe genau den Abstand halbiert und dann etwa 1 Querfinger nach außen seitlich geht, dann stößt man auf diesen drucksensiblen Punkt.

Ohrakupressur

Am rechten Ohr wird der Punkt für Bronchien und Lunge nach oben massiert, beim Reizhusten auch noch zusätzlich der psychische Entspannungspunkt – dort,

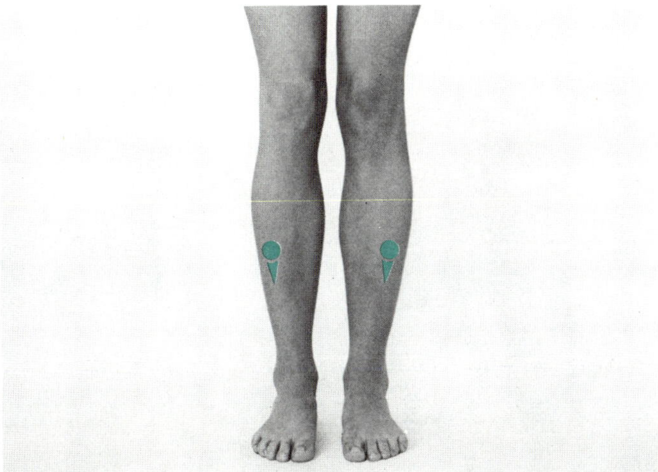

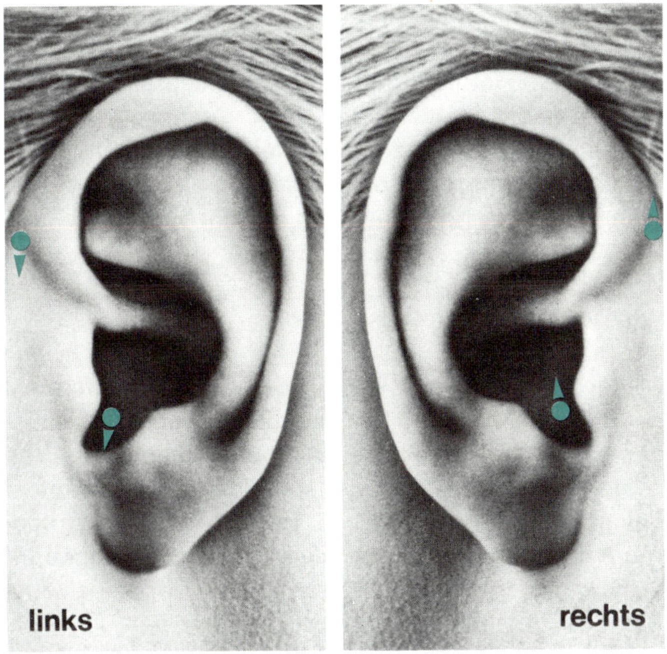

wo die Ohrleiste, die sich aus der Ohrmulde heraus erhebt, vorne am Gesicht angewachsen ist.
Am linken Ohr werden bei starker Bronchitis zusätzlich die gleichen Punkte massiert, jedoch in genau umgekehrter Richtung.

Weiteres Vorgehen

Die beschriebene Akupressur ist nur sinnvoll, wenn das Rauchen eingestellt worden ist. Akupressieren Sie morgens und abends für je 5–10 Minuten im tageweisen Wechsel von Ohr- und Körperakupressur. Ein Gefühl des »Besser-atmen-Könnens« und ein neues Wohlbefinden werden sich bald einstellen.

Depressionen

Von Niedergeschlagenheit und Schwermut werden immer mehr Menschen befallen. Schätzungen besagen sogar, daß 30% aller Krankheiten dem depressiven Syndrom zugeordnet werden müssen. Vereinsamung und Verstimmungszustände führen leider viel zu häufig zu einem Selbstmordversuch – allein in Deutschland bei mehreren tausend Mitbürgern im Jahr.

Wie äußert sich die Krankheit?

Leider ist gerade der Beginn der Krankheit oft nicht deutlich zu erkennen, denn mutlos und verstimmt ist jeder mal, und solche Phasen vergehen ja auch meist von alleine wieder. Das Unangenehme an der Krankheit ist das oftmalige Verstecken der Depression hinter anderen Symptomen – ähnlich wie sich die Larve eines Insekts in seinem Gespinst versteckt. Das führte auch zum Namen »larvierte« (versteckte) Depression. Oftmals sind also Kopfschmerzen, Magengeschwüre, Schlaflosigkeit, Völlegefühl usw. nur Ausdruck einer solchen Depression.

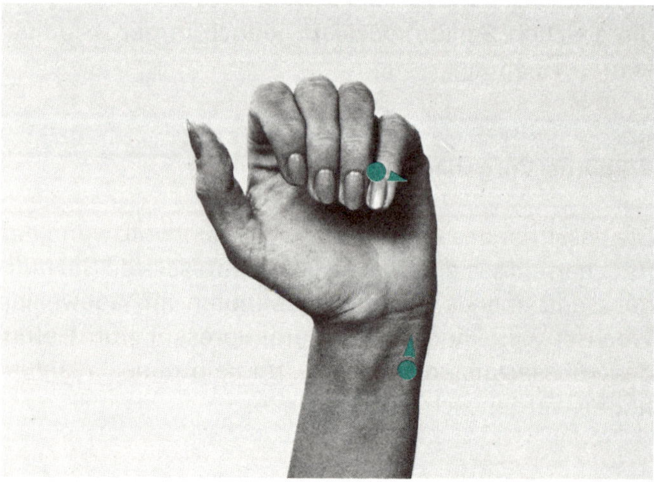

Wo liegt die Ursache der Krankheit?

Es gibt zwei Hauptarten von Depressionen, die ererbten, sogenannten endogenen, Depressionen (hier ist von Akupressur leider nur wenig zu erwarten) und die sozusagen selbst erworbenen (exogenen) Depressionen. Man hat im Gehirnstoffwechsel von Depressiven Veränderungen vorgefunden, so daß als Hauptursache eine Gehirnstoffwechselstörung angesehen wird. Die Akupressurbehandlung der Depression darf *nur* in enger Absprache mit dem Arzt durchgeführt werden.

Körperakupressur

Als chin. Hauptpunkt verwendet man den Anregungspunkt von Herz und Psyche, den shao-chong am ringfingerseitigen Nagelbettwinkel des kleinen Fingers, und massiert ihn quer nach außen. Als zweiter Hauptpunkt wird der tung-li (»Verbindung mit dem Inneren«) $1^1/_2$ bis 2 Querfinger oberhalb des Handansatzes in Richtung auf den Kleinfinger innen akupressiert. Bei starkem

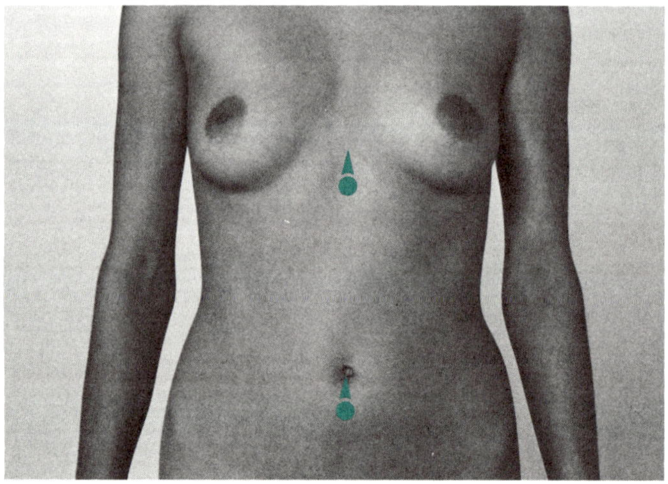

Energiemangel gibt man den Hauptpunkt der Energie ch'i-hai 2–3 (bei Dicken 4–5) Querfinger unterhalb des Nabels und massiert ihn nach oben, wie auch den chin. Punkt chin-wei am Ende des Brustbeinfortsatzes. Zum allgemeinen Energieaufbau empfiehlt sich sehr der Punkt inn-po neben dem inneren Nagelfalzwinkel der großen Zehe, der in Richtung Innenknöchel massiert werden muß.
Bei der mehr unruhigen Depression nehme man noch zusätzlich den Punkt tsu-san-li und massiere ihn nach unten. Der Punkt befindet sich direkt unterhalb der Ringfingerspitze, wenn man seine Handinnenfläche gerade auf die Kniescheibe legt.

Ohrakupressur

Rechts wird der Hauptpunkt der Depression hinten unten am rechten Ohrläppchen nach hinten-oben massiert. Vom nervösen Zentrum des Bauchraumes aus wird entlang der Ohrleiste *weit* bis nach oben massiert. Schließlich wird knapp vor dem Ansatz des Ohres, also

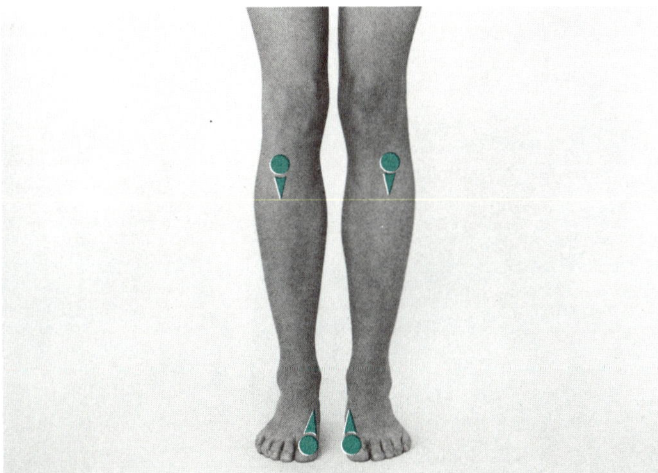

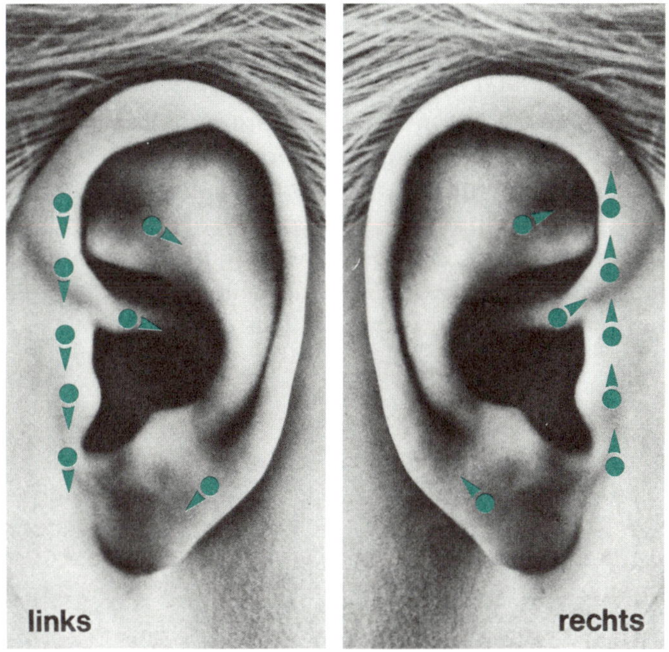

von unten nach oben auf der ganzen Länge massiert. Ein weiterer Punkt ist am Rande des oberen dreieckigen Ohr-Grübchens nach vorne zu massieren.
Links werden bei ausgeprägter Depression alle Punkte in der entgegengesetzten Richtung massiert.

Weiteres Vorgehen

Verzagen Sie nicht, wenn sich der Akupressurerfolg nicht über Nacht einstellt, sondern akupressieren Sie morgens und abends je 5–10 Minuten im tageweisen Wechsel von Ohr- zu Körperakupressur. Lassen Sie *nicht eigenmächtig* vom Arzt verschriebene Medikamente (sogenannte Antidepressiva) weg, sondern reduzieren Sie erst nach Rücksprache mit dem Arzt langsam Ihren Tablettenverbrauch.

Durchblutungsstörungen der Arme und Hände

Über kalte Hände wird genauso wie auch über kalte Füße (nächstes Kapitel) viel geklagt. Diejenigen, die unter beidem leiden, sollen die Behandlung so kombinieren, daß sie an einem Tag Ohrakupressur für beides und wechselweise am anderen Tag kombinierte Körperakupressur durchführen. Rauchen begünstigt Duchblutungsstörungen, daher sollte der Nikotinkonsum sehr eingeschränkt oder noch besser ganz unterbunden werden. Zur Abgewöhnung empfiehlt sich die Akupressur gegen Suchtkrankheiten (Seite 142).

Wie äußert sich die Krankheit?

Zuerst bemerkt man besonders die kalten Finger, schließlich dehnt sich die Krankheit auf die Hand, jedoch selten auf den Unterarm aus.

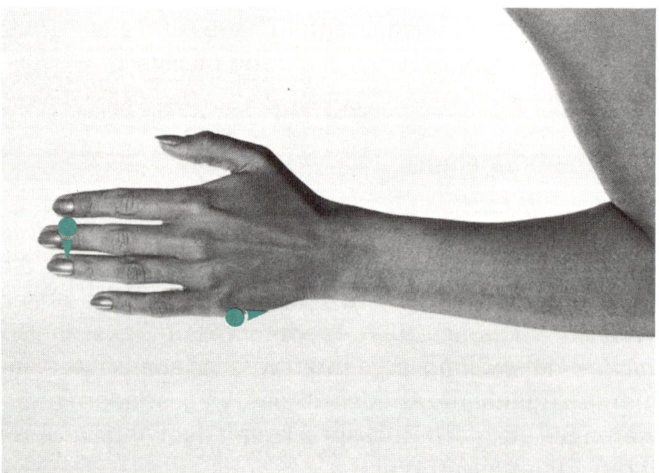

Wo liegt die Ursache der Krankheit?

Die Gefäße, in denen das Blut fließt, sind zu eng. Dadurch wird nicht genügend frisches (arterielles) Blut zu den Händen transportiert. Eine Ursache für die zu engen Gefäße kann am Tonus der Nerven liegen, hier kann die Akupressur eine echte Linderung der Beschwerden erreichen. Eine andere Ursache kann die Verkalkung der Arterienwände sein. Im fortgeschrittenen Stadium bewirkt hier die Akupressur nichts. Auch eine Kombination verschiedener Ursachen ist möglich. Der Arzt wird Sie nach eingehender Untersuchung entsprechend beraten und oft auch durchblutungsfördernde Medikamente verordnen. Kombinieren Sie dazu die Akupressur in Absprache mit dem Arzt.

Körperakupressur

Als chinesischen Hauptpunkt verwendet man den chung-ch'ung, der als Anregungspunkt des Kreislaufs gilt. Er befindet sich am Nagelbettwinkel des Mittelfin-

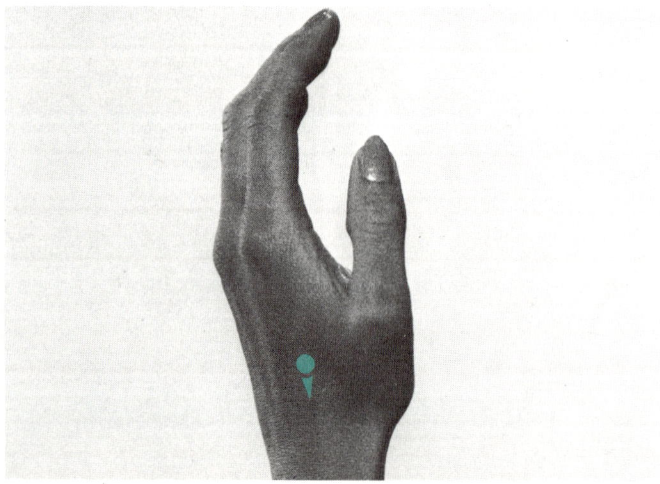

gers an seiner Zeigefingerseite und wird quer unterhalb des Nagels in Richtung Ringfinger akupressiert. Bei hohem Blutdruck wird der Punkt nur milde massiert.
Ein weiterer wichtiger Punkt ist der hou-hsi, der sich ganz seitlich an der Hand unterhalb des Kleinfingergrundgelenks befindet und in Richtung Ellenbogen hin massiert werden muß. Außerdem verwendet man den Punkt ho-ku, 2 Querfinger unterhalb des Zeigefingergrundgelenks und 1/2 Querfinger daumenwärts, der auch in Richtung Ellenbogen massiert wird, wie auch der san-li, der etwa 2–3 Querfinger vor der Ellenbogenfalte entfernt liegt, wenn der Arm abgewinkelt wird. An dieser Falte liegt der Anregungspunkt ch'üh-ch'ih, der zusätzlich noch akupressiert werden kann (nach oben).

Ohrakupressur

Auch wenn möglicherweise die eine Hand kälter als die andere erscheint, sollten Sie doch an beiden Ohren die Akupressur ausüben. Die Punkte für Arm und Hand befinden sich zwischen der starken Ohrwindung zum Ohr-

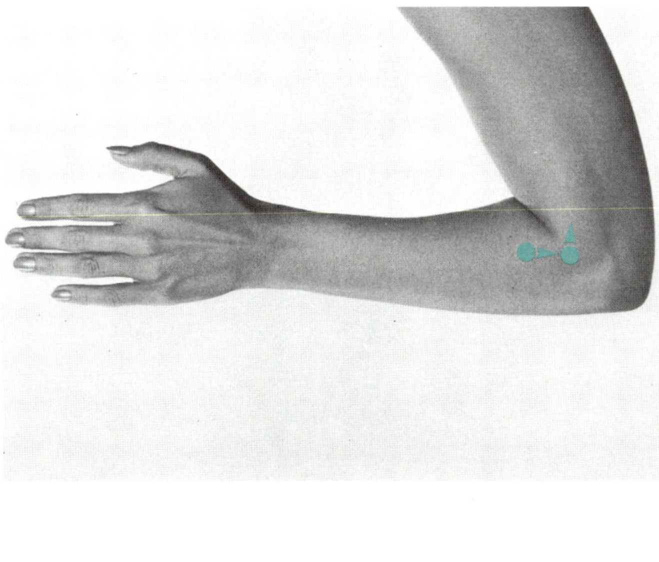

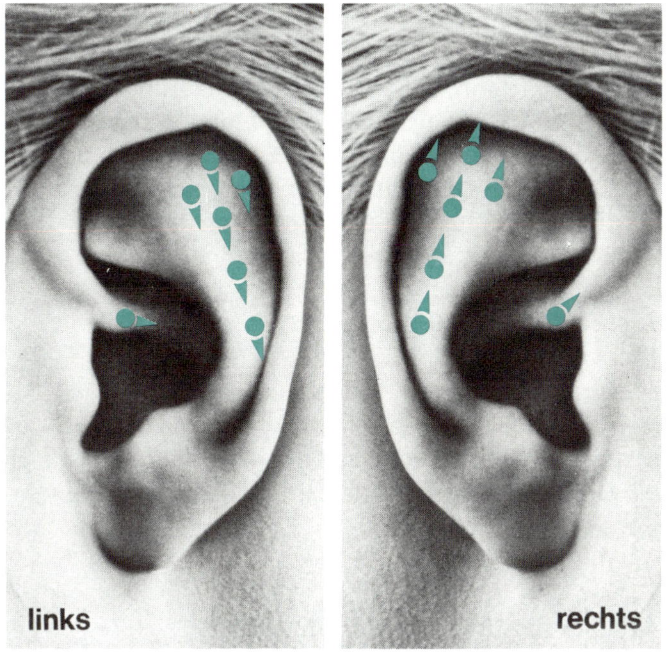

rand, etwa in der Mitte. Die Akupressurrichtung ist am rechten Ohr nach oben, ferner ist noch als allgemeiner Energiepunkt der Punkt auf der Ohrleiste, wo sie sich aus der Ohrmulde heraus erhebt, nach oben-vorne zu massieren.
Für das linke Ohr ist, wie das Bild zeigt, die Akupressurrichtung entgegengesetzt.

Weiteres Vorgehen

Ohr- und Körperakupressur werden tageweise abgewechselt und je nach Schwere des Falles 1–3 mal täglich 5–10 Minuten lang durchgeführt. Etwaige durchblutungsfördernde Medikamente sollten in Kombination zur Akupressur zusätzlich eingenommen werden.

Durchblutungsstörungen der Beine und Füße

Vom Volksmund wird diese Krankheit im Endstadium Raucherbein oder Schaufensterkrankheit genannt. Der Grund liegt darin, daß der an dieser Störung Leidende schon nach kurzen Gehstrecken starke Schmerzen in den Waden bekommt und daher zum Stehenbleiben gezwungen wird und dann, damit es nicht so auffällt, scheinbar interessiert in die Schaufenster sieht.

Wie äußert sich die Krankheit?

Anfangs werden nur die andauernd kalten Füße bemerkt, schließlich fühlen sich bald auch die unteren Partien des Unterschenkels kalt an, die Haut beginnt sich ins Bräunlich-Marmorierte hin zu verfärben, das Gewebe stirbt zusehends ab.

Wo liegt die Ursache der Krankheit?

Die Gefäße, in denen das Blut zum Fuß läuft, sind zu eng oder zu verstopft, dadurch wird nicht mehr genügend frisches (arterielles) Blut zu den Füßen transportiert. Eine Ursache für die zu engen Gefäße kann am Tonus der sogenannten sympathischen Nerven liegen, hier kann die Akupressur eine Linderung der Beschwerden erreichen. Ist aber die Ursache der Durchblutungsstörung eine starke Verkalkung oder ein Verschluß durch ein Blutgerinnsel, kann auch die Akupressur nichts mehr erreichen. Aufklärung darüber, welche Ursache im Einzelfall zutrifft, können Sie von Ihrem Arzt bekommen, der sicherlich durchblutungsfördernde Medikamente verordnen wird. Kombinieren Sie dazu die Akupressur in Absprache mit dem Arzt.

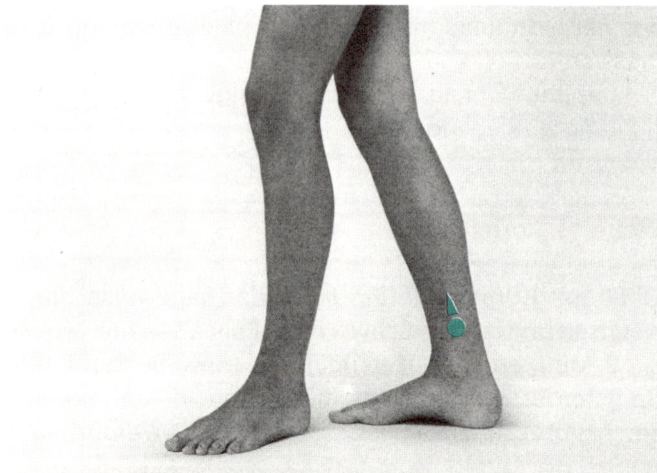

Körperakupressur

Als chin. Punkt verwendet man den san-yin-chiao, 4–5 Querfinger oberhalb des Innenknöchels, und massiert ihn nach oben. Falls die Haut an dieser Stelle schon zu verändert und dünn ist, darf man nur sehr vorsichtig massieren.
Als weiterer Punkt ist der tsu-san-li, »göttlicher Heiler

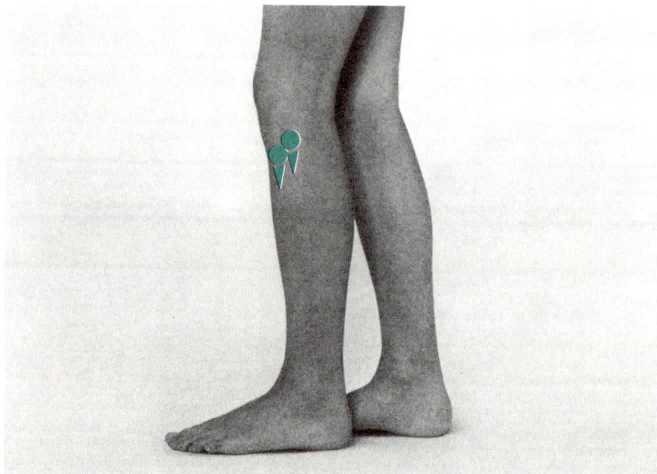

der Füße und Kniee«, von oben nach unten zu massieren. Man findet ihn, indem man die Hand gerade auf die Kniescheibe legt, der Punkt ist dann unterhalb der Ringfingerspitze. Ein weiterer wichtiger Punkt, der auch nach unten akupressiert wird, ist der yang-ling-ch'üan, direkt vor und unterhalb des Wadenbeinköpfchens.
Zusätzlich kann noch der allgemeine Anregungspunkt für den Kreislauf, chung-ch'ung, am Nagelbettwinkel des Mittelfingers an seiner Zeigefingerseite in Richtung quer unterhalb des Nagels, also zum Ringfinger hin, akupressiert werden. Bei hohem Blutdruck wird der Punkt nur ganz milde massiert.

Ohrakupressur

Auch wenn möglicherweise ein Fuß kälter als der andere erscheint, sollten doch die Fußpunkte an beiden Ohren akupressiert werden. Die Punkte befinden sich in einer kleinen Vertiefung, die sich in der Form eines Dreiecks oben am Ohr hinterhalb der oberen Ohrleiste befindet. Die Akupressurrichtung ist am rechten Ohr nach oben

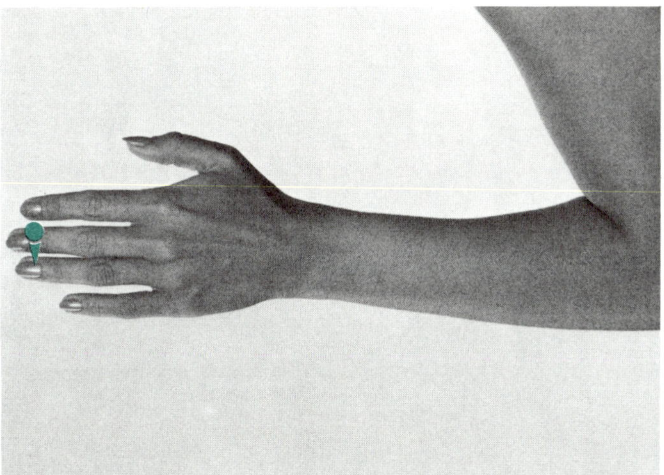

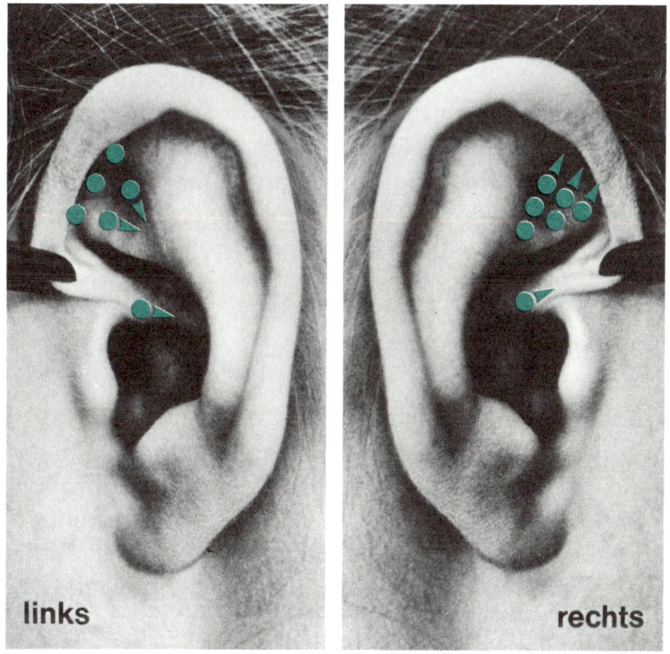

vorne, ferner ist noch als allgemeiner Energiepunkt der Punkt auf der Ohrleiste, wo sie sich aus der Ohrmulde heraus erhebt, nach oben-vorne zu massieren. Für das linke Ohr ist, wie das Bild zeigt, die Akupressurrichtung entgegengesetzt.

Weiteres Vorgehen

Ohr- und Körperakupressur werden tageweise abwechselnd und je nach Schwere des Falls 1–3 mal täglich 5–10 Minuten lang durchgeführt. Etwaige durchblutungsfördernde Medikamente sollten in Kombination zur Akupressur zusätzlich eingenommen werden.
Falls der Betroffene das Rauchen noch nicht aufgegeben hat, ist es nun unumgänglich. Hilfe hierfür gibt das Kapitel Suchtkrankheiten S. 142.

Durchblutungsstörungen des Gehirns

Die Lebenserwartung unserer Bevölkerung wird immer höher. Für Frauen ist sie schon bei etwa 70 Jahren angelangt, für Männer ist der Wert etwas niedriger. Damit nehmen aber auch die sogenannten typischen Krankheiten des Alters zu. Hier sind in erster Linie ganz allgemein die Durchblutungsstörungen zu nennen. Unter ihnen spielen wiederum die Durchblutungsstörungen des Gehirns eine wichtige Rolle.

Wie äußert sich die Krankheit?

Zuerst sind Vergeßlichkeit und Konzentrationsstörungen das hervorstechendste Symptom, dazu kommt dann gerne noch Schwindel, eine gewisse Zittrigkeit und schließlich kann es zu so einer starken Minderdurchblutung kommen, daß der Patient Unsinniges macht und Persönlichkeitsveränderungen erleidet, d.h. stille Menschen werden auf einmal böse und aggressiv – auch das Gegenteil kommt vor. Die Patienten werden dann meist in einem Alterspflegeheim untergebracht.

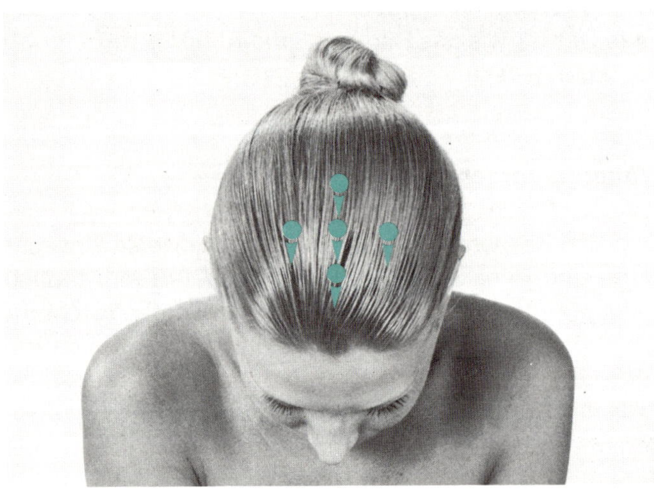

Wo liegt die Ursache der Krankheit?

Die zunehmende Verschlechterung der Gehirndurchblutung entsteht einerseits durch die geminderte Herz-Kreislauf-Leistung im Alter, andererseits durch die zunehmende Verkalkung der Arterien, die unter Umständen noch außerdem aufgrund einer Erregung der sogenannten sympathischen Nerven eng gestellt sein können und dadurch weniger frisches (arterielles) Blut zum Gehirn transportieren können. Bei der reinen Verkalkungsform kann die Akupressur wenig ausrichten, bei der eher nervlichen Form sind die Erfolgsmöglichkeiten durch Akupressur gut. Die Akupressur soll in Absprache mit dem Arzt durchgeführt werden.

Körperakupressur

Als chin. Hauptpunkt wird hier der pai-hui mit 4 umliegenden Punkten (»Weisheit der vier Götter«) nach vorne hin akupressiert. Der Zentrumspunkt findet sich in der Schädelmitte auf einer gedachten Linie zwischen bei-

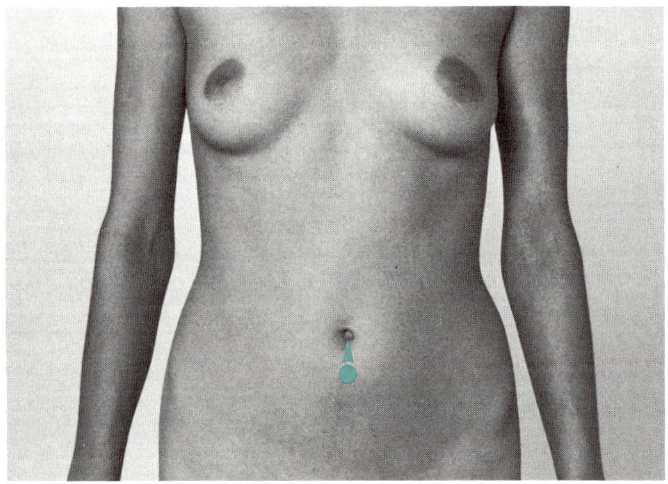

den Ohren. Die anderen Punkte liegen jeweils 1½ bis 2 Querfinger vor, hinter und seitlich vom pai-hui.
Als allgemeinen Energiepunkt soll man den ch'i-hai (»Meer der Energie«) 2–3 Querfinger unter dem Nabel (bei Dicken 4–5 Querfinger) nach oben massieren.
Besonders bei niedrigem Blutdruck soll man den chung-ch'ung, den Anregungspunkt des Kreislaufs am Nagelbettwinkel des Mittelfingers an seiner Zeigefingerseite, in Richtung quer unterhalb des Nagels, also zum Ringfinger hin akupressieren.
Bei hohem Blutdruck wird der Punkt nur milde massiert.

Ohrakupressur

Am Ohrläppchen finden sich die Reflexpunkte für das Gehirn mit seiner Blutversorgung. Am rechten Ohr wird vom Ohrläppchen nach hinten-oben massiert, am linken Ohr in umgekehrter Richtung. Außerdem wird noch *direkt* vor dem Ohr rechts nach oben, links nach unten massiert.

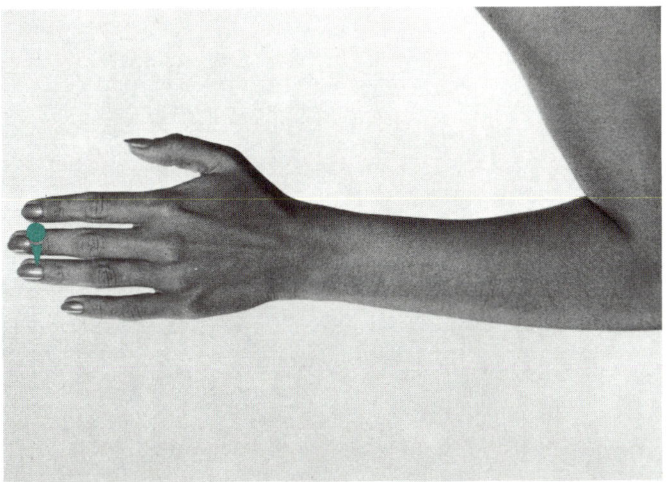

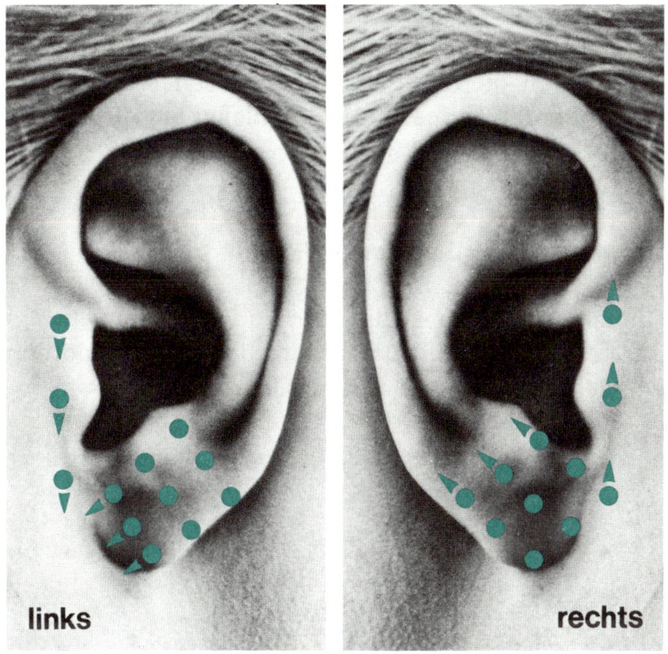

Weiteres Vorgehen

Ohr- und Körperakupressur werden tageweise abwechselnd und je nach Schwere des Falles 1–3 mal täglich 5–10 Minuten lang durchgeführt. Etwaige durchblutungsfördernde Medikamente sollten in Kombination zur Akupressur zusätzlich eingenommen werden.
Falls der Patient noch Raucher ist, soll er sich sofort zu dem Entschluß durchringen, es sich abzugewöhnen. Dazu hilft das Kapitel Suchtkrankheiten S. 142.

Durchfall

Der häufige Stuhldrang mit Entleerung dünnflüssigen Darminhalts ist normalerweise eine harmlose Erkrankung. Durch Akupressur kann das an Wehen erinnernde Krampfen der Därme und die Schleimhautreizung der Darmwand gemildert werden.

Wie äußert sich die Krankheit?

Oftmals wird zunächst ein eigenartiges »Gurren« in den Därmen gespürt, kurz darauf setzt dann der Stuhldrang ein. Der Stuhl selbst ist weich bis flüssig und kann in Extremfällen ganz wäßrig sein.

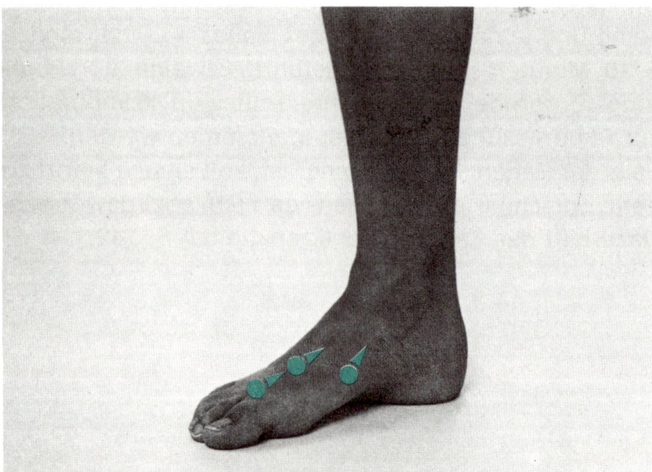

Wo liegt die Ursache der Krankheit?

Verkühlung, Übernervosität und der Genuß verdorbener Speisen oder Getränke sind häufige Ursachen. Auch können Erreger die Krankheit auslösen. Besonders auf schlecht gewaschenen Salaten in warmen Ländern sind diese Erreger anzutreffen, auch nicht einwandfreies Trinkwasser kann sie beherbergen. Der Arzt wird dann bestimmte Medikamente verordnen, um diese Erreger abzutöten. Die Akupressur wird in Absprache mit dem Arzt durchgeführt.

Körperakupressur

Besonders zur Entkrampfung der Darmteile eignen sich die chin. Punkte hsing-chien und t'ai-ch'ung, zwischen der 1. und 2. Zehe in der Hautfalte (näher an der großen Zehe) und der zweite Punkt etwa 2 Querfinger oberhalb. Beide werden in Richtung zur Fußwurzel massiert.
Als Meisterpunkt für Durchfälle wird der kung-sun angesehen, der etwa 4–5 Querfinger vor dem Innenknö-

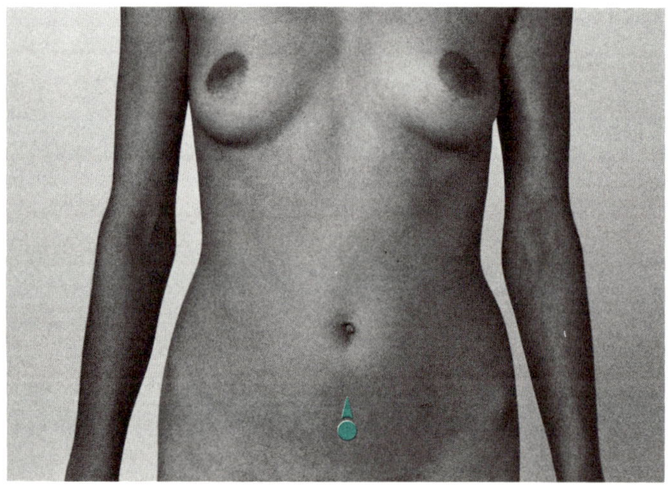

chel auf der Innenseite des Fußes am Übergang des Farbtons von Weiß nach Rötlich-Braun zu suchen ist und in Richtung Innenknöchel massiert wird.
Als sogenannter Alarmpunkt für den Dünndarm wird der kuan-yüan, etwa eine Handbreit oberhalb des tastbaren Knochens (Verbindung des sogenannten Schambeins), auf dem die Blase liegt, nach oben massiert. (Bei Dicken $1^1/_2$ Handbreit.) Mehr auf den Dickdarm wirkt der ho-ku, zwei Querfinger unterhalb des Zeigefingergrundgelenks auf den Handrücken, $^1/_2$ Querfinger daumenwärts. Der Punkt wird in Richtung Ellenbogen massiert.

Ohrakupressur

Die Punkte für die Darmmotorik befinden sich auf der Ohrrückseite in der Ohrrinne oben, die Punkte für die begleitenden Schmerzen auf der Ohrvorderseite in der oberen Ohrmulde neben der Ohrleiste. Beim Durchfall werden diese Ohrpunkte sowohl auf der Ohrvorder- wie -rückseite von oben nach unten massiert. Dies gilt für *beide* Ohren.

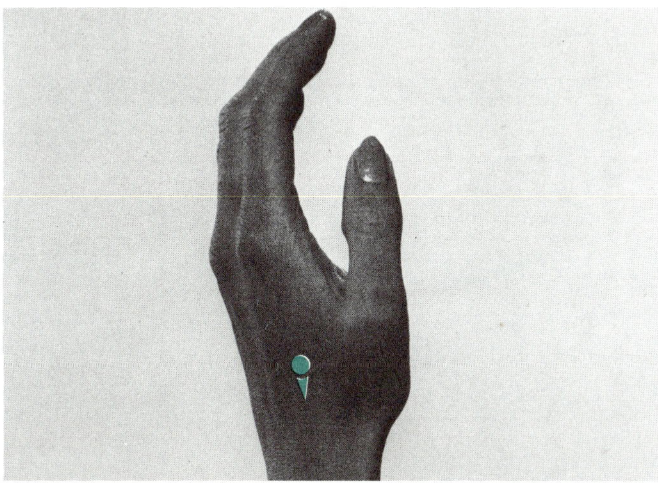

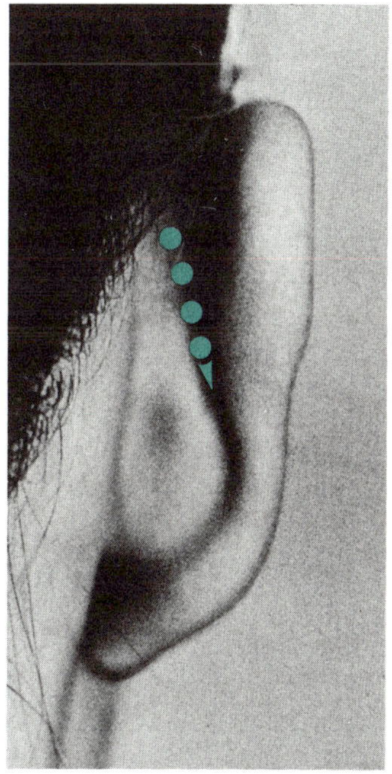

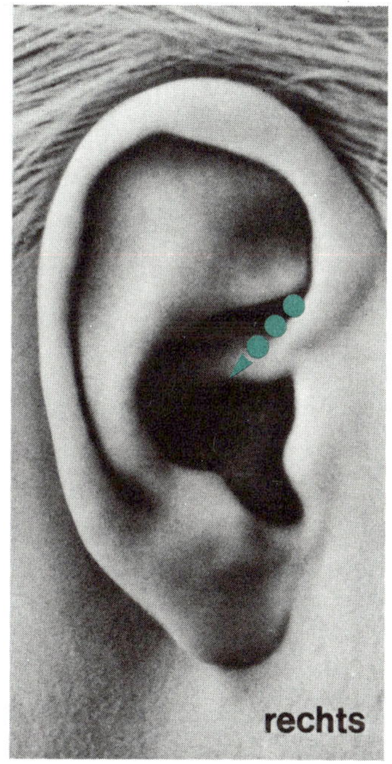

Weiteres Vorgehen

Ohr- und Körperakupressur werden tageweise abgewechselt und je nach Schwere der Krankheit 3–5 mal täglich für 5–10 Minuten durchgeführt. Bei Durchfällen durch Erreger müssen die verordneten Medikamente nach Vorschrift eingenommen werden. Die Akupressur wird hier zusätzlich angewandt, besonders, um die Darmkrämpfe zu lindern.

Fitness-Akupressur

Energiemangel und Mattigkeit sind im Gefolge von zu großem Streß sehr häufig anzutreffen. Eine Fitness-Akupressur sollte daher ähnliche Verbreitung finden, wie die Tasse Kaffee in kleinen Arbeitspausen. Ernste Ursachen der Mattigkeit sind durch ärztliche Untersuchung auszuschließen.

Wie äußert sich ein Energiemangel?

Oftmals erkennen es die Arbeitskollegen als erste, denn sie sagen dann freundschaftlich: »du bist urlaubsreif«. Selbst merkt man es daran, daß nichts mehr recht von der Hand geht und klappen will. Dann ist der Zeitpunkt gekommen, den Akupressurstab zu nehmen und die Fitneß-Punktemassage vorzunehmen.

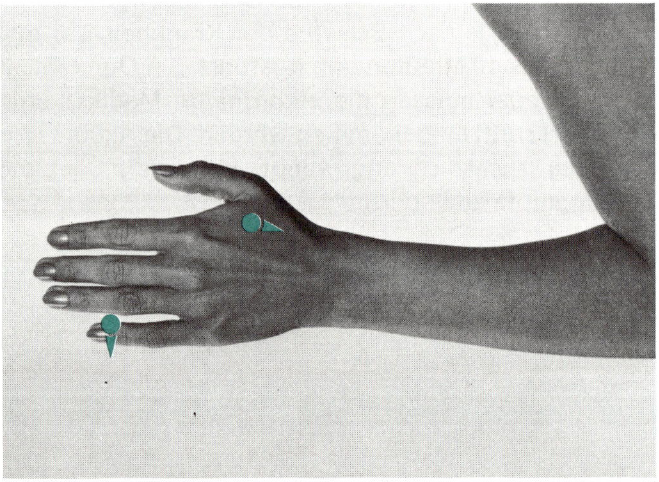

Wo liegt die Ursache des Energiemangels?

Meistens ist Überarbeitung und Überforderung schuld am Energiemangel. Mitunter spielen auch psychische Probleme, Frustration, eine Rolle. Auch überstandene Krankheiten können zu Energiemangel führen.

Körperakupressur

Zur Anregung von Herz und Psyche verwendet man den chin. Punkt shao chong (»Erregungszentrum einer Welle«) am Nagelwinkel des Kleinfingers auf der Ringfingerseite. Er wird quer unterhalb des Nagels nach außen massiert.
Der nächste chin. Hauptpunkt ist der ho-ku, 2 Querfinger unterhalb des Zeigefingergrundgelenks und 1/2 Querfinger daumenwärts. Er wird zum Ellenbogen hin massiert, vor allem bei Erschöpfung durch Überanstrengung. Als Hauptpunkt gegen alle Schwächezustände verwendet man den lieh-ch'üeh (»vorbei an den Engen«), der auf der Unterarminnenfläche 2 Querfinger

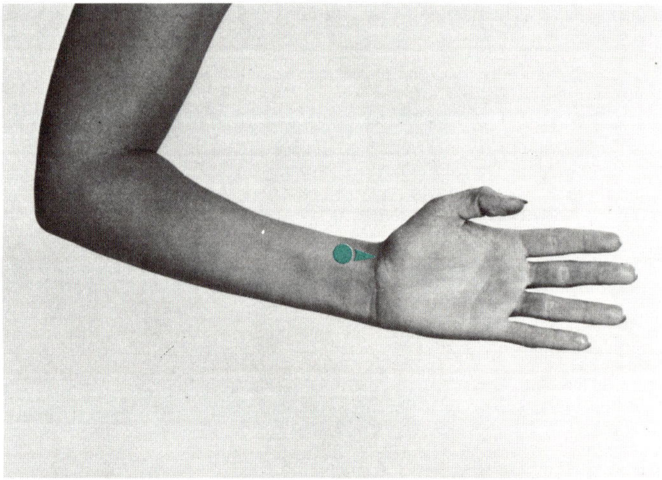

vom Handansatz entfernt an der Stelle liegt, wo der Arzt normalerweise den Puls tastet. Er wird in Richtung zum Daumen akupressiert.
Mitunter ist man auch erschöpft, weil vor lauter Nervosität und Eile vieles zugleich angepackt wird, anstatt »alles schön der Reihe nach«. Da hilft der Punkt tsu-san-li, »asiatische Ruhe« oder »göttliche Gleichmut«, weiter. Man findet ihn, wenn man die Hand mit ihrer Innenfläche gerade auf die Kniescheibe legt, die Mittelfingerspitze erreicht dann das Schienbein, der Punkt ist dann direkt unterhalb der Ringfingerspitze und wird nach unten hin massiert.

Ohrakupressur

An beiden Ohren ist die sogenannte Energiemassage durchzuführen. Sie besteht darin, das gesamte hormonelle Geschehen zu aktivieren und zugleich eine Harmonisierung der Nervenanspannung zu erreichen. An der Wand der großen Ohrwindung wird rechts von oben nach unten akupressiert; der nervöse Zustimmungspunkt auf der Ohrleiste, wo sie sich aus der Ohrmulde erhebt, wird nach vorne bis weit nach oben massiert, und kurz vor dem Ohransatz wird rechts von unten nach oben massiert. Am linken Ohr ist die Massagerichtung genau umgekehrt.

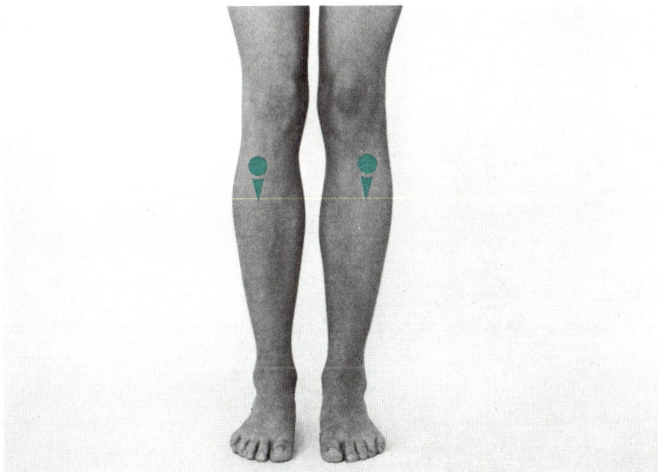

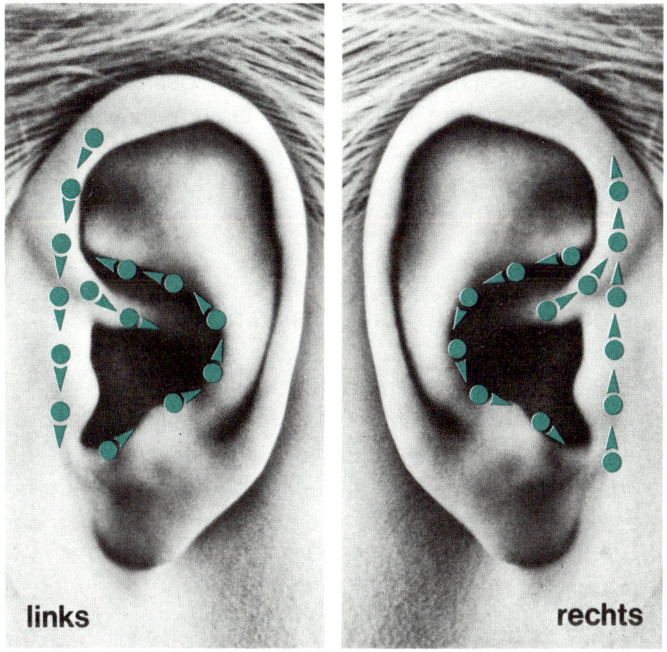

Weiteres Vorgehen

Die zusätzlichen Energien, die man sich durch Akupressur verschafft, sollten nicht bedenkenlos mobilisiert werden. Achten Sie auf ausreichenden Schlaf, meiden Sie, gerade wenn Sie im Streß stehen, Alkohol und Nikotin und versuchen Sie, wenigstens am Wochenende und im Urlaub auszuspannen, am besten an einem anderen Ort (Tapetenwechsel).

Gallen-Funktionsanregung

Viele Mitbürger haben Gallensteine, und häufig klagen sie über Gallenkoliken oder einen dumpfen Druck in der Mitte unter dem rechten Rippenbogen, besonders nach fetten Speisen. Am Anfang aller Gallenerkrankungen steht meistens eine Störung der Funktion. Hier kann die Akupressur durch Anregung der Funktion Hilfe bringen und zugleich ernsteren Störungen vorbeugen.

Wie äußert sich die Funktionsstörung?

Die Gallenflüssigkeit dient dazu, vor allem Fette im Dünndarm zu emulgieren, d.h. in so kleine Fetttröpfchen aufzuspalten, daß sie von der Darmschleimhaut aufgenommen werden können. Fehlt es an Galle, wird die normale braune Farbe des Stuhls hell bis hin zu betongrau, dann ist der Verdacht auf eine schwere Erkrankung gegeben. Gehen Sie sofort zum Arzt!
In weniger stark ausgeprägten Fällen steht die Verspannung der Gallenwege im Vordergrund. Dies führt zu einem dumpfen Druck in der Gallengegend, der nach hinten zum Rücken und nach unten hin ausstrahlt. Oft sind auch Kopfschmerzen eine Folge dieser Verspannung der Gallenwege. (Siehe Kapitel Kopfschmerzen S. 82.)

Wo liegt die Ursache der Funktionsstörung?

Eine häufige Ursache liegt im Seelischen, deshalb wurde auch die Galle früher »Sitz des Gemüts« genannt. Auch eine Entzündung oder ein Stein in der Gallenblase können eine Ursache sein. Zögern Sie nicht, den Arzt aufzusuchen, um derartige Störungen genau diagnostizieren zu lassen. Oftmals werden Ihnen Gallediät und Medikamente verschrieben. Kombinieren Sie dazu in Absprache mit dem Arzt die Akupressur.

Körperakupressur

Als chinesischen Meisterpunkt für die Galle nehmen wir den Punkt dang-nang-dian, der 3 Querfinger unterhalb des tastbaren Wadenbeinköpfchens liegt, und massieren ihn kräftig nach unten, ebenso den Punkt kuang-

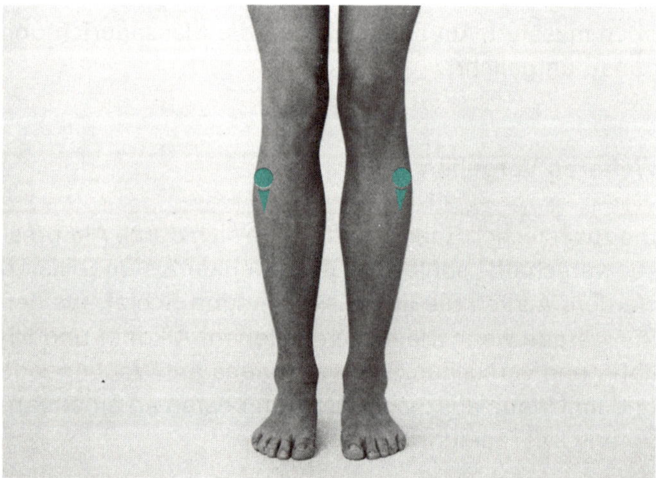

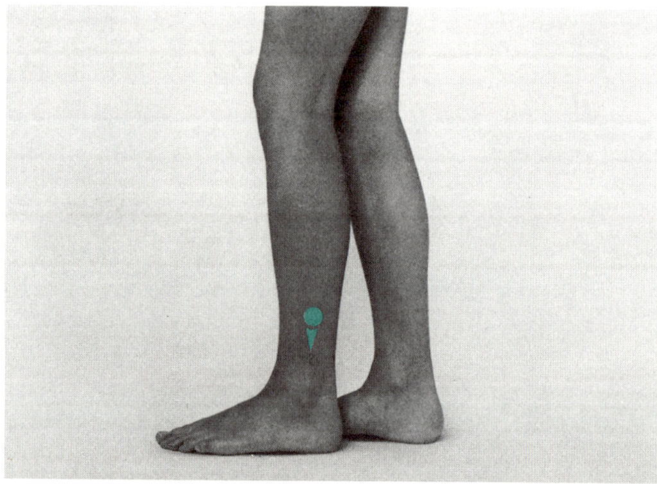

ming, etwa 1 1/2 Handbreit oberhalb des Außenknöchels. Mehr lokal wirken die Punkte chung-kuan und shang-kuan, der erste genau in der Mitte zwischen Nabel und Brustbeinfortsatzspitze, der zweite 2 Querfinger oberhalb. Beide werden nach oben massiert.

Ohrakupressur

Der Punkt der Galle liegt am rechten Ohr kurz oberhalb der Stelle, wo sich die Ohrleiste aus der Ohrmulde erhebt. Dieser Punkt wird nach vorne-oben kräftig massiert. Auch der nervöse Zentralpunkt in der Ohrleistenmitte, wo sich diese aus der Ohrmulde erhebt, wird nach oben-vorne massiert. Ferner wird kurz vor dem oberen Ansatz des Ohrläppchens an der Gesichtshaut ein Punkt kräftig nach oben akupressiert.
Am linken Ohr wird der nervöse Zentralpunkt nach hinten-unten und bei Bedarf der Punkt der Sorge nach unten hin akupressiert. Er befindet sich ganz vorne am Ohrläppchen in der Mitte. Der Punkt der Sorge ist oftmals unerkannter Grund für viele Krankheiten, besonders für Gallen- und Herzkrämpfe. Außerdem wird links noch der Punkt vor dem oberen Ansatz des Ohrläppchens nach unten massiert.

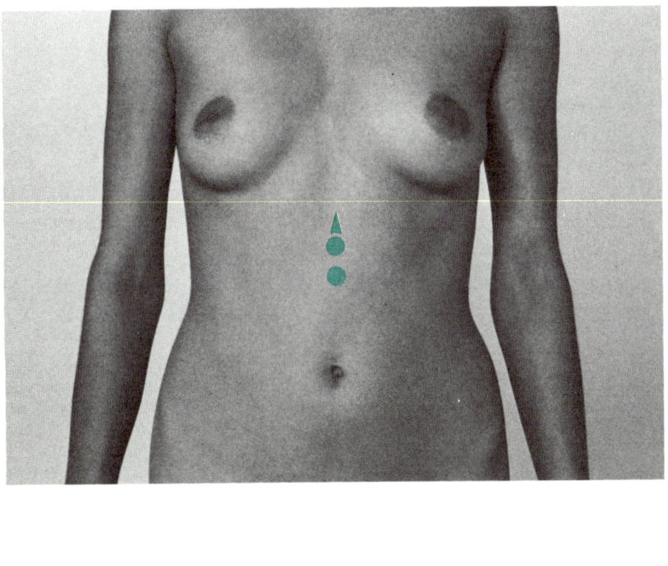

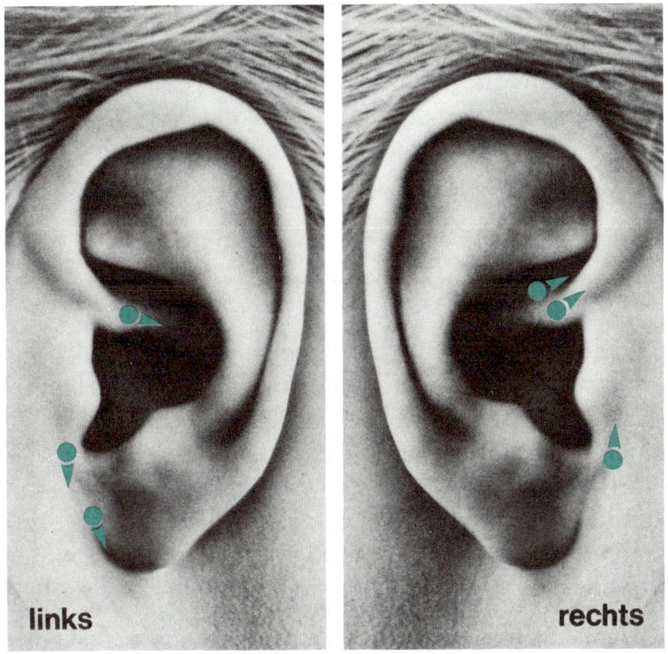

Weiteres Vorgehen

Ohr- und Körperakupressur werden im tageweisen Wechsel durchgeführt. Je nach Ausmaß der Funktionsstörung empfiehlt es sich, 1–3 mal täglich für 5–10 Minuten zu akupressieren. Zur Vorsorge genügt oft eine Behandlung jeden 2. Tag oder jeden 3. Tag. Die Anordnungen des Arztes betreffend Galle-Diät und gallefördernder Medikamente müssen beibehalten werden. Erst nach Rücksprache mit ihm können Medikamente langsam eingeschränkt werden.

Hämorrhoiden

Hämorrhoiden sind eine häufige Erkrankung, die vor allem die sitzenden Mitbürger betrifft. Auch soll unsere Art der Reinigung – mit Papier – nach dem Stuhlgang mitverantwortlich sein, denn in Ländern, in denen aus traditionellen Gründen immer mit Wasser gereinigt wird, sollen Hämorrhoiden kaum vorkommen.

Wie äußert sich die Krankheit?

Oft spürt der Patient zunächst einen Juckreiz am Anus und schließlich, bei den sogenannten äußeren Hämorrhoiden, fühlt er, daß am Anus direkt am Schließmuskel eine kleine Vorwölbung erschienen ist, eben die Hämorrhoide. Die sogenannten inneren Hämorrhoiden kann nur der Arzt bei der rektalen Untersuchung ertasten. Entweder sind sie für den Patienten beschwerdefrei oder sie bluten ab und zu, besonders bei hartem Stuhl.

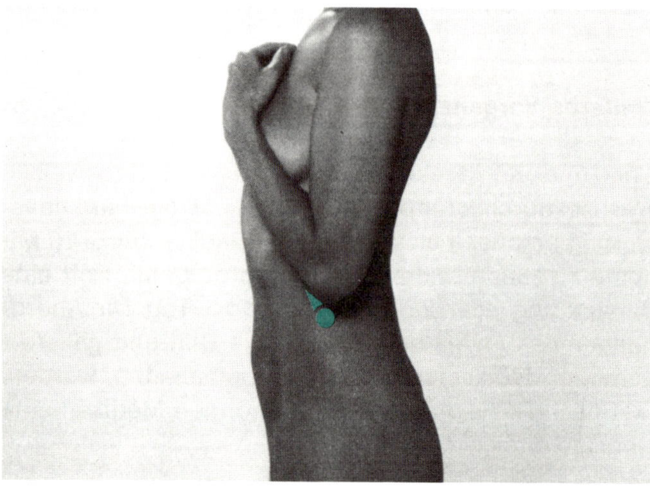

Wo liegt die Ursache der Krankheit?

Hier ist meist eine Bindegewebsschwäche der Blutgefäße vorhanden, etwa ähnlich der, die auch zu Krampfadern führt. Die Blutgefäße, die am Anus durch Anschwellen die Aufgabe haben, den Schließmuskel zu unterstützen und einen gasdichten Abschluß zu ermöglichen, können ihren Tonus verlieren, weiten sich aus und erscheinen dann eben tastbar am Ausgang.

Körperakupressur

Als chin. Punkt verwendet man den chang-men. Man findet ihn, indem der abgewinkelte Arm an den Körper angelegt wird. Der Punkt ist dann direkt unter der Ellenbogenspitze an der Körperseite und wird nach vorne-oben massiert. Zusätzlich akupressiert man den chin. Punkt ch'ü-ch'üan am inneren Ende der Kniegelenksfalte nach oben und den Punkt wei-chung in gleicher Höhe in der Mitte der Kniekehle nach unten.
Zusätzlich nehmen wir einen Punkt vom Schädel, den

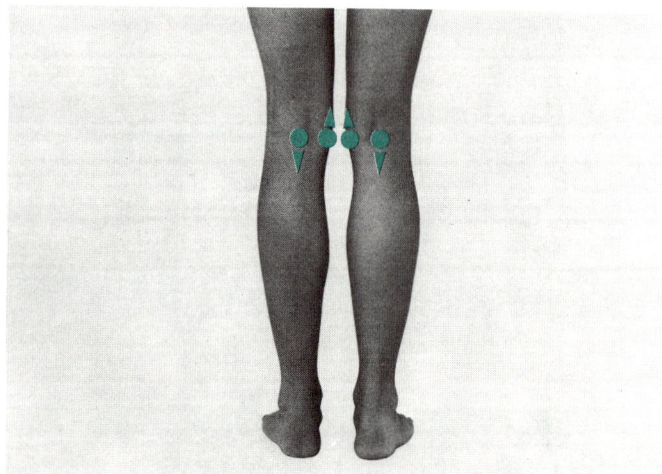

pai-hui, der in der Mitte einer gedachten Linie zwischen den beiden Ohren liegt und nach vorne massiert wird.

Ohrakupressur

Die Behandlung am Ohr ist besonders wirksam. Der Hämorrhoidenpunkt ist am Ohr versteckt, er befindet sich genau innerhalb der Falte der aufsteigenden Ohrleiste, wo diese über die große Ohrwindung hinwegzieht. Die Akupressurrichtung ist am rechten Ohr nach oben, am linken nach unten, die Akupressur sollte mit dem Akupressurstab energisch durchgeführt werden.

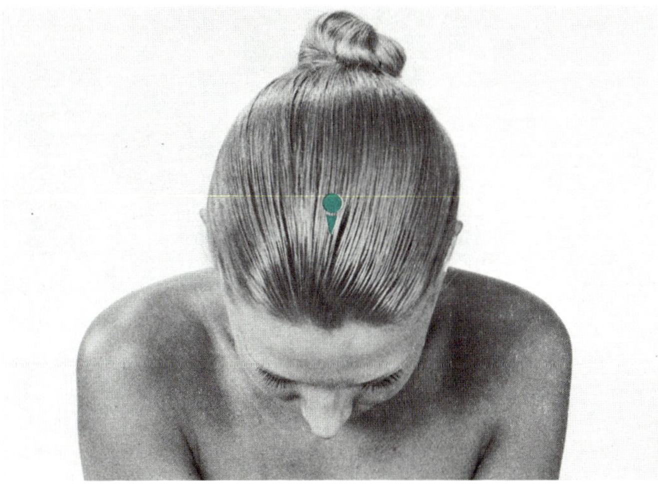

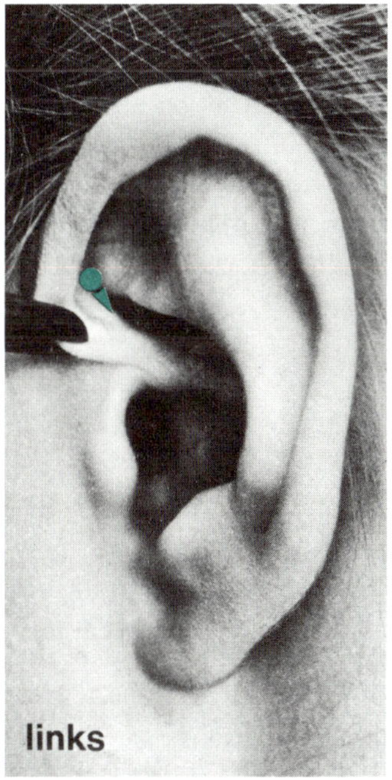

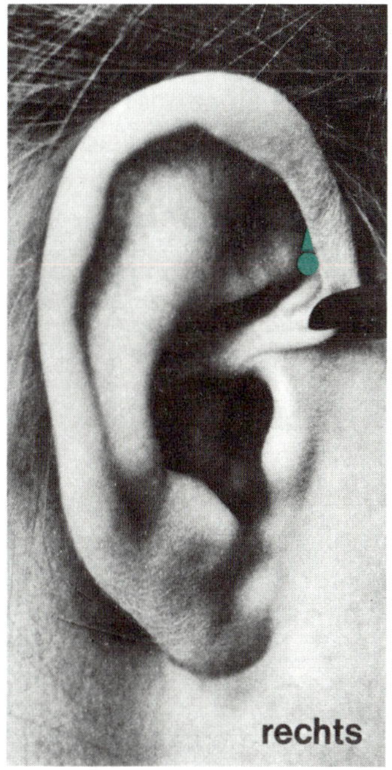

Weiteres Vorgehen

Die Ohrakupressur ist bei Hämorrhoiden wirksamer als die Körperakupressur, daher sollte man zwei bis drei Tage lang die Ohrakupressur durchführen – etwa 1–2 mal täglich für 5 Minuten–, und dann an einem Tag Körperakupressur. Es gibt Spezialärzte für Hämorrhoiden, sogenannte Proktologen, mit denen Sie die Akupressur absprechen. Auch eine feuchte Reinigung nach dem Stuhlgang mit einem Wattebausch, getränkt in handwarmem Wasser, danach Abtrocknung und Einreibung mit einer guten Salbe (z.B. Bepanthen-Salbe), soll zusätzlich zur Akupressur vorgenommen werden.

Hautallergie
Nesselsucht

Meistens merkt der Betroffene es erst, wenn es zu spät ist, d.h., wenn die Hautallergie als Reaktion auf irgendeinen auslösenden Stoff bereits überall zu sehen ist. Nicht immer ist es notwendig und manchmal auch gar nicht angebracht, Cortisonsalbe auf die Haut aufzutragen. Wenn der Arzt zur Verwendung von Medikamenten rät, dann akupressieren Sie zusätzlich, die Allergie geht dann schneller wieder vorbei.

Wie äußert sich die Krankheit?

Große Hautbezirke sind gerötet und erinnern an ein Bild ähnlich dem von Scharlach oder Masern. Bei der Nesselsucht sind auf der Haut meist linsengroße Quaddeln. Oftmals juckt die Haut stark an den betroffenen Stellen.

Wo liegt die Ursache der Krankheit?

Es gibt sogenannte Allergene, allergieauslösende Stoffe, die – und das ist die Schwierigkeit – von Mensch zu Mensch erheblich variieren können. Bei einem sind es Hundehaare, beim anderen Erdbeeren, beim Dritten bestimmte Waschmittel, es gibt fast nichts, was nicht eine Allergie auslösen könnte, unabhängig davon, wie der Mensch mit dem Stoff in Berührung kommt, sei es durch Einatmen (der Spezialfall Heuschnupfen wird in einem besonderen Kapitel abgehandelt), sei es durch Essen, sei es durch bloßen Hautkontakt. Es gibt allerdings Personen, die besonders stark allergisch reagieren. Die Ursache hierfür vermuten viele Ärzte in einer Störung des Thymus, einer Drüse oben hinter dem Brustbein, die sich normalerweise in der Jugend zurückbildet, bei manchen aber vermutlich später eine Art Störfaktor darstellen kann.

Körperakupressur

Als chin. Punkt verwendet man den ho-ku, 2 Querfinger unterhalb des Zeigefingergrundgelenks und 1/2 Querfinger zum Daumen hin, und massiert ihn in Richtung Ellenbogen, wo der nächste Punkt seinen Sitz hat. Er

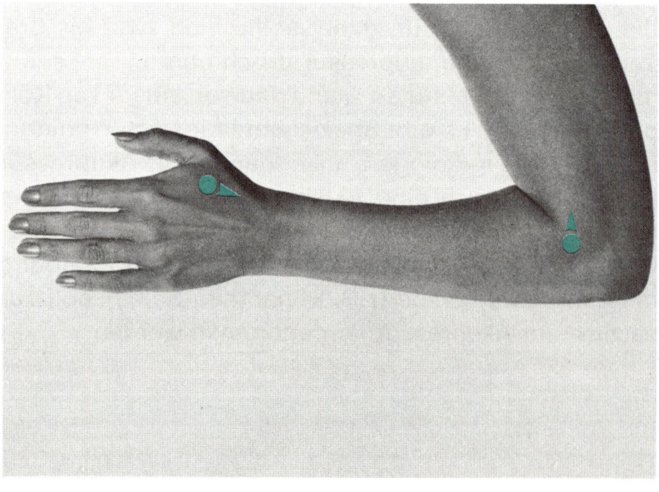

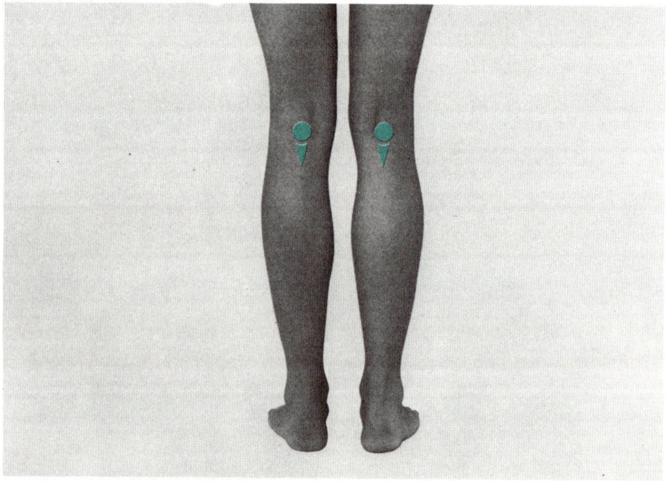

heißt ch'üh-ch'ih und ist bei stark gebeugtem Arm genau an dem äußersten Punkt der Ellenbogenfalte. Er wird zur Schulter hoch massiert. Als Stoffwechselpunkt empfiehlt sich der wei-chung genau in der Mitte der Kniekehle, er wird nach unten massiert. Als zusätzlichen Stoffwechselpunkt gibt man noch gerne den jan-ku, an der Innenseite des Fußes in einer kleinen Vertiefung 2 Querfinger unterhalb und 2 Querfinger nach vorne vom Innenknöchel. Er wird zu diesem hin massiert.

Ohrakupressur

Rechts wird der sogenannte Allergiepunkt ganz oben am Ohr nach hinten und links nach vorne akupressiert. Zusätzlich verwendet man noch den sogenannten Thymuspunkt in der Mitte der Wand der großen Ohrwindung, etwas höher liegend als die gegenüber sich befindliche Ohrleiste, wo sie aus der Ohrmulde heraustritt. Der Thymuspunkt wird rechts nach unten, links nach oben massiert.

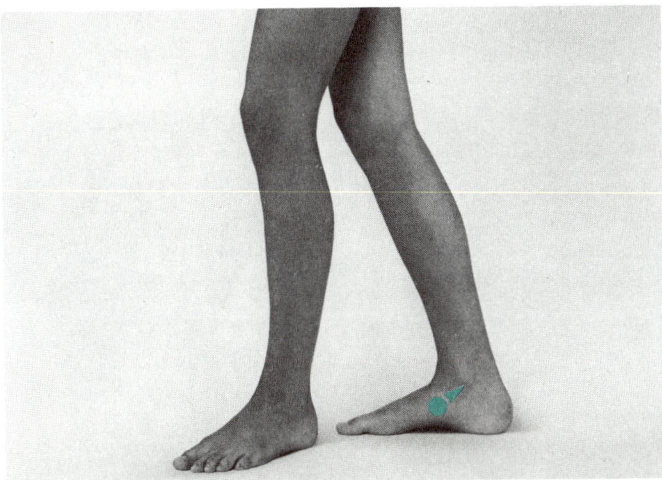

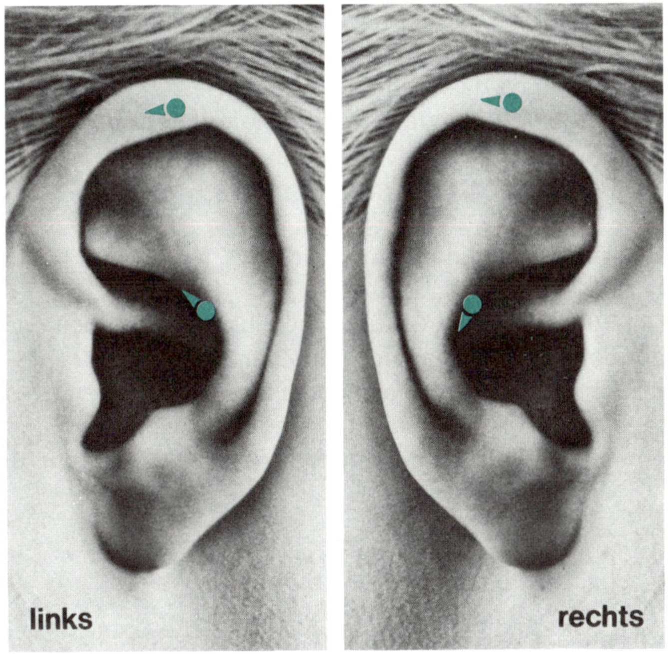

Weiteres Vorgehen

Ohr- und Körperakupressur werden täglich wechselnd 1–3 mal am Tag je nach Ausprägung der Krankheit für 5–10 Minuten durchgeführt. Man versuche, darauf zu achten, welches das auslösende Allergen war, und mache sich möglichst schriftlich Notizen, wenn mehrere Ursachen in Frage kommen, um dann das nächste Mal auf die richtige Ursache schließen zu können. Es empfiehlt sich, auch bei Hautärzten oder Kliniken einen Allergietest durchführen zu lassen.

Hautjucken

Hautjucken ist nur ein Krankheitssymptom, allerdings ein sehr lästiges. Der Juckreiz ist mit dem Schmerzgefühl verwandt, da er durch sehr feine Reizung der freien schmerzempfindenden Nervenendigungen der Haut ausgelöst wird.

Wie äußert sich die Krankheit?

Der Juckreiz ist ein Gefühl des Kribbelns oder Beißens auf der obersten Hautschicht. Zuerst versucht der Betroffene, sich auf etwas anderes zu konzentrieren, was tagsüber oft auch ganz gut gelingt, aber liegt man erst einmal im Bett, dann ist der Juckreiz oft unerträglich.

Wo liegt die Ursache der Krankheit?

Allein der Arzt kann herausfinden, welche Ursache besonders häufig auftretendes Hautjucken hat. Es können Nervosität, reizende Waschmittel oder Cremes, manche Arzneimittel, aber auch Lebererkrankungen oder bestimmte Hautparasiten dahinterstecken. Auch bei allen möglichen Arten von Hautveränderungen oder Hauterkrankungen, z.B. Nesselsucht (siehe voriges Kapitel), bei Hautgeschwüren, alten und frischen Narben, bei Hautschorfen und begleitend bei den Kinderkrankheiten mit Hautveränderungen wie Windpocken, Röteln, Masern, Scharlach kommt Juckreiz vor. Es kann also etwas Harmloses oder Gefährliches sein. Die Akupressur wird hier nur zur Linderung der Symptome, also des Juckens, verwendet, die Ursache muß durch eine ärztliche Untersuchung unbedingt diagnostiziert werden.

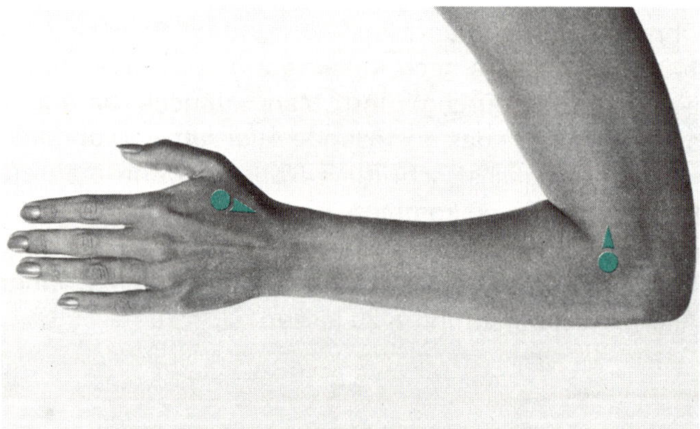

Körperakupressur

Als chin. Punkt verwendet man den ho-ku 2 Querfinger unterhalb des Zeigefingergrundgelenks und 1/2 Querfinger zum Daumen hin und massiere ihn in Richtung zum Ellbogen, wo der zweite Punkt ch'üh-ch'ih am äußeren Ende der Ellbogenfalte sitzt, wenn man den Arm stark abbiegt. Außerdem verwendet man den san-yin-chiao etwa 3–4 Querfinger oberhalb der Innenknöchel-

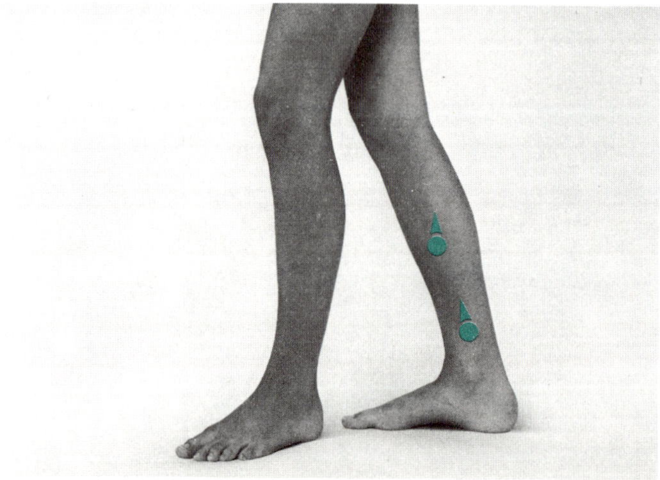

mitte auf dem tastbaren Hinterrand des Schienbeins, der nach oben akupressiert wird, wie auch der tchong-tou, eine Handbreit höher und 1 Querfinger nach vorne. Zusätzlich verwende man den Punkt fei-shu, 2 Querfinger seitlich des 3. Brustwirbeldorns. Der Punkt liegt genau unter der Mittelfingerspitze, wenn der Kranke seine ausgestreckte Hand über die Schulter der anderen Seite am Nackenansatz legt. Der Punkt wird nach unten massiert.

Ohrakupressur

Am Ohr wird innerhalb der großen Ohrwindung das ganze Gebiet rechts von oben nach unten massiert, sowie der psychische Entspannungspunkt vor dem Ansatz des Ohres oben und ein Punkt vor dem Ohrläppchenansatz, nach oben. Am linken Ohr kehrt sich die Akupressurrichtung um.

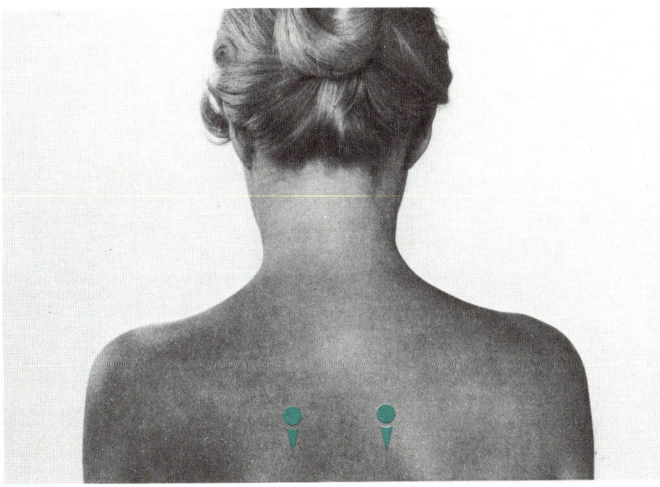

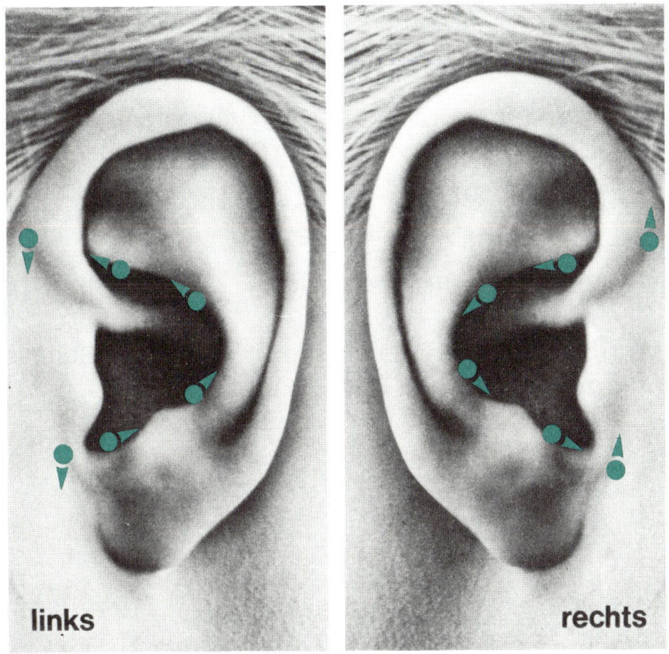

Weiteres Vorgehen

Ohr- und Körperakupressur werden tageweise wechselnd je nach Intensität des Juckreizes mehrmals am Tag 5–10 Minuten lang durchgeführt. Zu beachten ist, daß hierdurch lediglich das Symptom Juckreiz gemildert wird, d.h. die eigentliche Ursache des Juckreizes muß vom Arzt diagnostiziert und behandelt werden. Die Akupressur ist eine zusätzliche Behandlung.

Heiserkeit

Heiserkeit ist ein Symptom, welches bei Vielrednern, Sängern, Rauchern und begleitend bei Grippe gern auftritt.
Man beschränkt sich also bei der Behandlung der Heiserkeit durch Akupressur auf die Behebung eines Symptoms.

Wie äußert sich die Krankheit?

Man bezeichnet es als Heiserkeit, wenn die Stimme krächzend oder völlig klanglos wird.

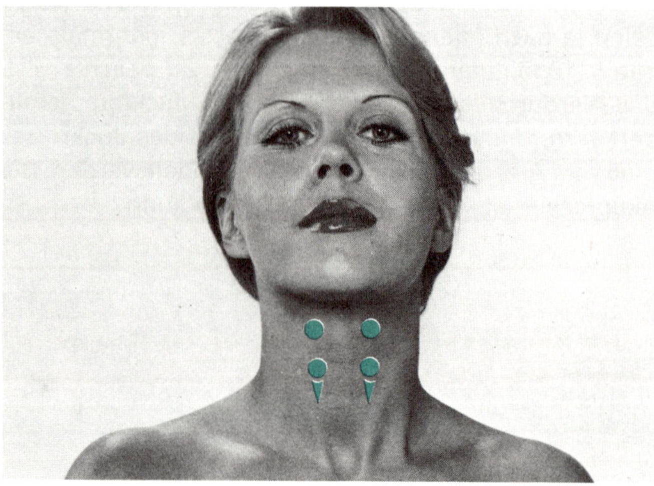

Wo liegt die Ursache der Krankheit?

Die Ursache der Heiserkeit liegt an einer Entzündung der Stimmbänder, sei es durch Überstrapazierung des (mitunter ungeübten) Sängers oder Redners, durch zuviel Rauchen oder durch eine infektbedingte Entzündung, zum Beispiel nach einer Grippe. Hält die Heiserkeit länger als 3–4 Tage an, muß eine ernste, mitunter bösartige Krankheit vermutet werden. Die Untersuchung beim Arzt darf nicht hinausgeschoben werden.

Körperakupressur

Als lokale Körperpunkte verwendet man den jen-ying (»freundlicher Empfang«). Man findet ihn leicht bei etwas zurückgebeugtem Kopf 1 Querfinger neben dem Oberrand des Adamsapfels und massiert ihn nach unten, wie auch den shui-t'u etwa 2 Querfinger tiefer. Als sogenannten Meisterpunkt aller Halskrankheiten verwende man den shao-shang neben dem Nagelbettwinkel des Daumens außen und massiere ihn quer unter-

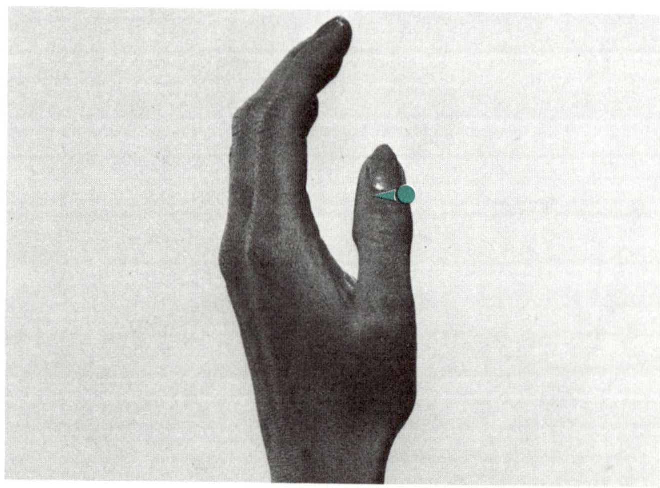

halb des Nagels in Richtung Zeigefinger bis hin zum anderen Nagelbettwinkel. Zur Funktionskräftigung verwendet man zusätzlich gerne den chin. Punkt chungchu auf dem Handrücken 1 Querfinger unterhalb der Mitte des Ringfingergrundgelenks und 1/2 Querfinger in Richtung zum Kleinfinger. Er wird in Richtung zum Ellbogen hin massiert.

Ohrakupressur

Am Ohr ist der Punkt für die Stimmbänder an der Ohrvorderseite, unten hinten am Ohrläppchen am rechten Ohr nach oben-hinten, am linken Ohr nach vorne-unten zu massieren. Zusätzlich muß noch der Punkt für die muskulären Fasern des Stimmbandapparates an der Ohrrückseite rechts nach oben, links nach unten akupressiert werden.

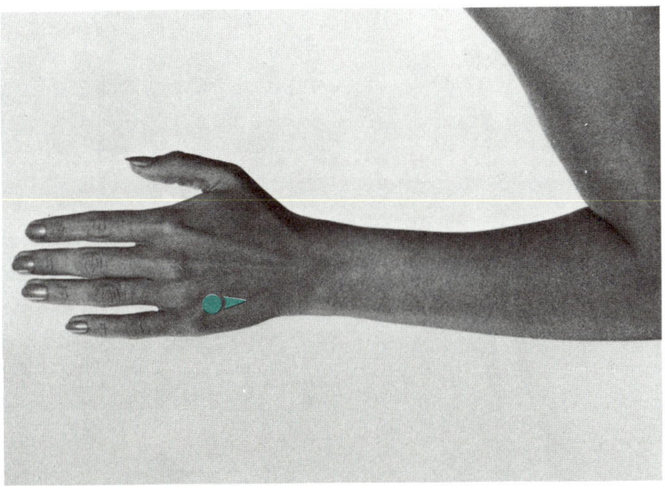

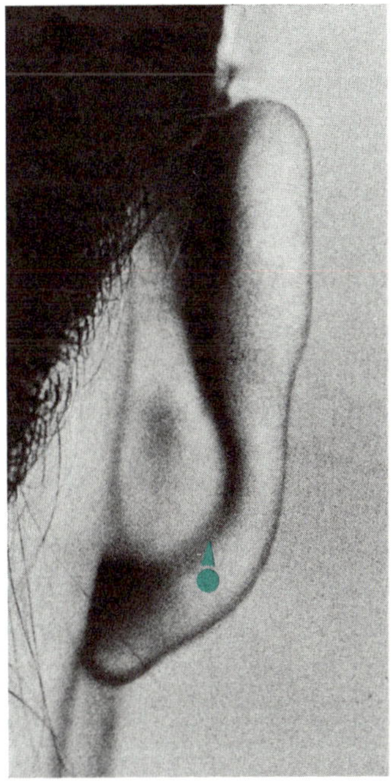

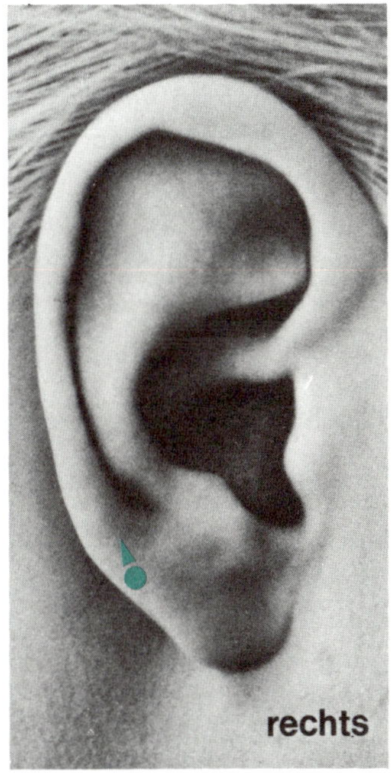

Weiteres Vorgehen

Ohr- und Körperakupressur werden im tageweisen Wechsel je nach Schwere der Heiserkeit 1–3 mal täglich für 5–10 Minuten durchgeführt.

Herzklopfen

Das nervöse Herz

Im allgemeinen wird der Herzschlag nicht bewußt empfunden, bei aufregenden Geschehen spürt man jedoch manchmal sein Herz »bis zum Halse« schlagen, wie auch nach starker körperlicher Anstrengung. Zu einer Störung wird das Herzklopfen erst, wenn es häufig oder dauernd vorhanden ist.

Wie äußert sich die Krankheit?

Zusammen mit einem Gefühl der mehr oder weniger stark ausgeprägten Unruhe oder Herzangst klagen die Betroffenen über Herzstolpern oder einen unangenehmen Druck in der Herzgegend besonders nach Aufregungen. Begleitend zu dem stark empfundenen Herzklopfen kann Schwindel, schneller Puls, Schwitzen, Labilität und schlechter Schlaf kommen.

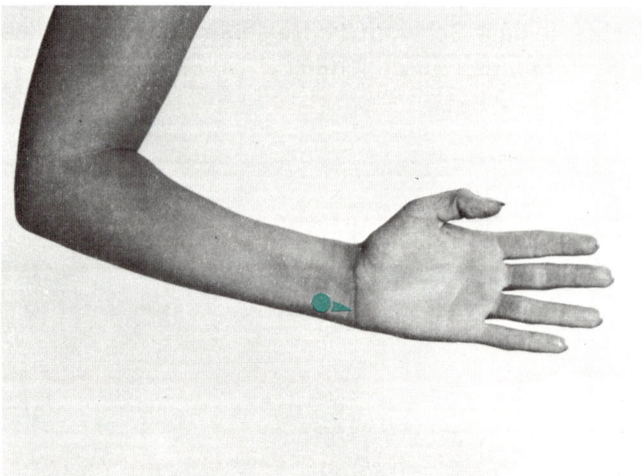

Wo liegt die Ursache der Krankheit?

Nervosität und Aufregungen können zusammen mit einer gewissen Disposition zu Herzklopfen führen. Auch eine schlecht überstandene Grippe oder schwere Krankheit oder Operation, wie auch seelische Schocks und Schicksalsschläge können zu Herzklopfen führen. Es ist also in erster Linie das nervöse Herzgeflecht betroffen. Um aber eine mögliche ernste Herzstörung oder eine Überfunktion der Schilddrüse auszuschließen, ist eine genaue Diagnose beim Arzt notwendig. Die Akupressur ist in Absprache mit dem Arzt durchzuführen.

Körperakupressur

Als chin. Punkt verwendet man den tung-li (»Verbindung mit dem Inneren«) auf der Innenseite des Unterarms 2 Querfinger oberhalb des Handansatzes in einer gedachten Verlängerung des Kleinfingers und massiert ihn zu diesem hin. Die Punkte chiu-wei am Ende des Brustbeinfortsatzes und ta-chung, beim Mann in der

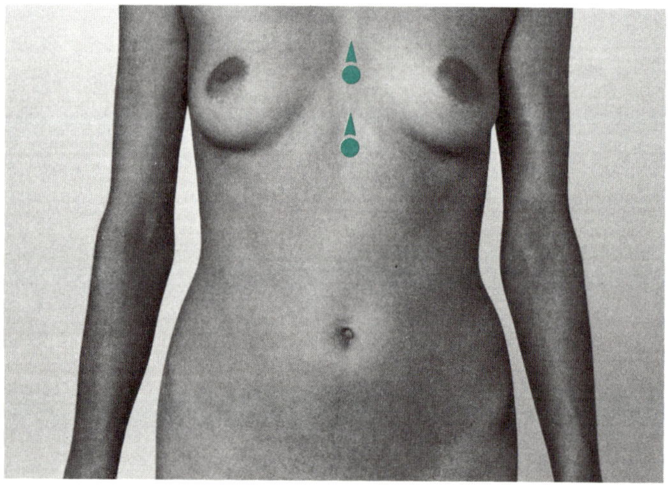

Mitte am Brustbein in Höhe der Brustwarzen (also etwa 2 Querfinger unterhalb der Mitte der Länge des Brustbeines), werden beide nach oben hin massiert. Zur psychischen Entspannung gebe man dann noch den tsu-san-li und massiere ihn nach unten. Er findet sich direkt unter der Ringfingerspitze am Unterschenkel, wenn man die Hand gerade auf die Kniescheibe legt, die Mittelfingerspitze berührt dabei das Schienbein.

Ohrakupressur

Da das Herz überwiegend links im Körper liegt, wird hier das linke Ohr akupressiert. Der Hauptpunkt ist der der Herznerven am Unterrand der großen Ohrwölbung, da, wo die Ohrleiste in ihrer Verlängerung auftrifft. Der Punkt wird nach oben massiert. Ein weiterer Punkt, der zur Entspannung dient, wird in der oberen Ohrmitte nach hinten massiert, und der motorische Herzpunkt in der Wölbung hinter dem Ohr wird nach oben massiert.

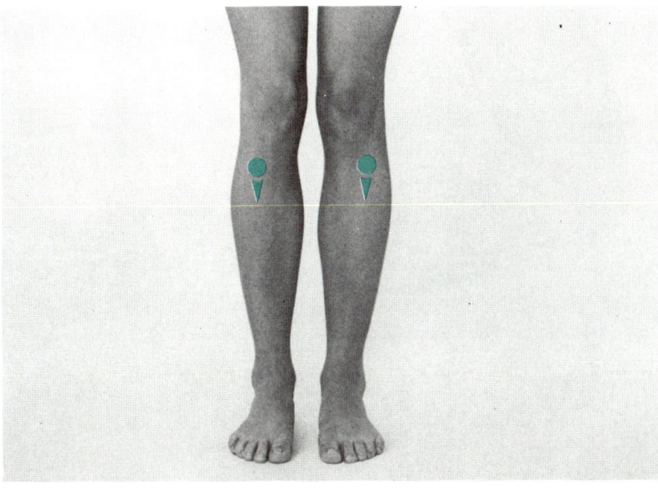

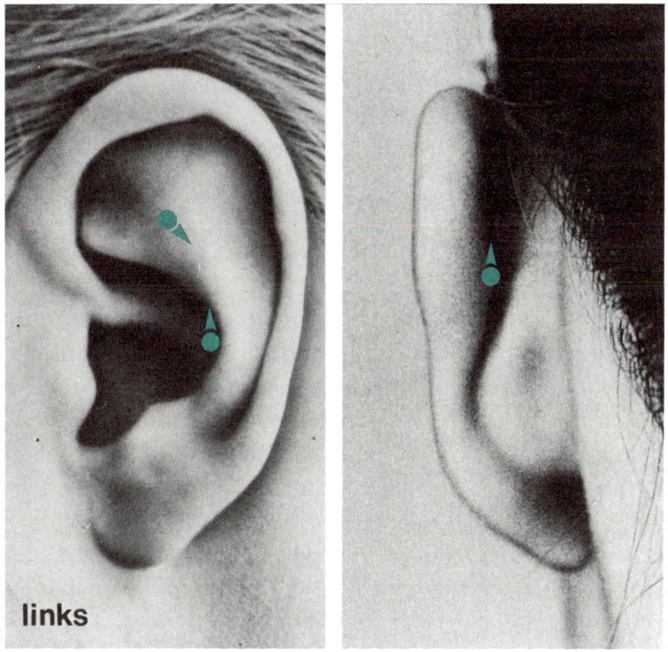

Weiteres Vorgehen

Ohr- und Körperakupressur werden tageweise wechselnd durchgeführt. Ein- bis zwei Behandlungen täglich für 5–10 Minuten sind in der Regel ausreichend. Etwaige Herzmedikamente dürfen *nur* nach Rücksprache mit dem Arzt langsam reduziert werden.

Herzkräftigung

Sehr viele ältere Mitbürger haben ein schwaches Herz und müssen Medikamente zur Herzstützung einnehmen. Das sollen sie auch weiterhin tun. Wenn Sie allerdings zusätzlich Akupressur zur Herzkräftigung anwenden, werden Sie sich deutlich leistungsfähiger fühlen.

Wie äußert sich ein schwaches Herz?

Schon bei geringer Anstrengung, etwa Treppensteigen, werden die Kranken kurzatmig, bekommen bläuliche Lippen, müssen stehenbleiben, kurz verschnaufen und können erst dann weitergehen. Als Früherkennungszeichen gilt ein notwendiges nächtliches Aufstehen zum Wasserlassen, wenn dies früher nicht der Fall war. Das zeigt nämlich, daß nachts, wenn das Herz nicht so stark belastet ist, die Nieren genügend Blut bekommen und Urin produzieren können. Der Arzt kann messen, in welchem Ausmaß das Herz geschwächt ist, indem er ein sogenanntes Belastungs-EKG aufzeichnet. Der Patient muß dabei ein sogenanntes Fahrradergometer treten oder sich auf andere Weise körperlich belasten. Die elektrischen Herzkurven zusammen mit dem Grad der Belastbarkeit zeigen dann dem Arzt das Ausmaß der Schädigung an.

Wo liegt die Ursache der Herzschwäche?

Man darf nicht vergessen, daß die Pumpleistung des Herzens enorm ist: im Laufe eines Tages wird etwa die Menge, die einer Tanklastwagen-Ladung entspricht, vom Herz durch unsere Adern gepumpt. Diese Leistung muß das Herz jahrein, jahraus, Tag und Nacht erbringen, mitunter – bei starker Anstrengung oder Streß – muß es doppelt bis sogar dreimal so schnell schlagen als in Ruhe. Es ist also kein Wunder, daß das Herz mit zunehmendem Alter etwas schwächer wird. Der Arzt verordnet dann gewisse Herzstärkungsmittel, sogenannte Herzglykoside, die auch unter Akupressur weiter eingenommen werden müssen.

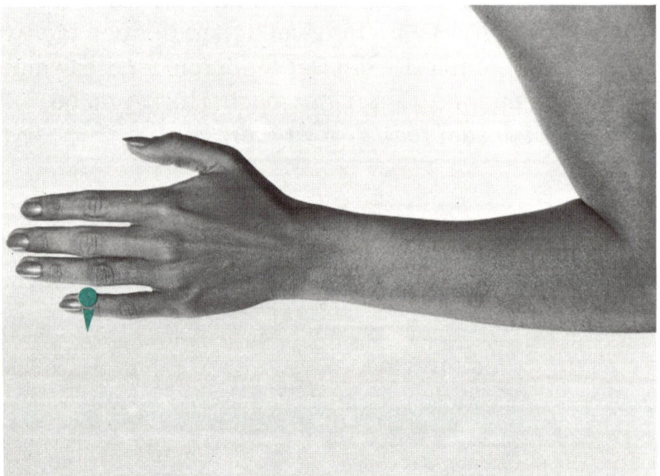

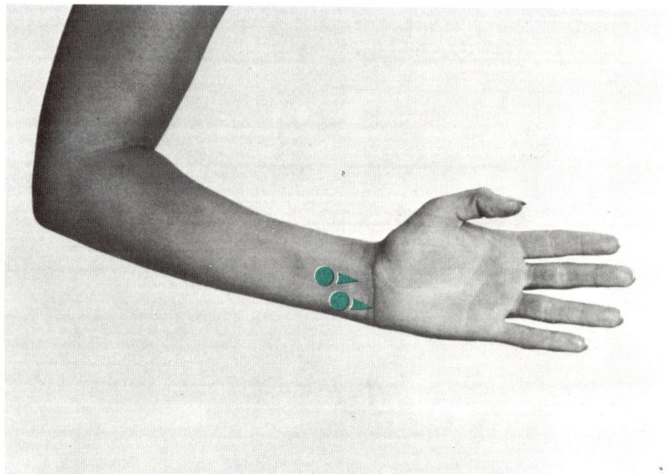

Körperakupressur

Der chinesische Anregungspunkt für Herz (und Psyche) shao-chong liegt am Kleinfingernagelwinkel auf der Ringfingerseite und wird unterhalb des Nagels quer nach außen massiert. Dazu gibt man den Punkt tung-li auf der Innenseite des Unterarms 2 Querfinger oberhalb des Handansatzes in einer gedachten Verlängerung des Kleinfingers und massiert ihn zu diesem hin. Außerdem wird noch der Punkt nei-kuan (»Innere Barriere«) in der Mitte der Unterarminnenseite, 3 Querfinger oberhalb des Handansatzes, in Richtung fingerwärts akupressiert. Die Punkte chiu-wei am Ende des Brustbeinfortsatzes und tan-chung, beim Mann in der Mitte am Brustbein in Höhe der Brustwarzen werden beide nach oben hin massiert.

Ohrakupressur

Da das Herz überwiegend in der linken Körperhälfte liegt, ist auch hier das linke Ohr zu akupressieren. Besonders stark sollte der Punkt der Herzmuskulatur auf der Ohrrückseite in dem Ohrwulst nach oben massiert werden. Der Herzpunkt an der Ohrvorderseite wirkt entkrampfend auf das Herz und ist nach unten-hinten zu massieren.

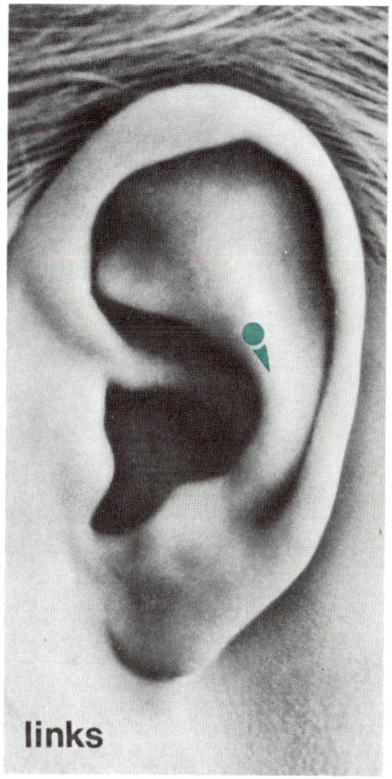

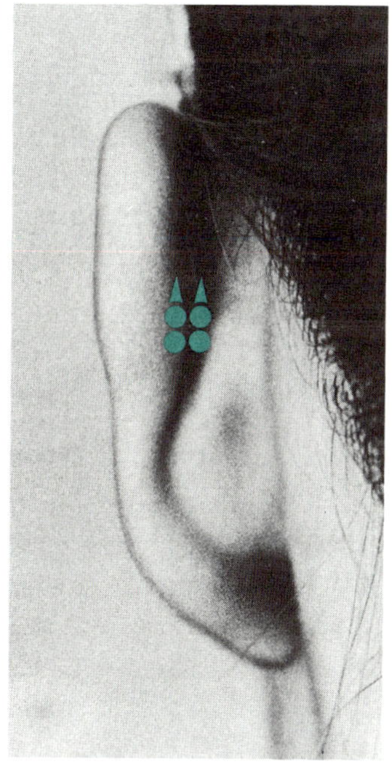

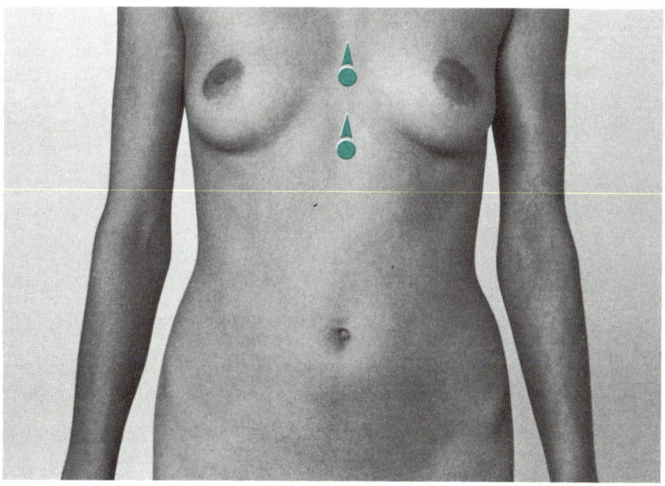

Weiteres Vorgehen

Ohr- und Körperakupressur werden tageweise wechselnd durchgeführt. Je nach Ausprägung der Herzschwäche kann 2–3 mal am Tag die Behandlung durchgeführt werden. Die üblichen Herzmedikamente müssen weitergenommen werden. Der Gewinn der Akupressur liegt hier nicht in einer Verringerung der Medikamente, sondern in einem zusätzlichen Energiegewinn, mit dem sparsam umgegangen werden sollte.

Heuschnupfen

Heuschnupfen ist eine Krankheit, die sich meist im Kindesalter entwickelt und hauptsächlich Stadtbewohner befällt. Sie beginnt im späten Frühjahr und zieht sich in stark ausgeprägten Fällen oft über den ganzen Sommer hin. Aus Heuschnupfen kann sich in ungünstigen Fällen später eine Mitbeteiligung der Bronchien und schließlich Asthma ergeben.

Wie äußert sich die Krankheit?

Heuschnupfen äußert sich in erster Linie als ein heftiger allergischer Schnupfen, d.h. die Nase läuft wäßrig, die Augen sind meist gerötet und man hat einen starken Niesreiz.

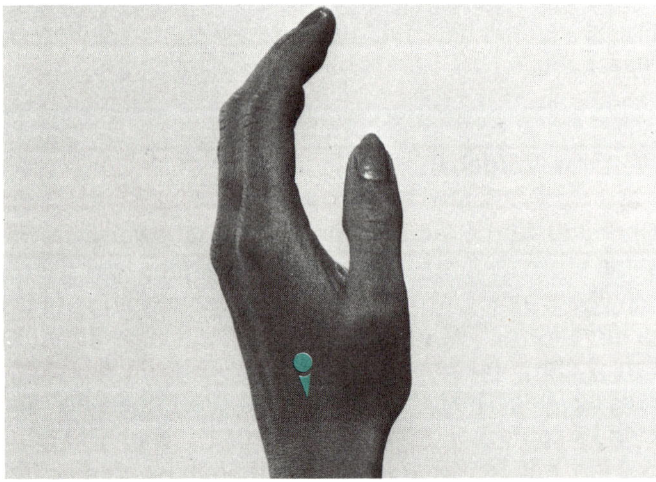

Wo liegt die Ursache der Krankheit?

Die Ursache der Krankheit ist eine sogenannte Pollenallergie, also eine Allergie auf Blütenstaub. Daher fällt auch die Heuschnupfenzeit in die Blütezeit der Pflanzen. Für die allergische Reaktion ist möglicherweise eine besondere Körperdrüse, der Thymus, als Störfaktor mitverantwortlich. Bei starkem Heuschnupfen geben Ärzte Cortisonspritzen und Tabletten. Die Akupressur soll dann zusätzlich mit angewendet werden, um in Absprache mit dem Arzt die Tabletten zu reduzieren.

Körperakupressur

Als chin. Punkt verwendet man den ho-ku am Handrükken, 2 Querfinger unterhalb des Zeigefingergrundgelenks und 1/2 Querfinger in Richtung zum Daumen, und massiert ihn ellenbogenwärts. Ferner wird der yinghsiang (»Empfang der Gerüche, Düfte«) und der ho-chiao nach oben massiert. Der eine ist neben der Mitte des Nasenflügels am oberen Ende der Falte, die neben

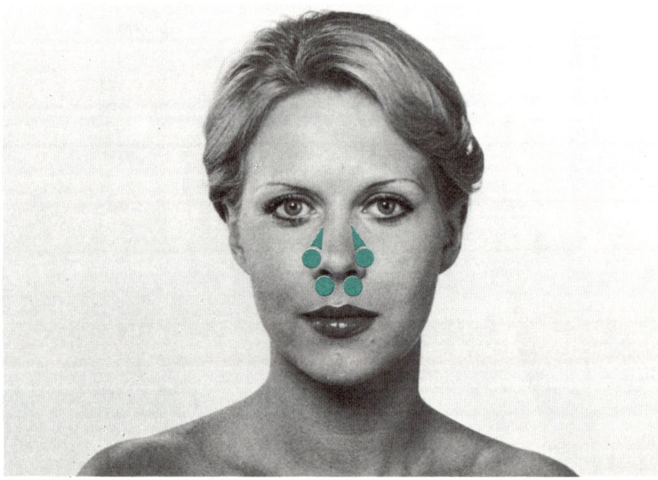

der Nase zum Mund seitlich läuft, der zweite ist 1 1/2 Querfinger tiefer. Der Punkt inn-trang in der Mitte der Nasenwurzel zwischen den Augenbrauen wird nach unten massiert. Die chin. Punkte ching-ming und ts'uan-chu werden beide nach oben massiert, sie liegen nahe nebeneinander: der erste ist der sogenannte Brillenträgerpunkt, er ist nämlich an der Stelle, wo sich das Brillengestell an der Nase abstützt, der zweite schließlich ist am inneren Beginn der Augenbraue.

Ohrakupressur

Am rechten Ohr wird der Allergiepunkt ganz oben an der höchsten Stelle des Ohres nach hinten, ein Punkt in der Wand der großen Ohrwindung (Thymuspunkt) nach unten und der Punkt der Nase ganz unten vorne am Ohrläppchen nach vorne-oben massiert. Am linken Ohr werden die gleichen Punkte nur in entgegengesetzter Richtung akupressiert.

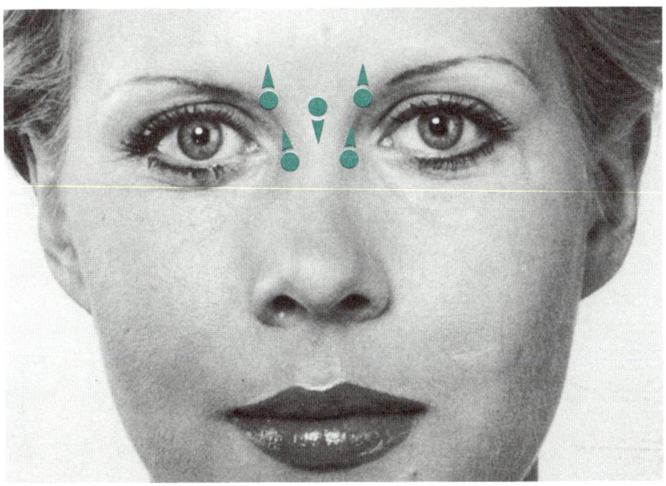

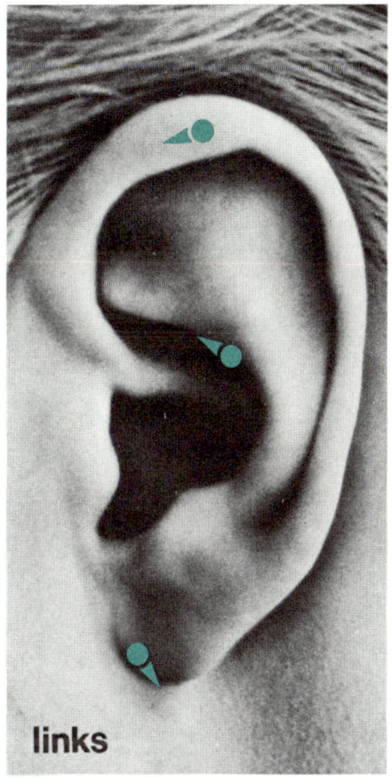

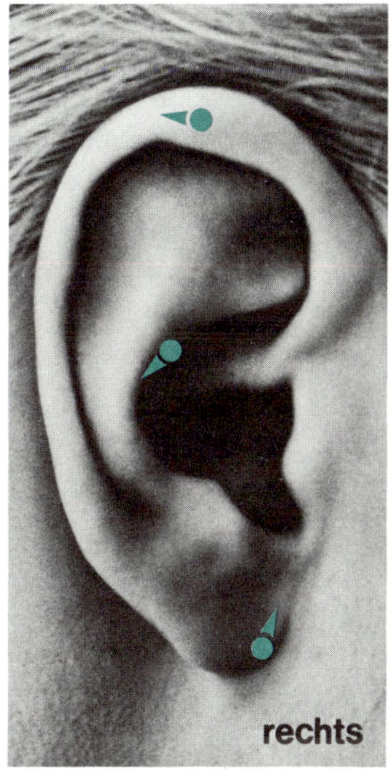

Weiteres Vorgehen

Ohr- und Körperakupressur werden tageweise abgewechselt und je nach Schwere des Falles 1–3 mal pro Tag für 5–10 Minuten durchgeführt. Sollte in besonders schweren Fällen zu Beginn der Blütezeit die Akupressur nicht ausreichen, wird es sinnvoll sein, einen Akupunkturarzt aufzusuchen und die Punkte nadeln zu lassen, um dann selber mit Akupressur die erreichte Besserung zu stabilisieren. Etwaige Cortisonpräparate sind in Absprache mit dem Arzt bei zunehmender Besserung durch Akupressur langsam abzusetzen.

Hormonelle weibliche Störungen

1. Regelstörungen (Menstruationsstörungen)

Viele und besonders junge Frauen leiden an Regelstörungen. Der Hormonhaushalt ist nicht stabil genug, eine unregelmäßige Regel und mitunter Schmerzen bei der Regelblutung sind dann die Folge. Zur Stabilisierung kann hier die Akupressur gute Dienste leisten.

Wie äußert sich die Störung?

Statt des normalen Regelzyklus von 27–28 Tagen ist der Zyklus von unregelmäßiger Länge. Zusätzlich können durch die fehlende hormonelle Stabilität auch die Blutungen selbst variieren, mal zu viel, mal zu wenig, und mitunter sind sie schmerzhaft.

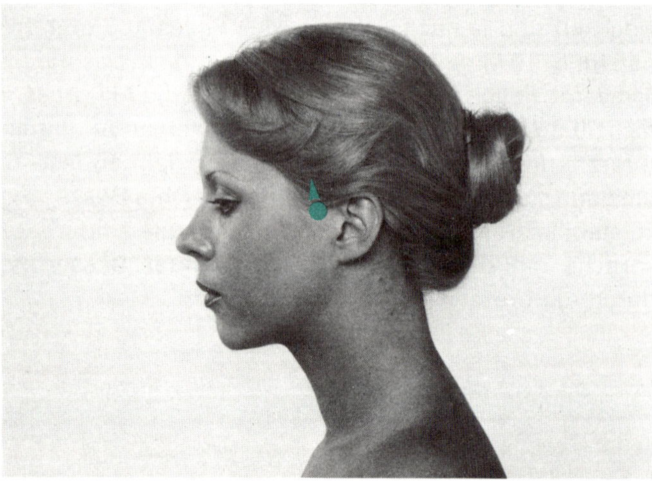

Wo liegt die Ursache der Störung?

Oftmals muß sich bei jungen Frauen der ganze Hormonhaushalt erst einspielen, d.h. er stabilisiert sich zusehends, besonders nach der ersten Geburt. Manchmal ist das aber nicht der Fall, psychische Ursachen können auch eine große Rolle spielen. Immer muß eine genaue Abklärung der Ursachen beim Frauenarzt erfolgen und die Akupressur dann in Absprache mit ihm durchgeführt werden.

Körperakupressur

Als chin. Punkt verwendet man den k'o-chu-jen am oberen Rand des Jochbeinbogens, in einer Vertiefung, die sich beim Öffnen des Mundes formt, also etwa 2 Querfinger vor dem Ohr. Dieser Punkt hat einen regulierenden Einfluß auf die zentrale Hormonsteuerung. Er wird nach oben massiert.
Für alle Störungen im Bereich des kleinen Beckens wird der san-yin-chiao etwa 3–4 Querfinger oberhalb der

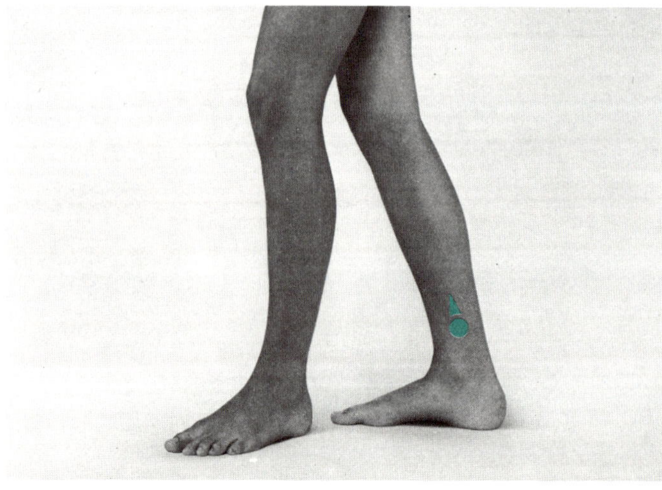

Mitte des Innenknöchels auf der tastbaren Hinterseite des Schienbeins nach oben hin massiert. Als allgemeiner Energiepunkt und auch zur mehr lokalen Anregung der Funktionen wird der ch'i-hai 2–3 Querfinger unterhalb des Nabels (bei Dicken 4–5 Querfinger) nach oben massiert.

Ohrakupressur

Am rechten Ohr wird die Innenfläche der Rinne der Ohrleiste, wo sie sich aus dem Ohr erhebt, aufgesucht, und die Punkte von Eierstock und Gebärmutter werden in dieser Rinne weit nach oben hin massiert. Am linken Ohr werden die gleichen Punkte von oben nach unten akupressiert. Es ist zu beachten, daß diese Punkte direkt innerhalb der Fältelung liegen. Wenn man die Rinne mit einem gedrehten U vergleicht, befinden sie sich also am Boden und der oberen Innenwand dieses U.

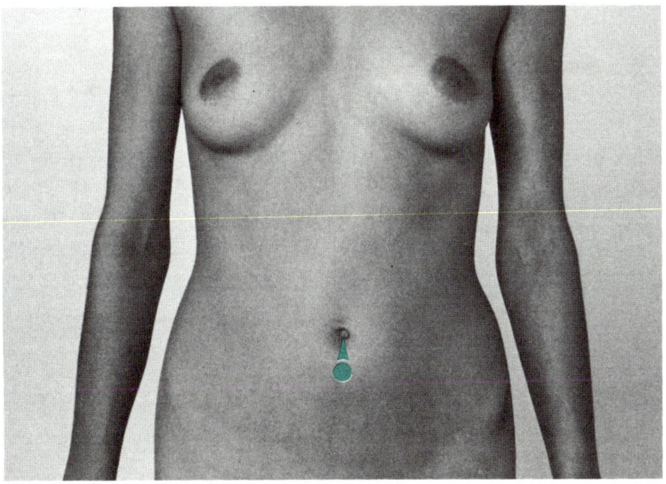

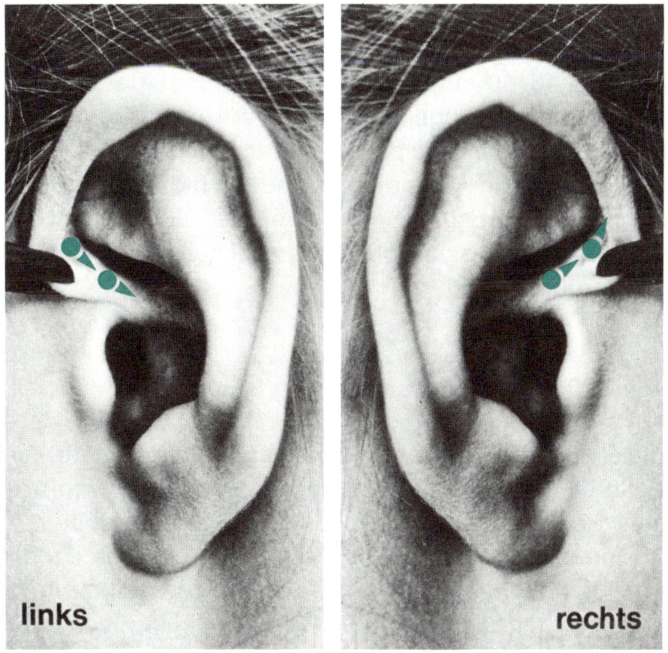

Weiteres Vorgehen

Ohr- und Körperakupressur werden täglich wechselnd durchgeführt. Einige Tage vor der Periode werden die Punkte 1–3 mal täglich und mit kräftigerem Aufdruck massiert, während der Periode soll die Akupressur nur zart durchgeführt werden.

Hormonelle weibliche Störungen

2. Klimakterische Störungen – Hitzewallungen

Mit etwa 45–50 Jahren beginnt bei der Frau das Klimakterium, d. h., die Regelblutung hört auf, und oft leiden die Frauen in dieser Zeitspanne an verschiedenen Störungen, bis sich der Organismus und auch die Psyche auf die neue hormonelle Situation eingestellt haben. Hier kann die Akupressur gute Dienste leisten, um diese Beschwerden zu lindern.

Wie äußert sich die Störung?

Hitzewallungen sind im Körper aufsteigende Wärmewellen. Frische Luft wird dann als wohltuend empfunden. Begleitend zu der Minderung und dem späteren Auslaufen der Eierstockfunktion gehen oft Gereiztheit und Mattigkeit, zum Teil auch depressive Verstimmung und Herzbeschwerden sowie Schweißausbrüche und Neigung zum Fettansatz einher.

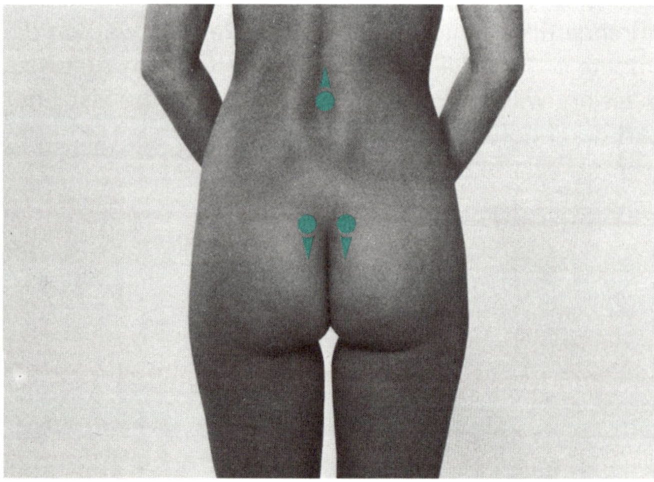

Wo liegt die Ursache der Störung?

Nachdem die Eierstockfunktion, etwa beginnend mit dem 12., 13., 14. Lebensjahr, die Zyklustätigkeit aufgenommen hat, erlischt diese Tätigkeit wieder zwischen dem 48. und 52. Lebensjahr. Wohl werden auch dann noch Hormone produziert, aber nicht mehr im gleichen Umfang wie vorher, was zu Störungen der beschriebenen Art führt. Sind diese sehr ausgeprägt, wird der Arzt zusätzlich Hormone als Dragees verschreiben. Beginnen Sie in Absprache mit dem Arzt die Akupressur, und Sie werden sich wohler fühlen.

Körperakupressur

Als chin. Punkt verwendet man den shang-chiao, den sogenannten Meisterpunkt des Klimakteriums. Er befindet sich in der ersten tastbaren Vertiefung des Kreuzbeins und wird nach unten akupressiert. Dann wird der Punkt ming-men (»Tor des Lebens«), der zwischen 2. und 3. Lendenwirbel liegt, nach oben massiert. Für

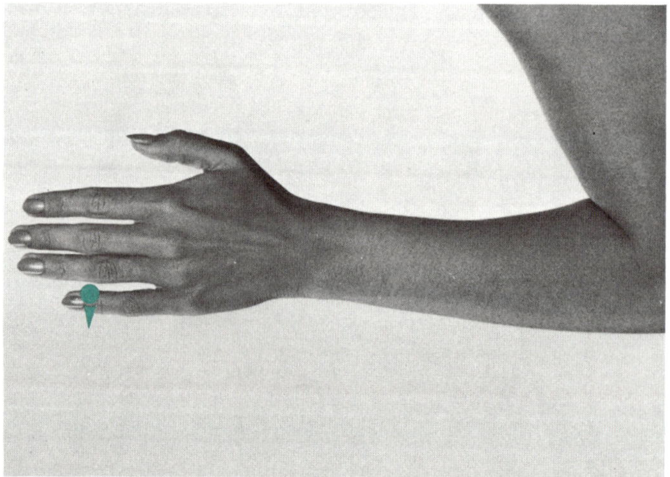

beide Punkte braucht man in der Regel eine Hilfsperson. Schließlich wird noch der Anregungspunkt für Herz und Psyche, shao-chong, am ringfingerseitigen Nagelbettwinkel des Kleinfingers quer unterhalb des Nagels nach außen massiert.
Zusätzlich kann noch der tung-li, zwei Querfinger oberhalb des Handansatzes innen, in einer gedachten Verlängerung des Kleinfingers in Richtung zu diesem massiert werden.

Ohrakupressur

Am rechten Ohr wird die Innenfläche der Rinne der Ohrleiste, wo sie sich aus dem Ohr erhebt, aufgesucht, und die Punkte von Eierstock und Gebärmutter werden weit nach oben hin massiert. Außerdem werden die hormonalen Steuerungspunkte der Hirnanhangdrüse unten, wo die große Ohrwindung beginnt, nach hinten-oben massiert. Am linken Ohr kehren sich alle Akupressurrichtungen um.

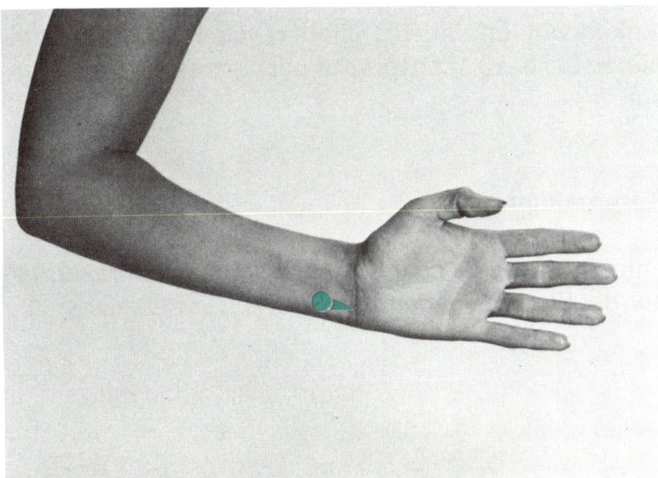

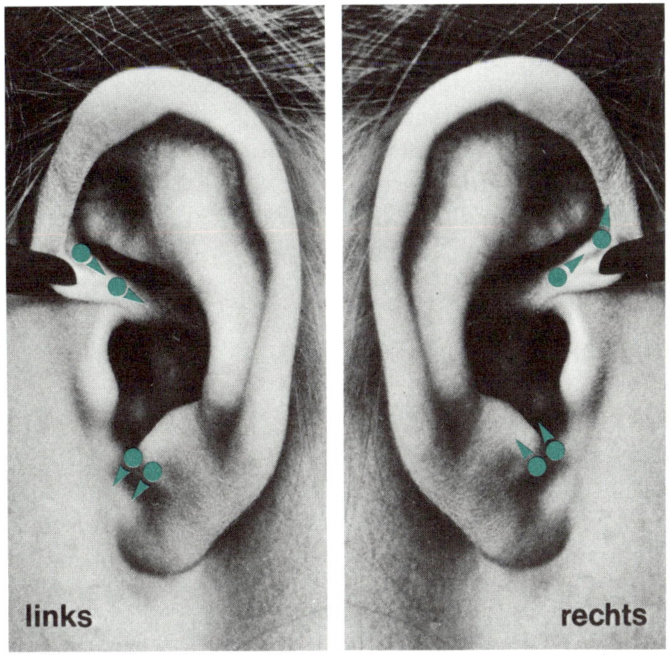

Weiteres Vorgehen

Ohr- und Körperakupressur werden in tageweisem Wechsel einmal täglich 5–10 Minuten durchgeführt. Etwaige Hormongaben des Arztes dürfen nur nach eingetretener Besserung in Rücksprache mit dem Arzt langsam vermindert werden. Auch für das sogenannte Klimakterium virile, das männliche Klimakterium, können die gleichen Punkte Verwendung finden.

Hüftgelenkschmerzen

Hüftgelenkschmerzen sind eine häufige Erkrankung durch Abnutzung (Arthrose) oder auch Entzündung (Arthritis). Ein stark geschädigtes Gelenk kann nur durch ein neues ersetzt werden; aus diesem Grund haben sich auch viele ältere Mitbürger bereits ein neues Stahlgelenk einoperieren lassen. Bei nicht so schweren Fällen leistet die Akupressur zur Linderung der Schmerzen gute Dienste.

Wie äußert sich die Krankheit?

Als erste Anzeichen bemerkt man Steifheit und Spannungsgefühl. Beim Gehen und oft auch schon im Sitzen zieht dann bei fortschreitender Krankheit ein Schmerz von der Körperseite in Höhe des Hüftgelenks in die Leistenbeuge hinein oder auch abwärts in Richtung zum Knie. Bei längerem Gehen verstärkt sich der Schmerz zusehends, besonders auch beim Steigen.
Diese Schmerzen werden mitunter als Ischias oder Rheumatismus fehlgedeutet.
Vor allem nach Überanstrengungen kann auch gelegentlich das Gelenk anschwellen. Mitunter kann man im Gelenk ein knirschendes Geräusch bei Bewegungen hören. Bald macht sich eine Einschränkung des Bewegungspielraums des Beines bemerkbar, besonders deutlich wird dies, wenn beide Hüftgelenke betroffen sind: das Spreizen der Beine ist dann sehr schmerzhaft.

Wo liegt die Ursache der Krankheit?

Die Abnützung des Knorpels innerhalb des Gelenks ist die Hauptursache für dieses Leiden, von dem naturgemäß vor allem unsere älteren Mitbürger betroffen sind, da im Laufe der Jahre die Abbauvorgänge immer mehr zunehmen.
Bei starkem Übergewicht oder sportlicher Überlastung wird dieser Prozeß noch erheblich beschleunigt.
Ein zusätzlicher negativer Einfluß geht auch von dem Erlöschen der Hormonproduktion der Eierstöcke in den Wechseljahren aus. Leider ist der Knorpel eine Substanz, die sich nicht so gut wie andere Körperteile regeneriert, d. h. immer wieder erneuert. Auch erfährt gerade der Knorpel in großen Gelenken eine enorme Beanspruchung und unterliegt notwendigerweise einem dauernden Verschleiß, den die Gelenksflüssigkeit als Gelenkschmiere möglichst gering halten soll. Wenn aber auch diese Flüssigkeit nicht optimale Zusammensetzung aufweist oder sich gar das Gelenk entzündet, führt dies zu einer verstärkten Knorpelabnützung mit den Folgen der Gelenkschmerzen. Mitunter wird der Arzt Spritzen dagegen geben, zum Teil direkt in das Gelenk hinein, und auch Tabletten verschreiben. Kombinieren Sie dazu in Absprache mit dem Arzt die Akupressur.

Körperakupressur

entfällt, da bei diesem Krankheitsbild die Ohrakupressur deutlich wirksamer ist.

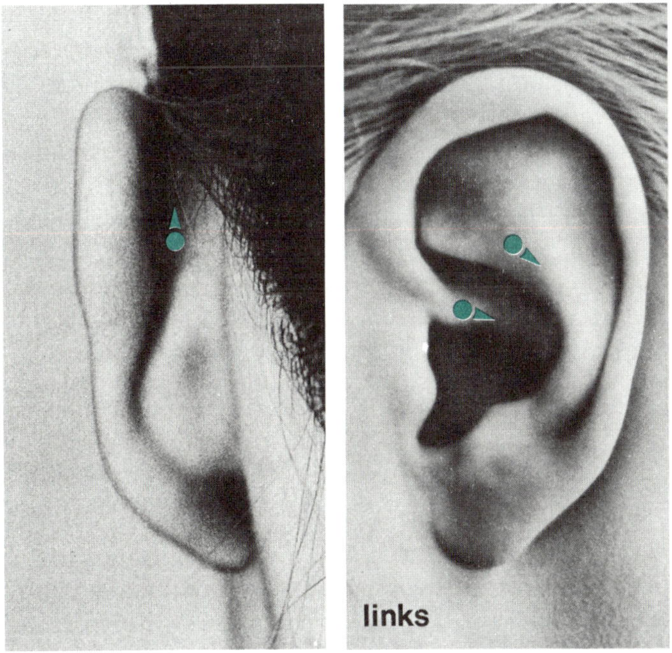

Ohrakupressur

Auch wenn nur ein Gelenk schmerzt, sollten doch beide Ohren akupressiert werden, das eine auf der schmerzenden Seite nur etwas kräftiger. Der Schmerzpunkt für das Hüftgelenk befindet sich an der Spitze eines kleinen dreieckigen Grübchens am oberen Ohrteil und wird am rechten Ohr nach vorne-oben massiert, zusätzlich wird noch als Energiepunkt der nervöse Zentralpunkt an der Stelle, wo sich die Ohrleiste aus der Ohrmulde erhebt, kräftig nach oben massiert. Am linken Ohr kehrt sich die Akupressurrichtung um. Für den Bewegungsablauf des Hüftgelenks massieren wir den entsprechenden Punkt auf der Ohrrückseite in der Wölbung oben, rechts nach unten, links nach oben.

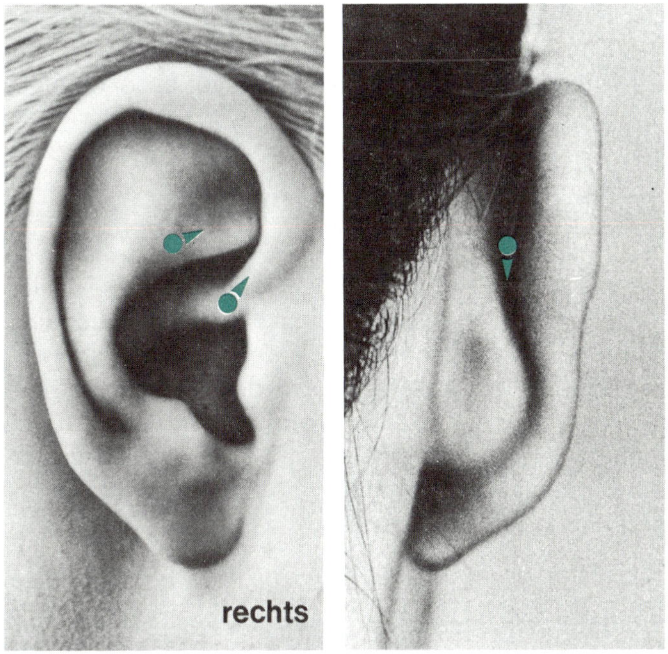

Weiteres Vorgehen

Wir wenden hier nur Ohrakupressur an. Es empfiehlt sich, einen deutlich spürbaren Aufdruck zu wählen und jeden oder eventuell jeden zweiten Tag zu akupressieren. Während der Behandlungszeit sollte man dem Gelenk etwas Ruhe gönnen und nicht zuviel herumlaufen. Bei erheblichem Übergewicht sollte man abnehmen, Hilfe dafür gibt das Kapitel Suchtkrankheiten (S. 142).

Ischiasentzündung

Der Ischiasnerv ist der dickste einzelne Nervenstrang des Körpers, nämlich etwa kleinfingerdick. An seinem Austrittspunkt aus der Wirbelsäule ist er besonders gefährdet.

Wie äußert sich die Krankheit?

Oft stehen am Anfang häufige »Hexenschüsse«, also Verspannungen der Muskeln im Bereich der Lendenwirbelsäule, dann kommt es zu der sogenannten Wurzelreizung, d. h. die Nervenwurzel des Ischias entzündet sich leicht, und schließlich kann es zum Ischiasanfall kommen. Hierbei ist ein starker Schmerz von der Lendenwirbelsäule ausgehend bis hinab in die Wade und in den Fußknöchel zu spüren.

Wo liegt die Ursache der Krankheit?

Meist ist ein abnützungsbedingter Bandscheibenschaden im besonders belasteten Teil der Lendenwirbelsäule an der Ischiasentzündung schuld. Der dicke Nerv muß nämlich zwischen zwei Wirbeln vorbei aus der Wirbelsäule heraustreten, und diese Öffnung darf nicht zu sehr verkleinert werden. Kommt nun durch Nässe und Verkühlung noch ein Krampf der Rückenmuskulatur dazu, dann addieren sich die ungünstigen Einflüsse, da dann die Wirbel noch enger aufeinander gepreßt werden und dem Nerv noch weniger Platz lassen. Der Arzt wird dann zu sogenannten Mischspritzen greifen müssen. Kombinieren Sie in Absprache mit dem Arzt die Akupressur, damit die Entzündung wieder schnell abklingt und sich die Muskelverkrampfung löst.

Körperakupressur

Als Hauptkörperpunkt verwendet man den shang-chiao in der ersten tastbaren Vertiefung des Kreuzbeins und den tsen-chiao in der zweiten tastbaren Vertiefung etwa 2 Querfinger tiefer. Beide Punkte werden nach unten massiert. In gleicher Richtung wird auch der ch'eng-fu in der Mitte der Gesäßfalte akupressiert. Zusätzlich, be-

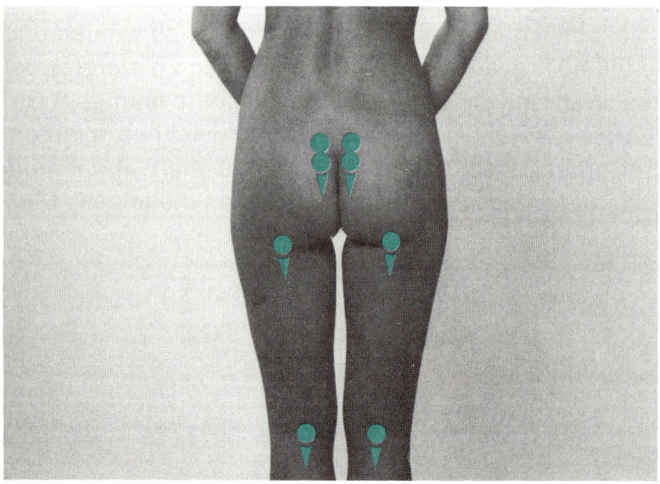

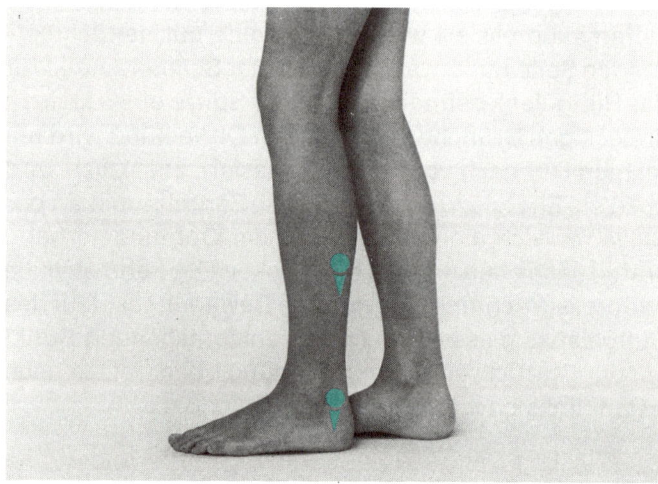

sonders dann, wenn die Beschwerden bis zum Unterschenkel und noch weiter ziehen, werden der wei-chung in der Mitte der Kniekehle, der fei-yang in der Mitte der Linie vom Außenknöchel zum seitlichen Kniespalt und der k'un-lun in der Vertiefung zwischen Außenknöchel und Achillessehne nach unten akupressiert. Zusätzlich werden noch der huan-tiao im Stehen etwas hinter dem vorspringenden Punkt der Knochenauftreibung (sog. Rollhügel) des Oberschenkelknochens oben und der yang-ling-ch'üan kurz vor und unter dem Wadenbeinköpfchen nach unten massiert.

Ohrakupressur

Meistens tritt die Ischiasentzündung nur einseitig auf, dann ist die entsprechende Seite sowohl in der Ohr- wie Körperakupressur besonders kräftig zu massieren. Trotzdem soll auch die andere Seite mitbehandelt werden. Am Ohr ist der Punkt des Ischias weit oben an der großen Ohrwölbung, kurz vor der Stelle, wo sie von der aufsteigenden Ohrleiste überdeckt wird. Der Punkt wird

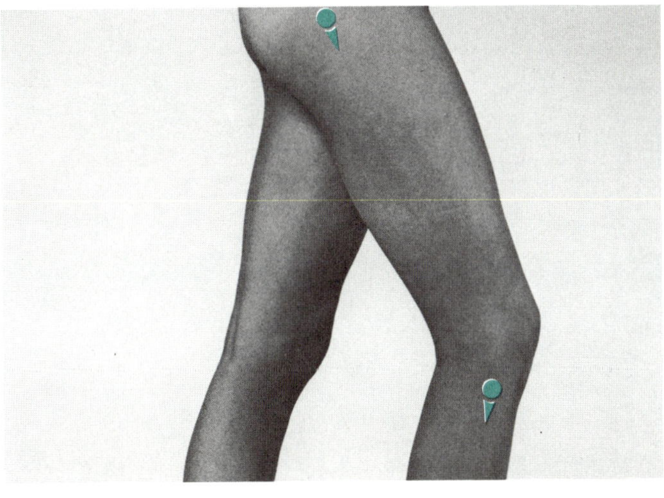

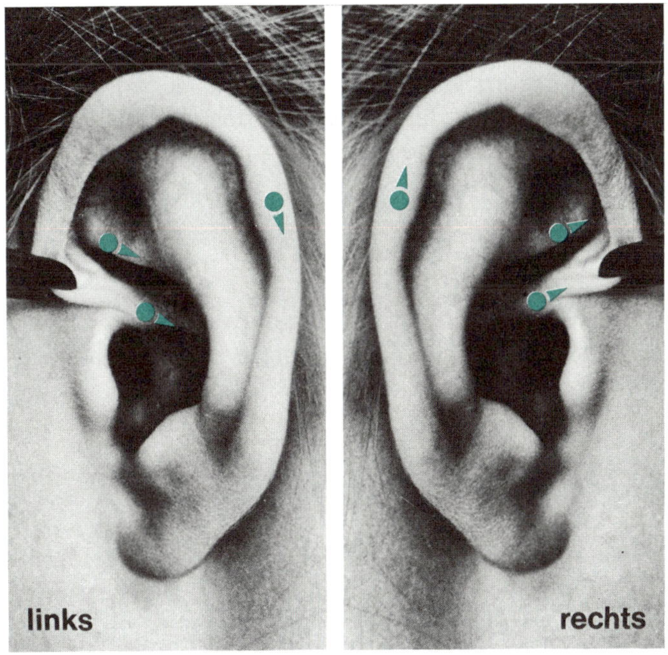

rechts nach vorne-innen massiert. Zusätzlich wird der zentrale Energiepunkt an der Stelle der Ohrleiste nach oben massiert, wo sich diese aus der Ohrmulde erhebt, und ein Ohrrandpunkt etwa in gleicher Höhe wie der Ischiaspunkt wird rechts ebenfalls nach oben massiert. Links kehren sich alle Akupressurrichtungen um.

Weiteres Vorgehen

Ohr- und Körperakupressur werden tageweise abgewechselt. Die Wirbelsäule soll während der Behandlungszeit geschont (nicht tragen, nicht bücken, keine Gartenarbeit!) und auch vor allem warmgehalten werden. Die vom Arzt verordneten Medikamente können in der Phase der Besserung nach Rücksprache mit dem Arzt langsam abgebaut werden.

Knieschmerzen

Knieschmerzen sind eine häufige Erkrankung besonders älterer und übergewichtiger Menschen. Fast das ganze Körpergewicht lastet ja beim Gehen auf den Kniegelenken, die dann durch Überlastung des Gelenks zu schmerzen anfangen.

Wie äußert sich die Krankheit?

Die Schmerzen sind im gesamten Kniebereich vorhanden und ziehen weiter in den Unterschenkel. Oftmals ist der gesamte Gelenkbereich auch angeschwollen.

Wo liegt die Ursache der Krankheit?

Im Kniegelenk sind zwei Meniskusteile, ein äußerer und ein innerer, vorhanden – Scheiben, die die Gelenkreibung herabsetzen und eine gute Anpassung der Gelenkflächen zwischen Ober- und Unterschenkelknochen bewerkstelligen. An den Gelenkflächen der Knochen ist die übliche Knorpelauflage, die, wie auch die Meniskusteile, einer Abnützung und Alterung unterworfen sind. Als Kniearthrose bezeichnet man diesen Vorgang im fortgeschrittenen Stadium. Entzündet sich gar noch das Gelenk, dann bezeichnet man das als Arthritis. Der Arzt wird in beiden Fällen Medikamente verschreiben und Spritzen zum Teil sogar in das Gelenk verabfolgen. Die Akupressur kann zwar auch das Gelenk nicht mehr verjüngen, aber doch die Schmerzen lindern und ein Fortschreiten der Krankheit stoppen oder verlangsamen.

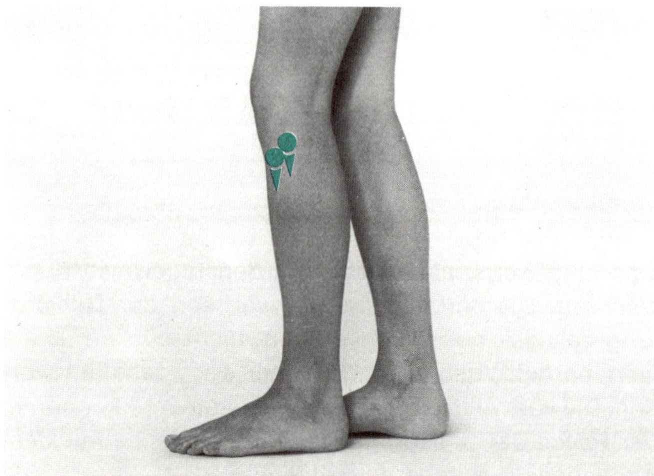

Körperakupressur

Als chin. Punkt verwenden wir den tsu-san-li mit Massagerichtung nach unten. Er befindet sich direkt unter der Spitze des Ringfingers, wenn man die Hand mit ihrer Innenfläche auf die Kniescheibe legt und die Mittelfingerspitze das Schienbein berührt. Ein wenig höher und weiter seitlich direkt vor und unterhalb des Wadenbeinköpfchens liegt der nächste Punkt yang-ling-ch'üan, der auch nach unten massiert wird, wie auch der nei-chung

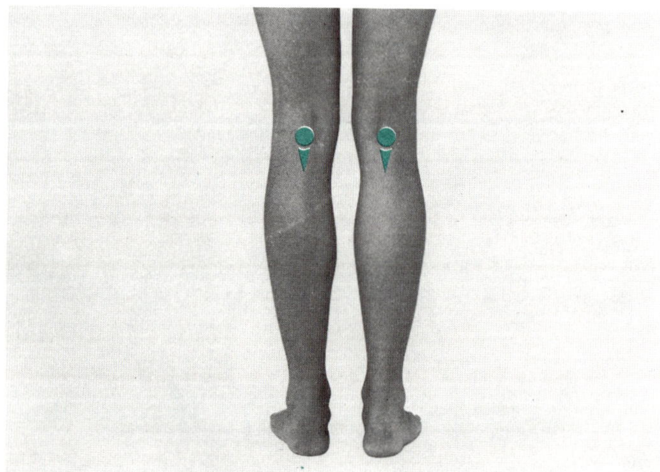

in der Mitte der Kniekehle. Zusätzlich gibt man noch vier lokale Punkte, zwei oberhalb links und rechts der Kniescheibe und zwei unterhalb links und rechts. Sie werden in Richtung von der Kniescheibe weg massiert.

Ohrakupressur

Auch wenn nur ein Knie betroffen ist, sollte man immer beide Ohren massieren und auch die Körperakupressur für beide Knie anwenden, nur auf der kranken Seite soll man stärker akupressieren als auf der anderen. Am Ohr befindet sich der Kniepunkt genau in der Mitte des kleinen dreieckigen Grübchens oberhalb der starken Ohrwindung und wird rechts nach oben vorne massiert. Ergänzend dazu wird (nicht im Bild gezeigt) der gleiche Punkt nur auf der Ohrrückseite nach unten hin massiert. Auch der zentrale Energiepunkt findet Anwendung auf der Ohrleiste, wo sich diese aus der Ohrmulde erhebt, wird er kräftig nach oben massiert. Am linken Ohr finden die gleichen Punkte bei umgekehrter Akupressurrichtung Anwendung.

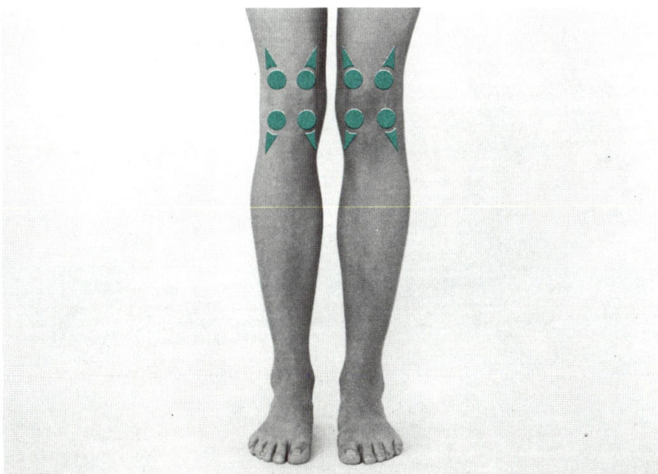

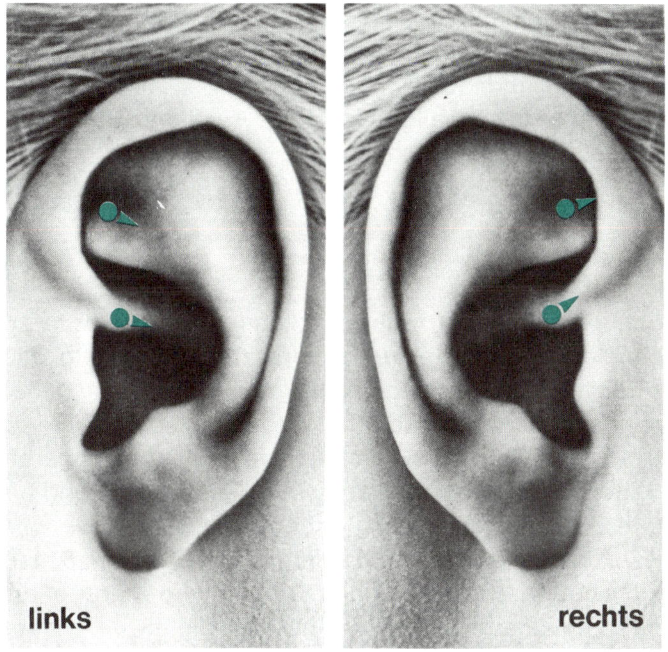

Weiteres Vorgehen

Ohr- und Körperakupressur werden tageweise wechselnd durchgeführt. Die Behandlungsdauer und Häufigkeit richtet sich nach der Schwere der Krankheit und variiert im Rahmen von 1–3 mal täglich für 5–10 Minuten.
Etwaige Medikamente sollen nach Eintritt der Besserung erst nach Rücksprache mit dem Arzt reduziert werden.

Konzentrationsstörungen und Vergeßlichkeit

Von Schulkindern über gestreßte Berufstätige bis hin zu älteren Mitmenschen – Klagen über Konzentrationsschwäche und Schwierigkeiten bei der Aufmerksamkeitsleistung sind allgegenwärtig. Auch die Merkfähigkeit läßt oft zu wünschen übrig.

Wie äußert sich die Störung?

Schulkinder haben Schwierigkeiten, das Gelernte zu behalten, oder sind so unaufmerksam und zappelig, daß sie sich auf den Lernstoff nicht konzentrieren und damit auch nicht erlernen können. Die Vergeßlichkeit älterer Menschen fängt für sie erstaunlicherweise bei jüngeren Begebenheiten an, die vergessen werden, während ältere Begebenheiten noch gut erinnert werden.
Konzentrationsstörungen äußern sich zwar so, daß man nicht bei einer vorgegebenen Sache bleiben kann, allerdings spielt auch eine Rolle, ob man bei ihr überhaupt bleiben will oder sich gar nur widerwillig damit beschäftigt (Motivation).

Wo liegt die Ursache der Störung?

Oft haben junge Leute es einfach noch nicht gelernt, ihre gesamte Aufmerksamkeit auf eine Sache zu konzentrieren, und vergessen auch deswegen den eben gehörten Lernstoff schnell wieder. Andererseits kann auch in krassen Fällen eine Funktionsstörung des Gehirns vorliegen, die vom Spezialisten untersucht und diagnostiziert werden muß. Bei älteren Leuten ist die zunehmende Konzentrationsschwäche und Vergeßlichkeit in einer gewissen Erschöpfung der Gehirnfunktion zu sehen. Hier wird der Arzt durchblutungsanregende Medikamente verordnen, zu denen die Akupressur sehr gut kombiniert angewendet werden kann.

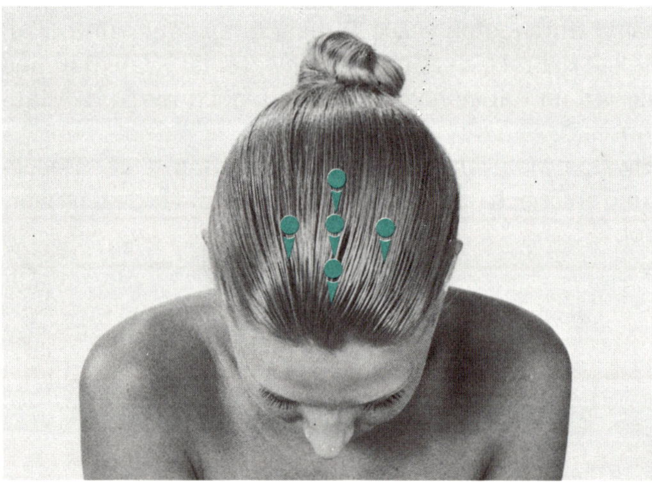

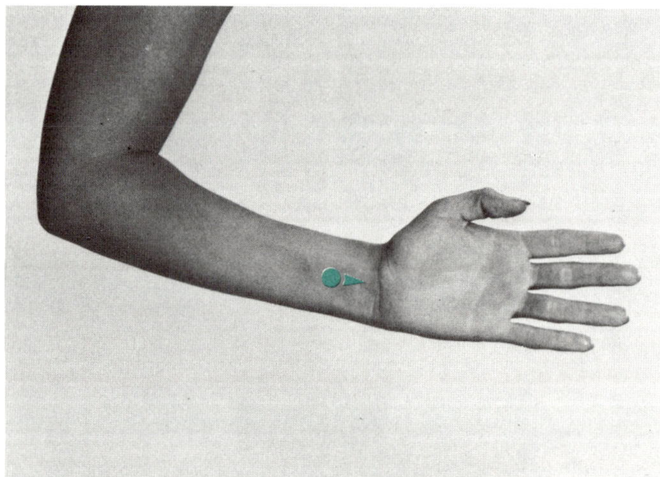

Körperakupressur

Als Hauptkörperpunkt verwendet man den pai-hui in der Schädelmitte ganz oben auf der gedachten Verbindungslinie beider Ohren und vier umliegende Punkte (»Weisheit der vier Götter«), jeweils 1 1/2 bis 2 Querfinger vor, hinter und seitlich des Punktes, und massiere alle Punkte nach vorne. Dann massiere man den Punkt nei-kuan (»Innere Barriere«) in der Mitte des Unterarms 3 Querfinger oberhalb des Ansatzes der Handinnenfläche zu dieser hin, außerdem als Hauptenergiepunkt den ch'i-hai (»Meer der Energie«) 2–3 (bei Dicken 4–5) Querfinger unterhalb des Nabels nach oben hin.

Ohrakupressur

Am Ohr ist zunächst der Punkt für die Konzentration oberhalb und kurz hinter der Ohrläppchenmitte rechts nach oben-hinten zu massieren, ferner der nervöse Energiezentralpunkt in der Ohrleiste, wo sich diese aus der Ohrmulde erhebt, nach oben-vorne. Vor dem Ohr-

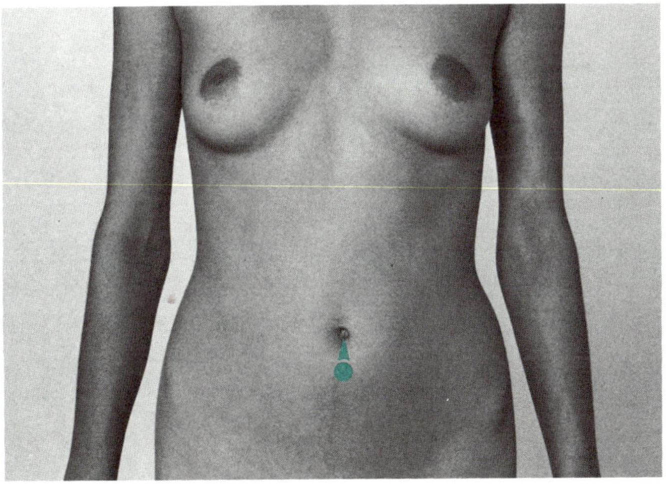

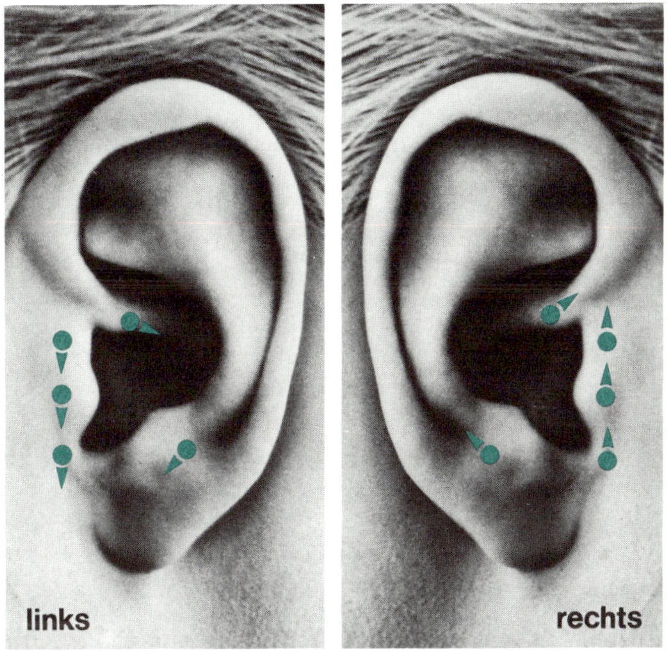

ansatz ist rechts auf der gesamten Länge von unten nach oben zu massieren. Am linken Ohr kehren sich alle Akupressurrichtungen um.

Weiteres Vorgehen

Ohr- und Körperakupressur werden tageweise abgewechselt. Je nach Ausprägung der Störung wird 1–3 mal täglich 5–10 Minuten lang akupressiert. Etwaige Medikamente sollen nur nach Rücksprache mit dem Arzt weggelassen oder eingeschränkt werden.

Kopfschmerz Migräne

1. ausgelöst durch eine Leber-Galle-Störung mit Lokalisation hinter dem Auge und seitlich.

Dies ist die häufigste Ursache von Kopfschmerzen und steht deswegen den folgenden vier Kapiteln voran.

Wie äußert sich die Krankheit?

Die Patienten klagen über Kopfschmerzen, die hinter dem Auge beginnen, oft bohrend werden und in eine häufig halbseitige Migräne ausarten. Bemerkenswert oft tritt die Krankheit sehr früh am Morgen ein (ca. 4 Uhr morgens). Die Patienten gehen oft mit klarem Kopf zu Bett und wachen mit starken Schmerzen auf.

Wo liegt die Ursache der Krankheit?

Direkt neben dem Auge liegt der sogenannte Gallenmeridian und führt nach chinesischer Anschauung dann in das Auge hinein. Wenn man nun gezielt Patienten befragt, die einen bohrenden Schmerz hinter dem Auge angeben, so kann man sehr häufig feststellen, daß sie auch unter dem rechten Rippenbogen Beschwerden haben, und manche haben sogar festgestellt, daß bei tagelangen Migräneanfällen die Farbe des Stuhls heller war. Ein oft sehr wichtiger Hinweis ist der, daß Alkohol und Eier, Schokolade, sogar oft eine einzige Praline, fettes Schweinefleisch und manchmal auch Kaffee (wenn die schädlichen Röststoffe nicht herausgefiltert sind) zum Migräneanfall führen. Alle die erwähnten Stoffe sind aber schädlich für das Leber-Galle-System: wenn bereits eine gewisse Verspannung der Gallenwege (auch in der Leber sind Gallenwege) vorliegt, dann genügen diese Stoffe als Auslöser für die Migräne. Die Patienten leiden auf Grund der trägen Gallenfunktion auch oft an Verstopfung. Andererseits gibt es auch Auslöser durch die Psyche. Die Galle ist der Sitz des Gemüts, sagt der Volksmund, und wenn bereits eine gewisse Verspannung der Gallenwege vorliegt, dann genügt eine entsprechende Aufregung, um den Anfall auszulösen. Leber und Galle bilden funktionell eine Einheit, und so können auch entsprechende Leber-

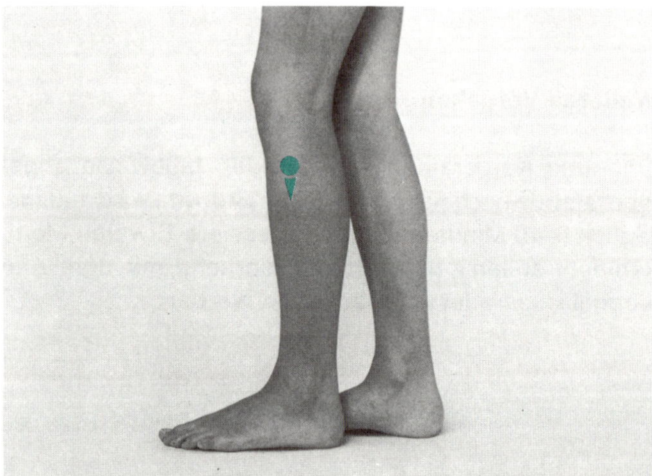

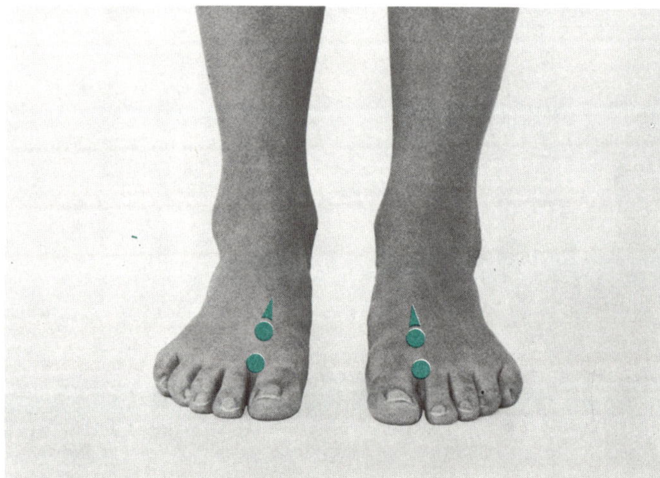

schäden zu einem Anfall führen. Eine solche Migräneart zu diagnostizieren, ist mitunter für den Arzt schwer, auch im Röntgenbild kann man oft diese Verspannung der Gallenwege nicht feststellen.

Körperakupressur

Der Hauptpunkt für Gallenwegverspannungen etwa 3–4 Querfinger unterhalb des Wadenbeinköpfchens wird kräftig nach unten akupressiert. Ferner werden die Punkte hsing-chien in der Falte zwischen erster und zweiter Zehe (näher an der Großzehe) und t'ai-ch'ung 2–3 Querfinger oberhalb, beide nach oben akupressiert. Lokale schmerzhafte Punkte im Kopfbereich werden sternförmig mit den Fingern zart »verrieben«.

Ohrakupressur

In der Regel muß nur das rechte Ohr behandelt werden, auch wenn manchmal die Migräne auf der linken Seite

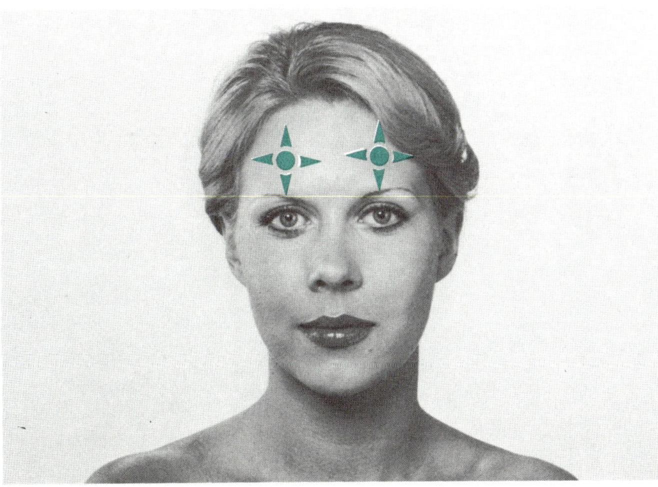

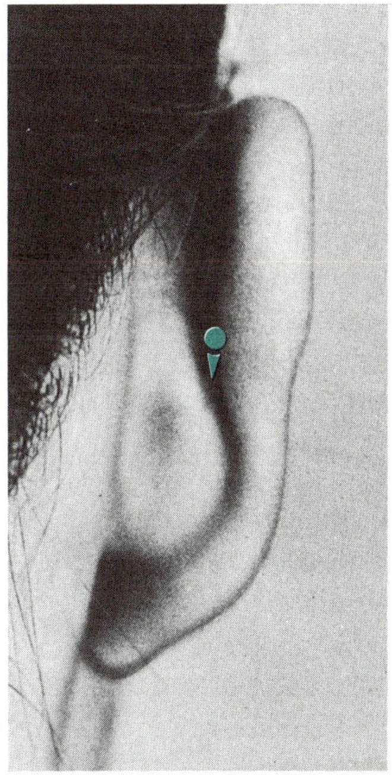

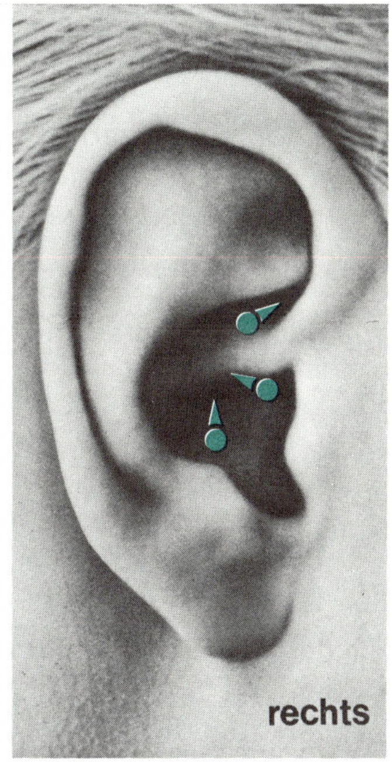

oder beidseitig ist. Sehr häufig ist die Migräne allerdings rechts halbseitig. Die Nerven- und Organpunkte für Galle und Leber befinden sich alle in der Ohrmulde und müssen um die Ohrleiste herum nach oben massiert werden. Auf der Ohrrückseite wird in der Ohrrinne der motorische Gallenpunkt nach unten massiert.

Weiteres Vorgehen

Ohr- und Körperakupressur werden tageweise abgewechselt und 1–3 mal täglich für 5–10 Minuten durchgeführt. Ferner ist bis zur Beschwerdefreiheit Leber-Gallediät einzuhalten. Oftmals muß der Arzt noch zusätzlich meist pflanzliche Medikamente zur Anregung der Leber- und Gallenfunktion verabreichen (z. B. Legalon flüssig usw.).

Kopfschmerz Migräne

2. ausgelöst durch Wettereinflüsse mit meist diffuser Lokalisation, oft auch im Stirnbereich

Diese Kopfschmerzart ist vor allen Dingen in den geographisch-klimatischen Breiten, die häufigen Wetterwechsel erleben, sehr verbreitet.

Wie äußert sich die Krankheit?

Bei einer Anzahl von Patienten beginnt der Kopfschmerz *vor* einem Wetterwechsel, bei anderen *danach*. In jedem Fall ist aber eine deutliche Wetterabhängigkeit festzustellen.

Wo liegt die Ursache der Krankheit?

Warum Körperfunktionen vom Wetter abhängen, ist in der Medizin unbekannt. Daß aber tatsächlich das Wetter daran schuld ist, zeigen oft die fehlenden Kopfschmerzen in einem konstanten Klima an einem anderen Ort, z.B. einem Urlaubsort, denn dort gibt es auch keine Wetterveränderungen.

Diese Aussage ist allerdings nicht ganz eindeutig, da auch der Streß fehlt (allerdings ist nicht jeder Urlaub frei von Streß).

Im Zweifelsfalle wenden Sie sich an einen erfahrenen Akupunkturarzt. Zweifel können vor allem dann auftreten, wenn Sie mehrere Ursachen für den Kopfschmerz als auf sich zutreffend empfinden. Leider ist diese Möglichkeit der kombinierten Migräne auch vorhanden. Sie müssen dann auch die entsprechende Akupressur kombinieren, und zwar nach dem Schema: den einen Tag alle Punkte am Ohr, den nächsten Tag alle Punkte am Körper.

Körperakupressur

Am Körper ist vor allem der Anregungspunkt für die allgemeinen Körperfunktionen wichtig. Er heißt chung-chu und befindet sich am Handrücken 1 Querfinger unterhalb der Ringfingergrundgelenksmitte und 1/2

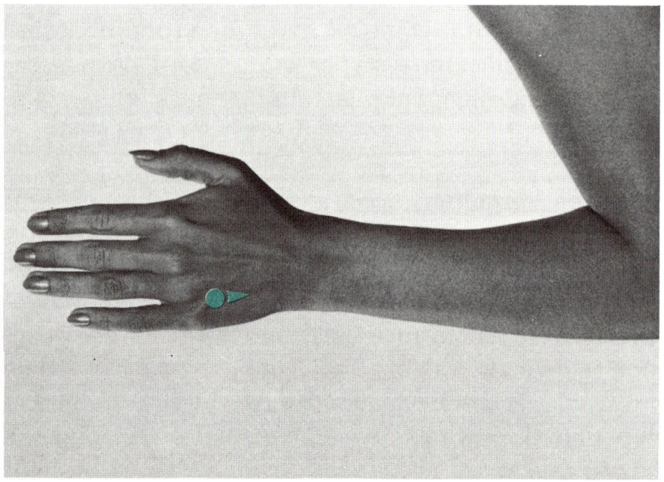

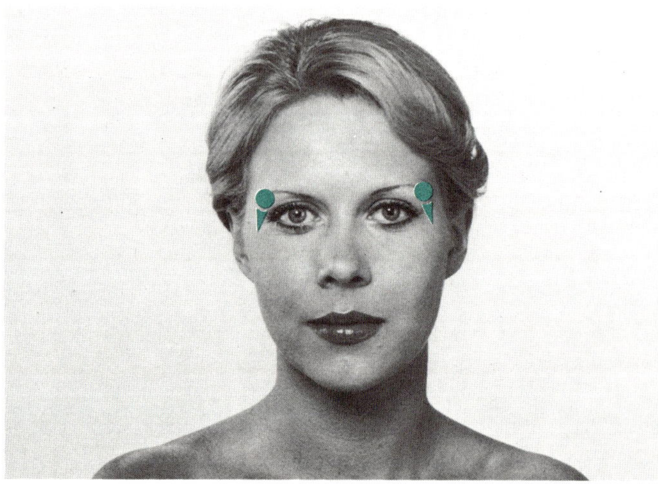

Querfinger zum Kleinfinger hin und wird kräftig ellenbogenwärts akupressiert.
Als zweiten Punkt verwendet man den szu-chu-k'ung am äußeren Ende der Augenbrauen; er wird nach hinten-unten zu einem Punkt 1 Querfinger neben dem Augenwinkel hin massiert. Nach oben hin werden dagegen die drei Punkte chung-kuan in der Mitte zwischen Nabel und Spitze des Brustbeinfortsatzes, der Punkt cha-iuenn 3–4 Querfinger unter ihm, der Punkt shangkuan, der zwei Querfinger oberhalb des Mittenpunktes liegt, akupressiert.

Ohrakupressur

Am rechten Ohr werden die sogenannten Wetterpunkte kräftig nach oben akupressiert. Sie befinden sich an der Stelle, wo die Ohrleiste beginnt, das Niveau der Gesichtshaut zu erreichen. Ein zentralnervöser Punkt unten an der Ohrmulde wird in Richtung nach oben massiert. Kurz vor dem oberen Ansatz des Ohrläppchens an der Gesichtshaut wird ein weiterer Punkt nach oben

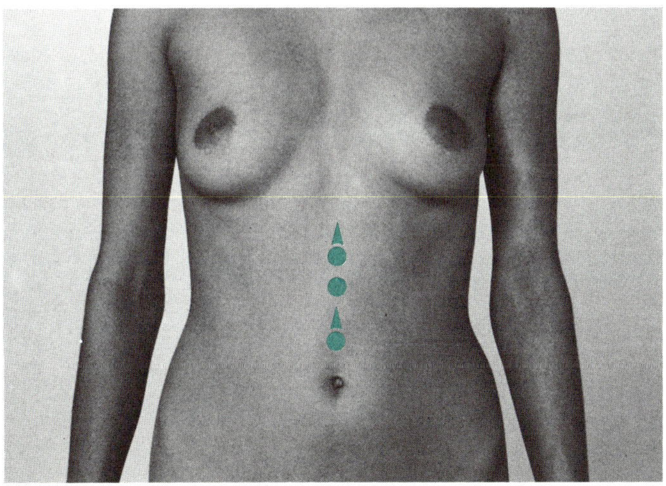

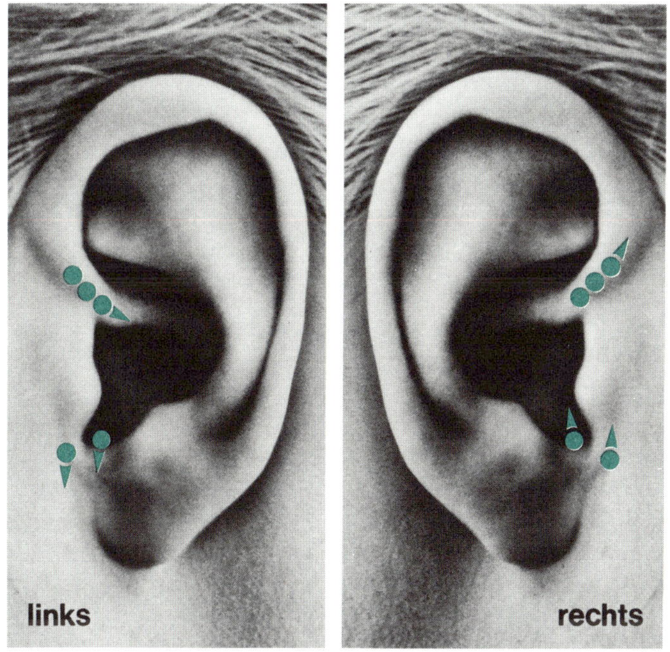

massiert. Am linken Ohr kehrt sich die Akupressurrichtung für alle Punkte um.

Weiteres Vorgehen

Ohr- und Körperakupressur werden tageweise wechselnd durchgeführt. Sollte es anfangs noch zu Migräneanfällen kommen, werden die lokal schmerzhaften Punkte am Schädel vorsichtig mit dem Finger »verrieben«, d. h. vom Schmerzpunkt ausgehend wird sternförmig in alle Richtungen massiert.

Kopfschmerz
Migräne

3. ausgelöst durch hormonelle Faktoren mit Lokalisation oft an der Schläfe beginnend, dann Stirn und schließlich überall im Kopf

Der durch Hormon-Ungleichgewicht (zwischen Östrogenen und Gestagenen) verursachte Migränetyp (oder in leichten Fällen Kopfschmerztyp) ist nach der Erfahrung der Akupunkturärzte am dritthäufigsten.

Wie äußert sich die Krankheit?

Der zeitliche Zusammenhang zwischen Migräne und hormonalem Geschehen äußert sich meist sehr deutlich zu Beginn der Krankheit, verwischt sich allerdings später. Bei einigen Patientinnen setzt dieser Migränetyp zuerst leicht mit Kopfschmerzen mit dem Beginn der ersten Regelblutung so um das 12., 13., 14. Lebensjahr ein. In den folgenden Jahren treten dann meist die Kopfschmerzen um die Zeit kurz vor der Regelblutung und manchmal auch in der Mitte zwischen den Blutungen während des Eisprungs auf.

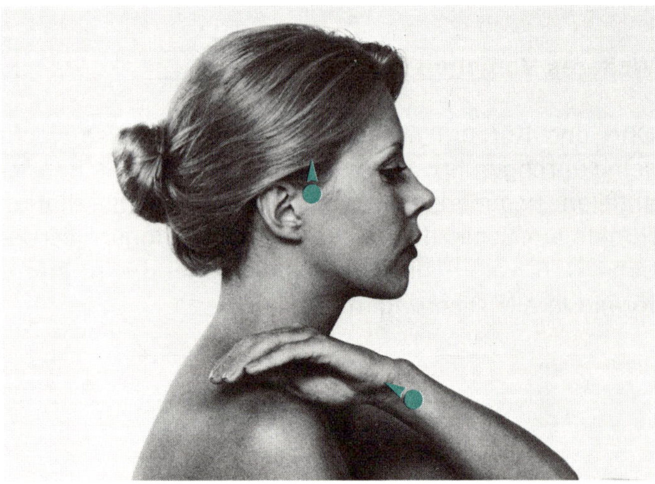

Beweisend für diese Migräneform ist die Tatsache, daß während der Schwangerschaft, spätestens ab dem 6., 7., 8. Monat, die Migräne vergeht, um dann kurz nach der Geburt eines Kindes die Patientin wieder so heftig wie vor der Schwangerschaft zu befallen. Bei Kranken mit mehreren Kindern ist dieser Zusammenhang oft eklatant. Mit zunehmender Häufigkeit der Migräneanfälle – manche Patientinnen haben jeden zweiten Tag Migräne – ist dann allerdings der Zusammenhang mit dem hormonalen Geschehen nicht mehr deutlich. Eine Rückbesinnung auf den Beginn der Erkrankung hilft dann weiter.

Wo liegt die Ursache der Krankheit?

Während des weiblichen Menstruationszyklus werden zwei Hormone produziert: Östrogene und Gestagene. Für die Migräne ist nicht so sehr die Menge der Hormone entscheidend, sondern das Mißverhältnis untereinander. In der Regel sind zu wenig Östrogene und zu viele Gestagene die Ursache der Störung. Auch eine

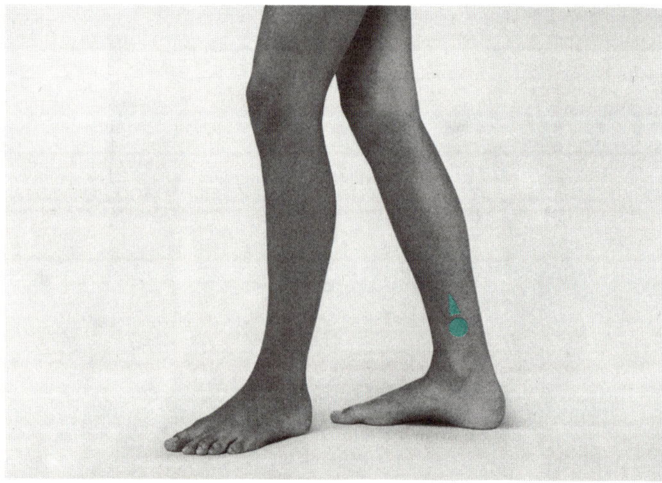

Konzeptionsverhütungspille, in der dieses Mißverhältnis vorliegt, kann zu Migräne führen, wie auch eine Krankheit, die Endometriose heißt. Bei Verdacht auf eine hormonell-begründete Migräne ist also eine Untersuchung beim Frauenarzt und auch beim erfahrenen Akupunkturarzt notwendig.

Körperakupressur

Als chin. Punkt wird der k'o-chu-jen 2 Querfinger vor dem Ohr in einer Vertiefung, die sich beim Mundöffnen bildet, nach oben massiert. Der tung-li 2–3 Querfinger oberhalb der Handwurzel innen in einer gedachten Verlängerung des Kleinfingers wird zu diesem hin massiert. Auch der san-yin-chiao 3–4 Querfinger oberhalb der Mitte des Innenknöchels auf der tastbaren Hinterseite des Schienbeins und der ch'i-hai (ohne Bild) 2–3 Querfinger (bei Dicken 4–5) unterhalb des Nabels werden nach oben akupressiert. Als hormoneller Hauptpunkt muß auch noch der shang-chiao in der ersten tastbaren Vertiefung des Kreuzbeins nach unten massiert werden.

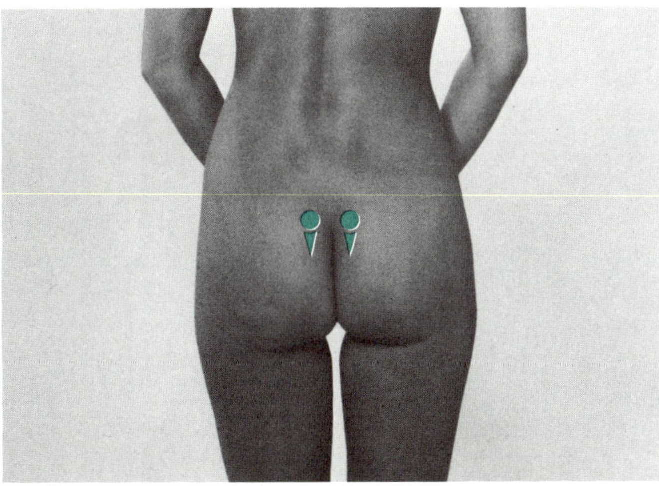

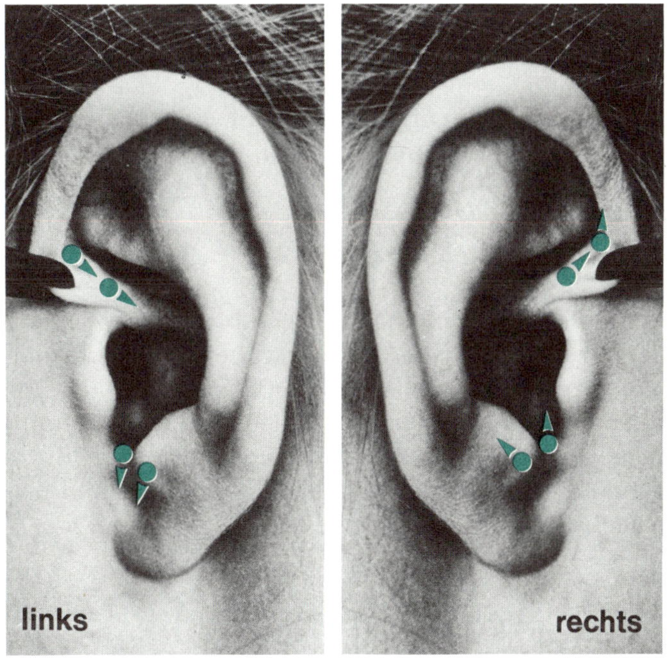

Ohrakupressur

Die Punkte für Eierstock und Gebärmutter werden innerhalb der Rinne der aufsteigenden Ohrleiste rechts nach oben massiert und die Hormonsteuerungspunkte am Ende und Rand der Ohrmulde nach oben und hinten. Links ist die Akupressurrichtung umgekehrt.

Weiteres Vorgehen

Ohr- und Körperakupressur werden tageweise abgewechselt. Besonders stark wird die Akupressur in den Tagen vor dem nach Erfahrung zu erwartenden Migräneanfall ausgeübt, meistens also einige Tage vor der Periode. Auf Hormongaben bzw. auf eine Umstellung der »Pille« kann mitunter nicht verzichtet werden.

Kopfschmerz Migräne

4. ausgelöst von der Halswirbelsäule mit Lokalisation hinten beginnend und nach vorne ausstrahlend.

Auch dieser Migränetyp ist häufig. Er wird auch von den Ärzten Cervikal-Migräne genannt.

Wie äußert sich die Krankheit?

In der Regel beginnt die Krankheit nicht in den jungen Jahren, da ein Schaden der Halswirbelsäule ja erst meistens im mittleren Lebensabschnitt manifest wird. Eine Ausnahme sind allerdings Unfälle, seien es Auffahrunfälle, Reitunfälle oder Schwimmunfälle. Der Kopfschmerz kommt meist eindeutig von der Halswirbelsäule und strahlt nach vorne aus.

Wo liegt die Ursache der Krankheit?

Grundsätzlich sind zwei Ursachen möglich, die in ungünstigen Fällen auch kombiniert auftreten können: die

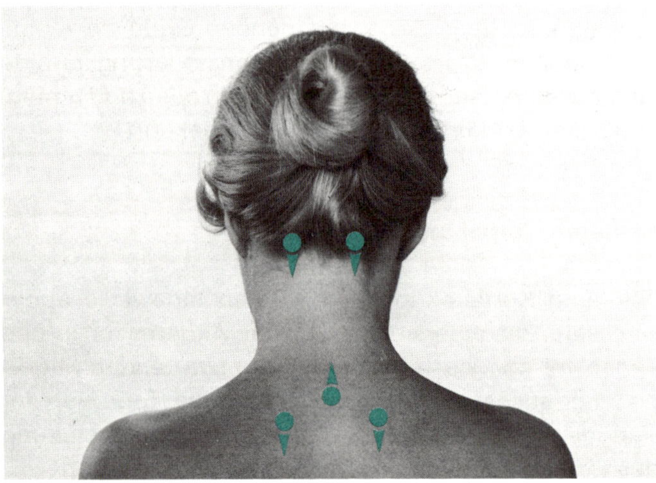

Hauptursache ist ein Bandscheibenschaden meistens im Bereich des 5., 6. oder 7. Halswirbels. Dadurch werden die Nervenwurzeln gereizt, und es entsteht ein Verspannungszustand zunächst im Bereich der Halswirbelsäule, der sich aber dann nach oben überträgt und zu den Kopfschmerzen führt. Zur Diagnose ist eine Röntgenaufnahme notwendig. Als zweite Ursache kommt eine leichte Verschiebung und Verdrehung der Halswirbel in Frage. Besonders gern betroffen sind hiervon der 1., 6. und 7. Halswirbel. Es gibt Spezial-Ärzte, die sich mit dem Wiedereinrichten verschobener Wirbel befassen (Adressen erhältlich bei der Gesellschaft für manuelle Therapie, Hamm). Trotzdem sollte Akupressur (in schweren Fällen auch Akupunktur beim Arzt) angewendet werden, um ein erneutes Verdrehen des Wirbels möglichst zu vermeiden.

Körperakupressur

Als chin. Punkt verwendet man den t'ien-chu 2 Querfinger seitlich der Halsmitte kurz oberhalb des Haaransat-

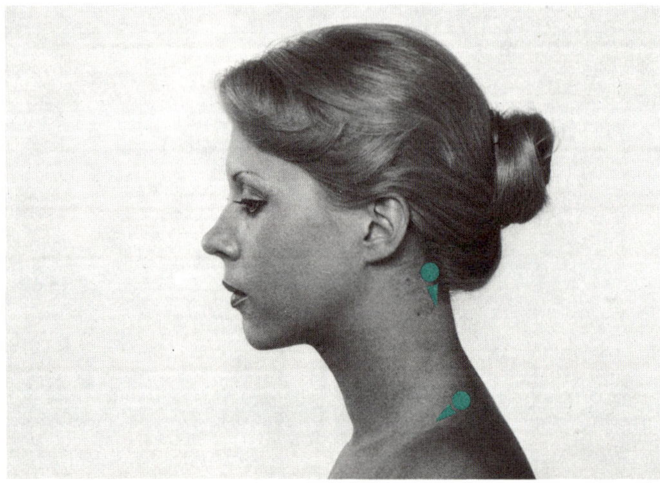

zes (hier kratzen sich viele Leute auch gern, daher sogenannter Kratzpunkt) und den ta-chu 2 Querfinger neben dem Dornfortsatz des 1. Brustwirbels. Mitunter ist auch genau in der Mitte zwischen den beiden beschriebenen Punkten ein Punkt deutlich druckschmerzhaft (ohne Bild), der dann mitmassiert werden muß. Diese Punkte werden nach unten massiert. Der Punkt ta-chui unter dem Dornfortsatz des 7. Halswirbels wird dagegen nach oben massiert.

Ferner verwendet man den feng-ch'ih, vom hinteren Ohransatz 3 Querfinger entfernt hinter der tastbaren Knochenwölbung, dem sogenannten Warzenfortsatz, kurz oberhalb des Haaransatzes, und den chien-ching eine Handbreit unter dem vorgenannten Punkt an der höchsten Stelle der Schulter, d. h. Übergang von Schulter zum Hals. Die erwähnten Punkte werden nach unten massiert. Der Punkt vorne am inneren Ende der Augenbrauen, der t'suan-chu, wird nach oben massiert.

Die bei Auftreten von Kopfschmerzen lokal am Hinterkopf tastbaren Schmerzstellen werden mit dem Finger vorsichtig »verrieben«, d. h. vom Punkt aus sternförmig in alle Richtungen massiert.

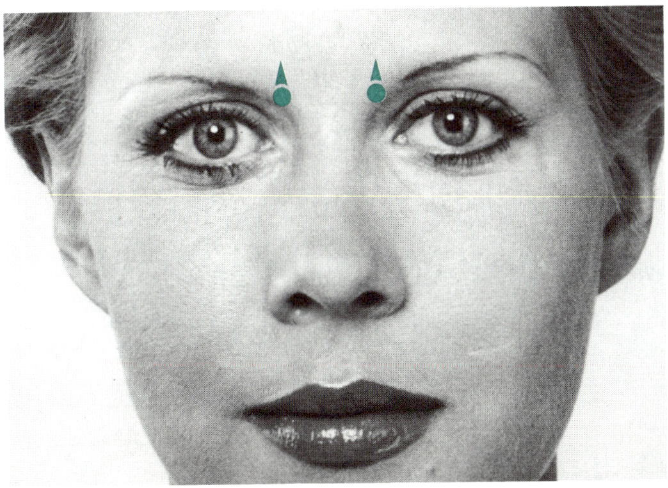

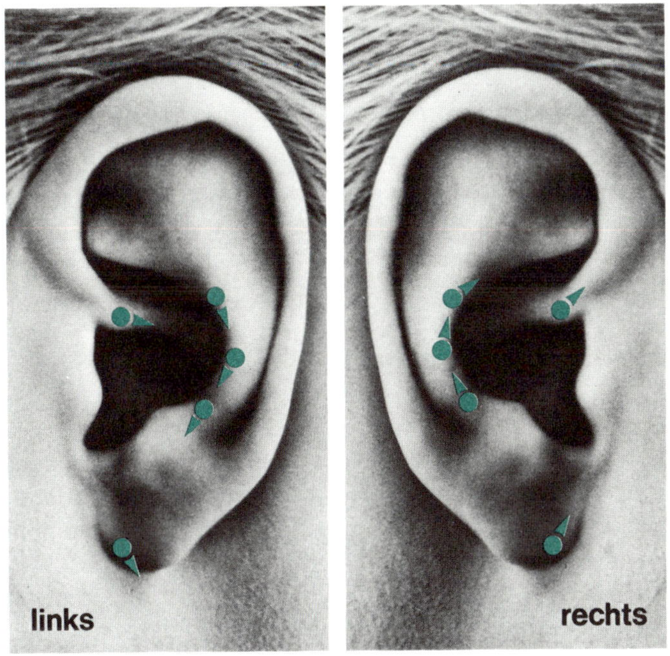

Ohrakupressur

Rechts werden die Halswirbelpunkte auf der großen Ohrwölbung nach oben massiert, sowie der zentrale Energiepunkt am Beginn der Ohrleiste und zusätzlich ein Punkt unten vorne am Ohrläppchen. Links ist die Akupressurrichtung umgekehrt. Die Seite, die hauptsächlich schmerzt, wird energischer massiert.

Weiteres Vorgehen

Ohr- und Körperakupressur werden tageweise abgewechselt. Je nach Schwere des Falles wird 1–3 mal täglich für 5–10 Minuten akupressiert. In der Regel ist ein Ruhighalten des Kopfes zum Abklingen der Störung günstiger als starke Massagen.

Kopfschmerz
Migräne

5. ausgelöst durch depressive Verstimmung mit uneinheitlicher Lokalisation

Dieses Kapitel wird in zwei Teile unterteilt, in Kopfschmerzen durch depressive Verstimmung und in Kopfschmerzen durch andere Ursachen, die bis jetzt noch nicht behandelt worden sind. Zuerst zu Kopfschmerzen durch Depressionen.

Wie äußert sich die Krankheit?

Depressionen lösen häufig eine Verspannung der Wirbelsäulenmuskulatur und hier besonders der Nackenmuskeln aus. Meist von dieser Verspannung ausgehend kommt es gar nicht so selten zu einem generalisierten Kopfschmerz, vorn an der Stirne und auch seitlich. Diese Art muß von dem nicht-depressiven Kopfschmerz bei Halswirbelschäden unterschieden werden. Es gibt aber auch die Form der depressiven Migräne, bei der die Nackenverspannung nicht so deutlich ist.

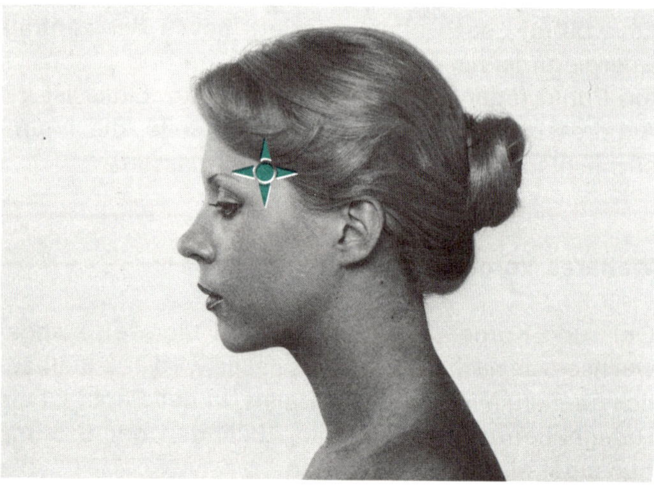

Wo liegt die Ursache der Krankheit?

Eine Depression kann sich besonders am Beginn der Krankheit vielfach äußern; so können Schlafstörungen, Kopfschmerzen, Herzschmerzen u. ä. auftreten, lange bevor die eigentliche depressive Verstimmung direkt offensichtlich wird. Kopfschmerzen sind dabei ein häufiges Symptom der Depression. Einen guten Hinweis auf diese Ursache der Migräne gibt die Tatsache, daß meist die normalen Kopfschmerzpulver und Tabletten bei dieser Form nicht helfen. Nur die Behandlung der Grundkrankheit, nämlich der Depression, hilft gegen die durch sie verursachten Kopfschmerzen. (Näheres über die Ursachen der Depression lesen Sie bitte S. 42).

Die Behandlung durch Akupressur

Nur die Behandlung der Depression selbst führt hier weiter. Wenden Sie also die Behandlung an, wie sie auf Seite 43 beschrieben ist. Lokale Schmerzpunkte im Kopfbereich werden zusätzlich mit dem Finger vorsichtig »verrieben«; d. h. vom Schmerzpunkt aus wird sternförmig in alle Richtungen massiert. Das Bild zeigt einen häufig auftretenden lokalen Schmerzpunkt, der den chin. Namen Tae Yang hat.

Weiteres Vorgehen

Wie auf Seite 43 beschrieben.

Kopfschmerz Migräne

6. Kopfschmerzen anderer Ursache

Die häufigsten Kopfschmerzursachen wurden in den vorstehenden Kapiteln genannt, aber sicher nicht alle möglichen. Warum gibt es denn so verhältnismäßig viele Ursachen für Kopfschmerzen? Die Antwort ist einfach: der Körper hat nicht viele Möglichkeiten zu reagieren, um uns etwas mitzuteilen. Wenn zum Beispiel am Auto etwas nicht in Ordnung ist, dann leuchtet das Kontrollämpchen für Batterieladung, Öldruck, Benzinreserve, Handbremse oder ähnliches auf. Dabei hat jede Störung eine besondere Lämpchenfarbe. Der Körper hat diese Möglichkeit nicht. Der Schmerz ist in erster Linie ein Alarmsignal des Körpers, der uns auf eine Störung aufmerksam machen will, damit diese dann auch behoben wird. Aus diesem Grund wird auch im vorliegenden Buch immer die Ursache der Störung mit abgehandelt, damit eine Basistherapie und nicht nur ein Wegnehmen der Symptome ermöglicht wird.

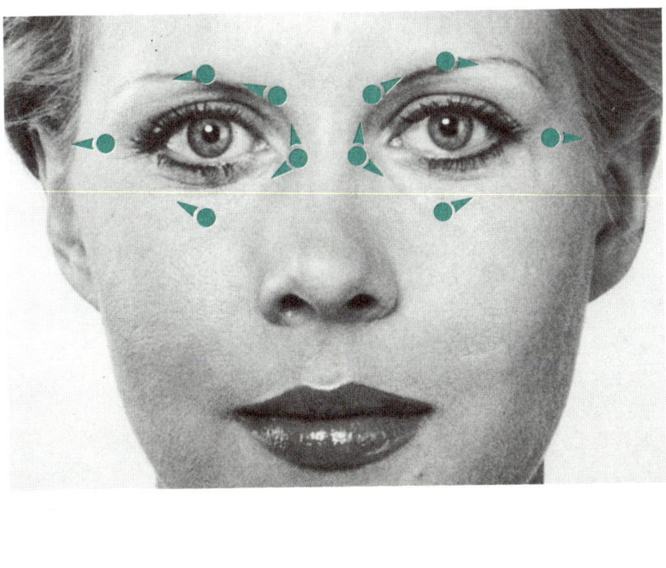

Nun zu anderen Ursachen der Kopfschmerzen:
Ab und zu treten auch Kopfschmerzen im Stirnbereich durch eine Störung im Bereich des Sehapparates auf. Diese Augenmigräne (ophthalmische Migräne) bedarf meistens der Korrektur durch eine Brille. Falls der Kranke bereits Brillenträger ist, muß eine neue Brille angepaßt werden. In jedem Falle ist also bei Verdacht auf die Augenmigräne eine genaue Untersuchung beim Augenarzt notwendig. Lediglich bei Überanstrengung der Augen soll Akupressur angewendet werden, wie nebenstehendes Bild zeigt. Aber auch hier muß erst die Diagnose vom Augenarzt gestellt werden. Auch auf ausreichende Beleuchtung des Arbeitsplatzes muß geachtet werden.

Wenn bei allen geschilderten Kopfschmerzarten die Untersuchung und exakte Diagnose des Arztes notwendig ist, so gilt dies in besonderem Maße für die Kopfschmerzen, die durch einen Gehirntumor oder eine Krankheit im Gehirnbereich ausgelöst werden können. Hier wäre Akupressur fehl am Platze und so soll hier noch einmal betont werden:
Die Akupressur ist sehr segensreich, aber nur, wenn sie bei der richtigen Krankheit richtig angewendet wird. Die Entscheidung, ob die jeweilige Krankheit für Akupressur geeignet ist, sollte dem Arzt überlassen bleiben.

Krampfader Schmerzen

Krampfadern machen zunächst wenig Beschwerden, zunehmend allerdings kommt es dann zu Schweregefühl im Bein und mitunter auch zu ziehenden, krampfartigen Schmerzen (Wadenkrämpfe), auch die Fußgelenke können anschwellen. Das Wichtigste bei ausgeprägten Krampfadern ist die Wicklung des Beins mit Bandagen oder das Tragen von Stützstrümpfen. Auch eine ärztliche Verödung der Krampfadern oder eine Operation ist je nach Lage des Einzelfalles anzuraten. Die Akupressur kann bereits ausgeprägte Krampfadern nicht ungeschehen machen, allerdings können die begleitenden Beinschmerzen deutlich gelindert werden.

Wie äußert sich die Krankheit?

Krampfadern sind Venen, die ihre normale Form und Spannung verloren haben und sich – oft geschlängelt – mitunter fingerdick am Unterschenkel, zum Teil auch Fußrücken, seltener auch am Oberschenkel, entlang ziehen.

Wo liegt die Ursache der Krankheit?

Oft ist eine Bindegewebsschwäche die Ursache von Krampfadern. Eine Erhöhung des Drucks in den Venen durch Behinderung des Blutabflusses wirkt begünstigend, z.B. treten die ersten Krampfadern oft nach der Schwangerschaft auf; deswegen muß disponierten Frauen dringend dazu geraten werden, in der Schwangerschaft Stützstrümpfe oder noch besser Stützstrumpfhosen zu tragen, die inzwischen modisch und von der Garnfaser her so verfeinert worden sind, daß optisch zu normalen Strümpfen praktisch kein Unterschied mehr besteht. Auch Personen, die den ganzen Tag stehen, bekommen leicht Krampfadern (Verkäuferinnen, Friseusen, Kellnerinnen, usw.). Sie sollen entsprechende Stützstrümpfe tragen und zur Vorbeugung Akupressur ausüben. Bei Männern ist diese Art der Bindegewebsschwäche meist weniger ausgeprägt, deshalb sind es auch in erster Linie Frauen, die an dieser Krankheit leiden.

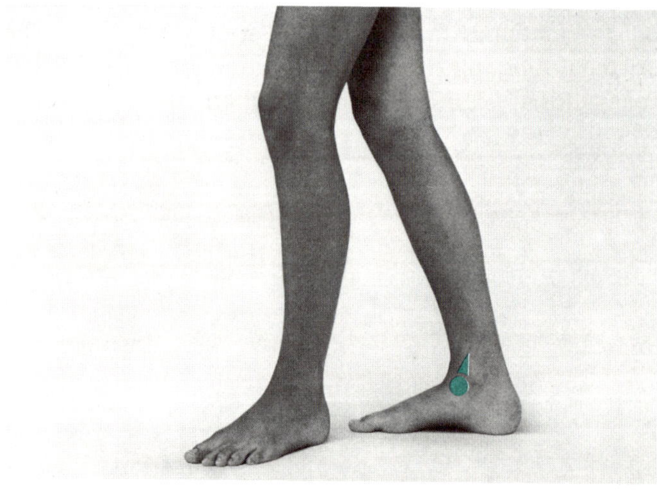

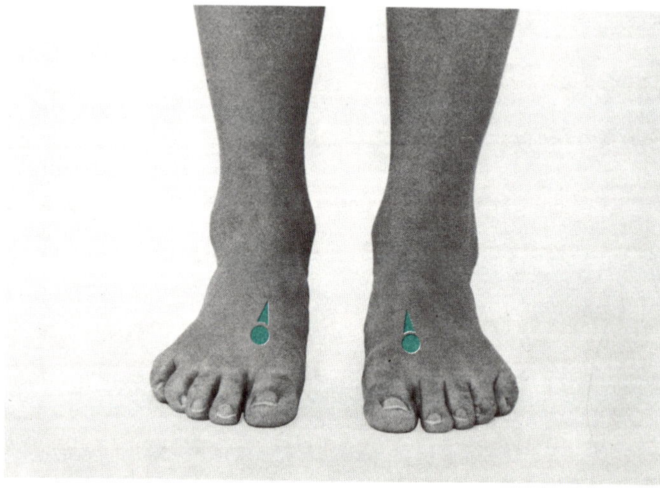

Körperakupressur

Als chin. Punkt verwendet man den shang-ch'iu, der als Meisterpunkt aller bindegewebigen Schwächen sehr wichtig ist. Seine Lage ist 2 Querfinger vor und 1 Querfinger unterhalb der Mitte des Innenknöchels. Ferner verwendet man den t'ai-chung 2–3 Querfinger oberhalb der Falte zwischen 1. und 2. Zehe etwas näher zur Großzehe zu. Beide Punkte werden nach oben massiert.
Der Punkt k'un-lun dagegen, in der Vertiefung zwischen Achillessehne und Außenknöchel, wird nach unten akupressiert; wie auch der Punkt tsu-san-li. Er befindet sich direkt unterhalb der Ringfingerspitze am Unterschenkel, wenn man seine Hand gerade mit der Innenfläche auf die Kniescheibe legt, so daß die Mittelfingerspitze das Schienbein berührt.

Ohrakupressur

Am Ohr ist hinter der hochführenden Ohrleiste eine Reihe von Punkten, die in der kleinen dreieckigen Mulde

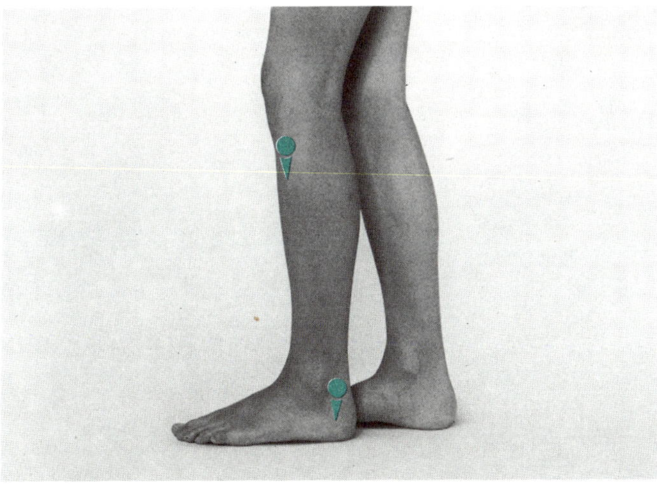

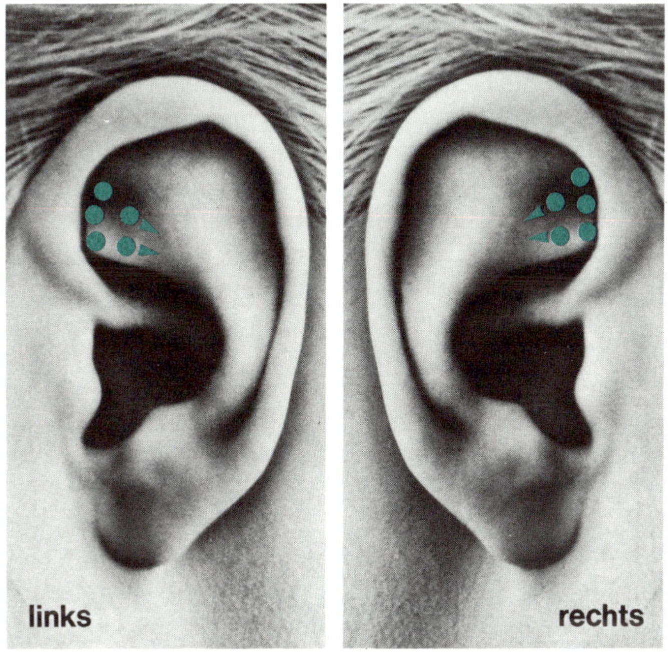

liegen, nach hinten zu massieren. Ausnahmsweise bleibt die Akupressurrichtung auch beim anderen Ohr gleich.

Weiteres Vorgehen

Die Akupressur kann nur das Symptom der Krampfaderschmerzen lindern oder beseitigen. Die Akupressur macht eventuell getragene Stützstrümpfe daher nicht überflüssig. Ohr- und Körperakupressur werden tageweise abgewechselt, wobei sich Häufigkeit und Dauer nach dem Ausmaß der Krampfaderschmerzen richten.

Leber-Funktionsanregung

Die Leber ist die große chemische Fabrik unseres Körpers. Sie schließt die von der Darmwand aufgenommenen Nahrungsbestandteile auf und wandelt sie in Energie- oder Baustoffe des Körpers um; darüber hinaus entgiftet sie den Organismus. Ein einwandfreies Funktionieren ist daher für unseren Energiehaushalt und unser Wohlbefinden wichtig. Leider wird die Leber oft überbelastet, und zwar hauptsächlich durch Alkohol. Hier kommt eine Besonderheit zum Tragen, die verhängnisvoll sein kann: die Leber meldet es nicht sofort, wenn sie überlastet wird. Wenn ein dumpfer Schmerz unter dem gesamten rechten Rippenbogen einsetzt und auch auf den Rücken ausstrahlt, dann ist die Leber schon krank.

Wie äußert sich eine mangelhafte Leberfunktion?

Eine andauernde Mattigkeit geht meistens einer tiefgreifenden Leberstörung voraus. Nur ist dieses Zeichen so ungenau, daß man nicht immer gleich den Zusammenhang zur Leber sehen kann. Wenn die Farbe des Stuhls hell wird und unter Umständen die Farbe des Urins braun, muß man sofort den Arzt aufsuchen, denn das sind Zeichen einer Leberentzündung. Bei einer Kontrolluntersuchung überprüft der Arzt im Labor meistens die sogenannten Leberwerte, da die Leber ein so wichtiges Organ ist. Falls diese Werte leicht verändert sind, sollten Sie Leberdiät einhalten, bestimmte Medikamente einnehmen und Akupressur ausüben, um bald wieder gesund und leistungskräftig zu werden.

Wo liegt die Ursache der Störung

Jede Überbelastung schadet der Leber, besonders die Überlastung mit Giftstoffen, denn die Leber muß diese Stoffe für den Körper entgiften. Eines der stärksten Lebergifte ist der Alkohol, und wenn der Arzt einen Leberschaden festgestellt hat, dann muß jeder Tropfen Alkohol zumindest solange gemieden werden, bis die Leber wieder in Ordnung ist und der Arzt einen mäßigen Alkoholverbrauch wieder gestattet. Auch die Akupressur kann das Alkoholverbot nicht überflüssig machen.

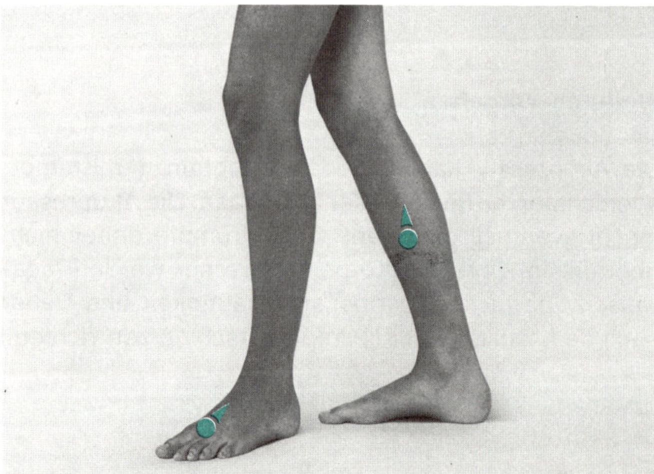

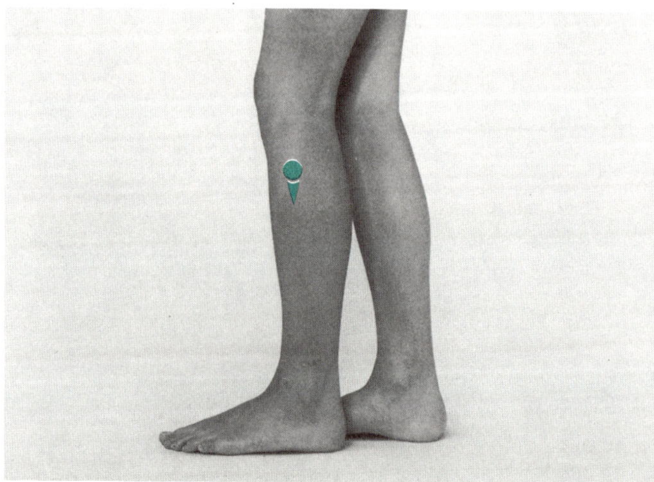

Körperakupressur

Als chin. Punkt verwendet man den t'ai-ch'ung, 2–3 Querfinger oberhalb der Hautfalte zwischen 1. und 2. Zehe näher zur Großzehe, und massiert ihn nach oben, wie auch den tchong-tu einen Querfinger unterhalb und nach hinten von der Mitte einer gedachten Verbindungslinie zwischen Kniescheibenmitte und Innenknöchel.
Ein weiterer wichtiger Punkt ist 3 Querfinger unterhalb des Wadenbeinköpfchens kräftig nach unten zu massieren. Nach oben wird dagegen der ion-trang in der Mitte der Länge des Brustbeins und tan-chung 2 Querfinger unter ihm massiert.

Ohrakupressur

Da die Leber hauptsächlich rechts im Körper liegt, ist für sie nur das rechte Ohr zu akupressieren. Ihr Organpunkt in der Ohrmulde muß nach oben hin massiert werden, während ihr Punkt für die nervöse Versorgung am Rand

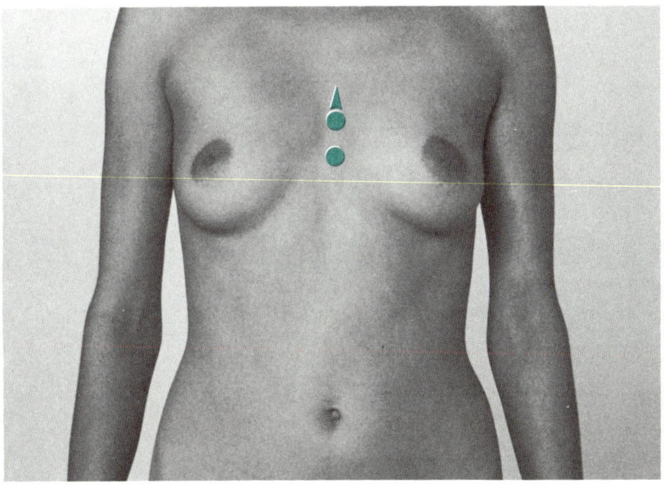

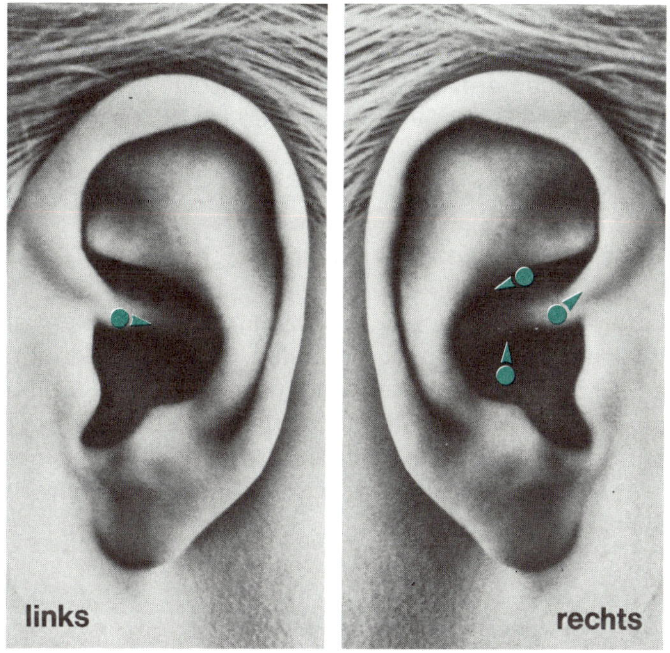

der Ohrmulde diesem folgend nach unten-hinten massiert werden muß. Dieser Punkt hat auch den Beinamen »Ärgerpunkt«, denn wenn, wie der Volksmund sagt: »einem die Laus über die Leber gelaufen ist«, muß dieser Punkt besonders energisch massiert werden. Der zentrale Energiepunkt am Beginn der Ohrleiste muß nach oben massiert werden. Nur dieser Punkt wird am linken Ohr in umgekehrter Richtung massiert.

Weiteres Vorgehen

Die Leber ist ein Organ, das sich wieder gut regeneriert. Die Akupressur trägt dazu bei. Ohr- und Körperakupressur sollten tageweise abwechselnd je nach Ausprägung der Krankheit 1–3 mal täglich für 5–10 Minuten durchgeführt werden.

Magenschmerzen und Magen- oder Darmgeschwür

Magenbeschwerden sind eine sehr häufige Krankheit, die Magenschleimhaut ist dabei mehr oder minder stark gereizt oder entzündet. Bei Magenschmerzen sowie Magen- und Dünndarmgeschwüren ist Akupressur besonders gut geeignet.

Wie äußert sich die Krankheit?

Es gibt verschiedene Schmerzarten, bei der einen ist mehr ein Dauerschmerz vorhanden, bei anderen kommt es kurz nach dem Essen zu den Schmerzen. Sie sind meist in der Nähe des Nabels, oft etwas oberhalb oder auf der rechten Seite. Auf dem Röntgenbild kann der Arzt eine Schleimhautentzündung oder ein Geschwür feststellen.

Wo liegt die Ursache der Krankheit?

Die Schmerzen entstehen durch eine Entzündung der Schleimhaut im Bereich der Magen- oder Dünndarmwand, sogenannte Gastritis oder Duodenitis. In ausgeprägten Fällen geht die Schleimhaut zugrunde, dann entsteht ein Loch in der Schleimhaut, das sogenannte Geschwür. Die Ursachen, die zu einer solchen Schleimhautentzündung oder Geschwürbildung führen können, sind mannigfach: einmal können die Speisen und Getränke zu stark reizend wirken oder die Magenwand selbst kann auf Grund nervöser Impulse mehr Salzsäure bilden als üblich. Die nervösen Impulse wiederum können nämlich aufgrund dauernden Stresses, Ärgers und von Eifersucht zu stark ausfallen.

Körperakupressur

Als chin. Punkt findet der t'ai-i 3 Querfinger seitlich und 3 Querfinger oberhalb des Nabels Verwendung. Er wird nach unten akupressiert. Dagegen wird der Punkt shang-kuan, der 2 Querfinger oberhalb der Mitte der Strecke Brustbeinfortsatz-Nabel liegt, nach oben massiert, wie auch der tan-chung, der beim Mann in der Mitte des Brustbeines in Höhe der Brustwarzen liegt

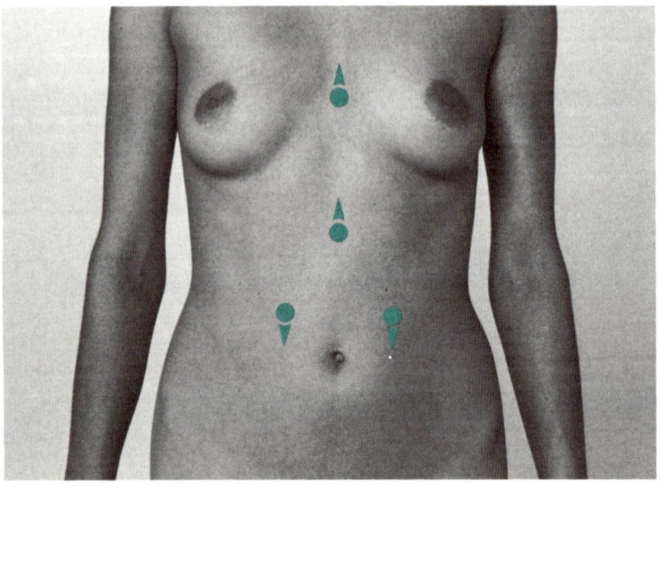

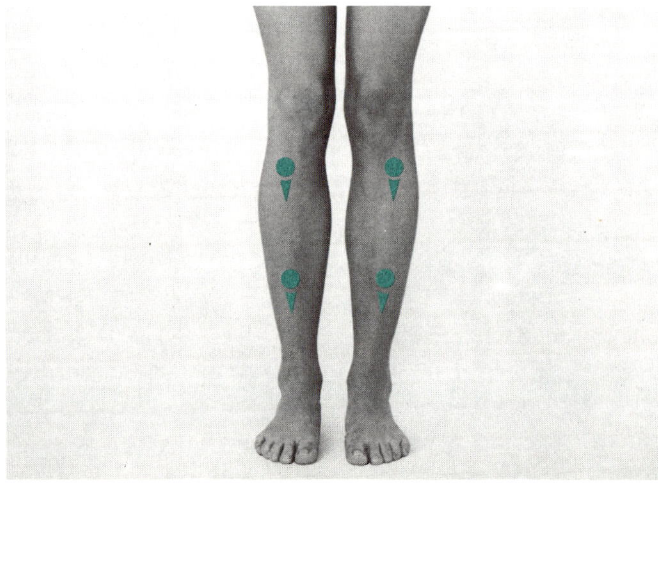

und der zusätzlich bei Sodbrennen Verwendung findet. Als weiteren wichtigen Punkt für den Magen akupressiert man den tsu-san-li nach unten. Er befindet sich unterhalb der Ringfingerspitze am Unterschenkel, wenn man die Handinnenfläche gerade auf die Kniescheibe legt, auch der Punkt chü-hsü hsia-lien, der direkt auf den Dünndarm wirkt und daher bei Dünndarmschmerzen- und Geschwüren angewandt wird, wird nach unten massiert. Er befindet sich 3 Querfinger unter der Mitte der Strecke Kniescheibenmittelpunkt-Außenknöchelmittelpunkt. Außerdem empfiehlt es sich noch, sowohl den hsing-chien in der Hautfalte zwischen 1. und 2. Zehe näher an der Großzehe als auch t'ai-ch'ung 3 Querfinger oberhalb nach oben zu massieren.

Ohrakupressur

Der wichtigste Punkt für die Behandlung ist am rechten Ohr. Es ist der Punkt des nervösen Zentrums des Bauchraumes, des sogenannten Sonnengeflechts. Er findet sich an der Stelle der Ohrleiste, wo sich diese aus der Ohrmulde heraus erhebt, und muß energisch nach vorne-oben massiert werden. Alle anderen Punkte sind bei dieser Krankheit nur Zusatzpunkte.

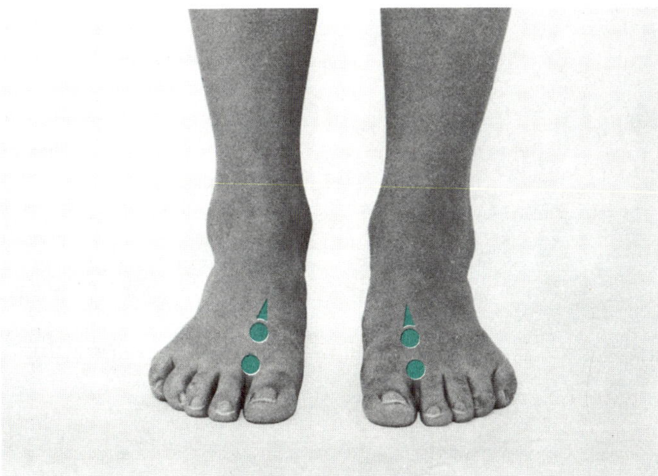

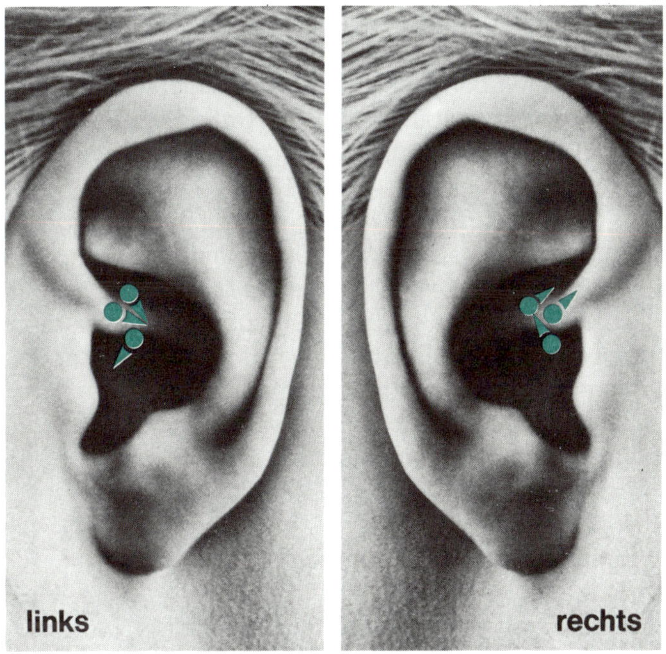

Am rechten Ohr werden in Uhrzeigerrichtung noch die Punkte um den Fuß der Ohrleiste herum akupressiert, am linken Ohr werden die gleichen Punkte in entgegengesetzter Richtung massiert.

Weiteres Vorgehen

Da die Ohrakupunktur hier so besonders wirksam ist, werden immer zwei Tage Ohrakupressur, dann ein Tag Körperakupressur durchgeführt. Magendiät ist weiterhin einzuhalten. Eventuelle Medikamente dürfen nur nach Rücksprache mit dem Arzt abgesetzt werden.

Mandelentzündung

In China wird Akupunktur und Akupressur in der Volksmedizin breit angewendet, d. h. einfache Krankheiten werden damit behandelt, bevor sie sich erst zu ernsten Störungen ausgebildet haben. Daß dies volkswirtschaftlich sinnvoller ist, sehen jetzt langsam die meisten Europäer auch ein.
Eine Krankheit, für die das oben gesagte im besonderem Maße gilt, ist die Mandelentzündung. Man weiß heute, daß eine oft wiederkehrende Mandelentzündung die Ursache für rheumatische Entzündungen sein kann. Es ist daher sehr sinnvoll zu verhindern, daß Mandelentzündungen allzuoft wieder auftreten. Dazu kann Akupressur helfen, auch die Abschwellung des Rachenraums geht rascher vonstatten.

Wie äußert sich die Krankheit?

Im Rachenraum liegen zu beiden Seiten die etwa olivengroßen Rachenmandeln, die bei Entzündungen bis knapp zur Walnußgröße anschwellen können. Auch der umgebende Rachenring wird gerötet und schwillt an.

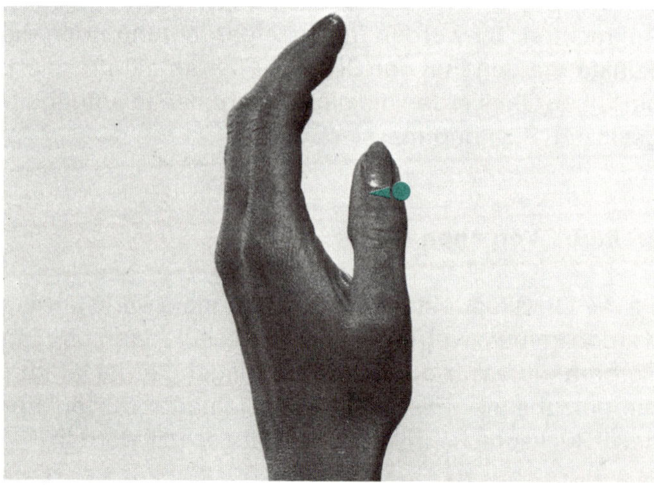

Wo liegt die Ursache der Krankheit?

Die Entzündung im Rachenraum und besonders der Rachenmandeln ist bei einsetzender kalter Witterung oft zu beobachten, der sogenannte Rachenring ist nämlich neben der Nase die erste Station eines Abwehrsystems des Körpers gegen eindringende Infektionen. Es kann also noch als durchaus normal gelten, wenn dieses Gewebe ab und zu sich etwas rötet und anschwillt. Zur Krankheit wird es jedoch, wenn diese Anschwellung ein gewisses Ausmaß überschreitet, wenn Eiter abgesondert wird, wenn sich die Mandeln stark zerklüften und dies mehrmals im Jahr geschieht. Ein Teil der Ärzte rät dann zur Mandeloperation, der andere Teil – die Ärzte sind sich selber uneinig bei dieser Krankheit – rät dazu, die Mandeln zu belassen, da sie eine Funktion im Abwehrsystem des Körpers haben. Sinnvoll ist es sicher, es gar nicht so weit kommen zu lassen, daß die Mandeln dauernd unter Eiter stehen. Ein dauernder Eiterherd ist nämlich für den Körper sehr belastend, und dann ist eine Operation wirklich anzuraten. Es kommt also darauf an, durch Akupressur und vernünftige Lebensweise

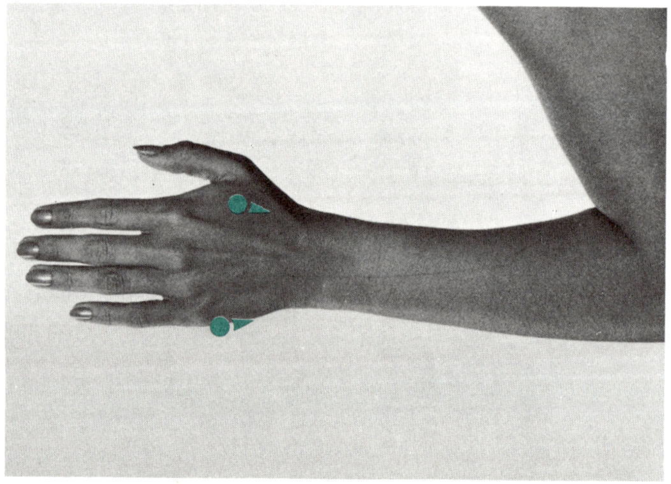

bei Kälteeinbrüchen – also Tragen von Schals, Rollkragenpullovern, warmen Socken – eine starke Mandelentzündung zu verhindern.

Körperakupressur

Als chin. Punkt verwendet man den schao-shang, am äußeren Nagelfalzwinkel des Daumens, und massiert ihn quer unterhalb des Nagels bis zum inneren (zeigefingerseitigen) Nagelfalzwinkel. Außerdem wird der ho-ku 2 Querfinger unterhalb des Zeigefingergrundgelenks und 1/2 Querfinger daumenwärts in Richtung zum Ellbogen hin massiert, wie auch der hau-hsi, ebenfalls ein wichtiger allgemeiner Schleimhautpunkt, der seitlich und kurz unter dem Kleinfingergrundgelenk liegt. Als lokalen Punkt akupressiert man den tienn-yong nach oben. Er liegt hinter dem Winkel des Unterkiefers und 1 Querfinger nach oben.

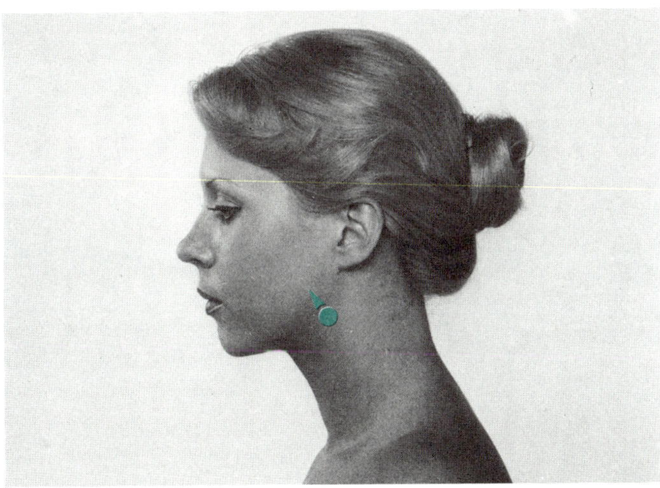

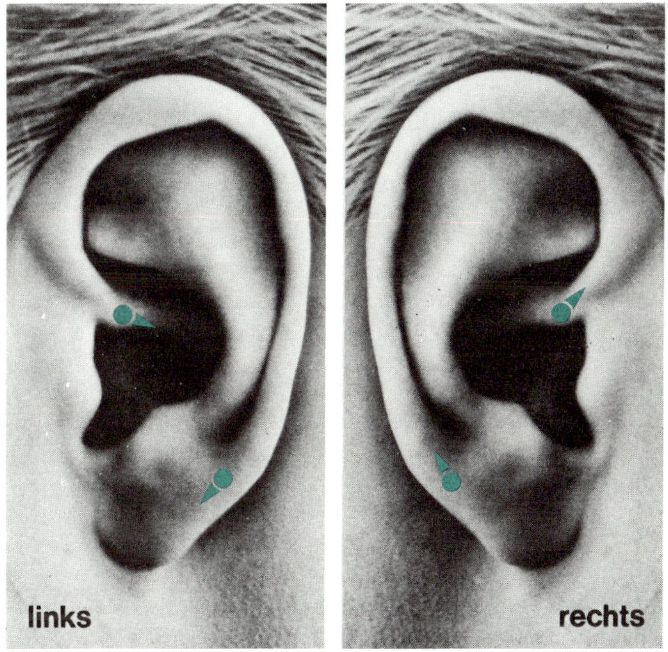

Ohrakupressur

Am rechten Ohr wird der Punkt der Mandeln unten am Ohrläppchen nach hinten-oben massiert, ferner der zentrale Energiepunkt an der Ohrleiste, wo sich diese aus der Ohrmulde erhebt, nach oben-vorne. Am linken Ohr ist die Akupressurrichtung umgekehrt.

Weiteres Vorgehen

Ohr- und Körperakupressur werden tageweise abgewechselt. Bei akuten Erscheinungen kann 1–3 mal pro Tag 5–10 Minuten akupressiert werden. Zur Vorsorge genügt 1–2 mal wöchentlich Akupressur. Arzneimittel zum Gurgeln und Lutschen sollen erst nach Rücksprache mit dem Arzt abgesetzt werden.

Mundschleimhaut-entzündung

Die Mundschleimhautentzündung wird auch Mundkatarrh genannt. Sie tritt mitunter als einfache Schleimhautentzündung durch örtliche Reizung, z. B. durch Zahnsteinablagerung, künstliches Gebiß, chronische Zahnfleischentzündung, schlechte Mundpflege auf oder auch als Begleitsymptom von ernsten, meist fieberhaften Erkrankungen.

Wie äußert sich die Krankheit?

Die Schleimhaut ist gerötet und geschwollen und neigt zu Blutungen. Mitunter sind Beläge auf der Schleimhaut. Durch die Entzündung ist die Nahrungsaufnahme behindert, bei starker Ausprägung auch das Sprechen.

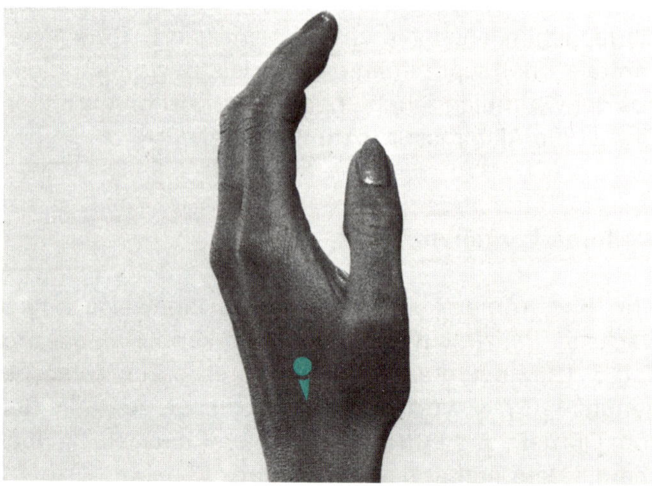

Wo liegt die Ursache der Krankheit?

Die einfache Schleimhautentzündung steht in der Regel im Zusammenhang mit Zahnfleischentzündungen, die sich meist auf Grund mangelhafter Mundpflege auf die Mundschleimhaut ausdehnen. Aphten und Geschwüre und stärkere Entzündungserscheinungen entstehen als Begleitsymptom schwerer fieberhafter Erkrankungen. Hier wäre es falsch, allein ein Symptom der Krankheit, nämlich die Mundschleimhautentzündung, durch Akupressur zu behandeln, sondern die Grundkrankheit muß vielmehr ärztlich behandelt werden. Zusätzlich wird die Akupressur in Absprache mit dem Arzt für die Mundschleimhautentzündung vorgenommen.

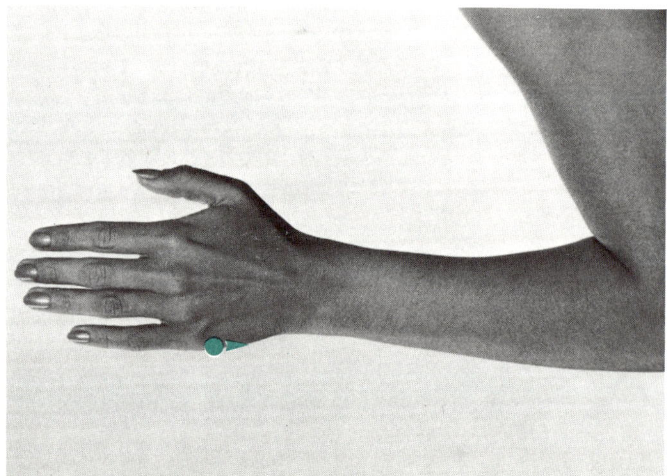

Körperakupressur

Als chin. Punkt verwendet man den Schleimhautpunkt ho-ku, 2 Querfinger unterhalb des Zeigefingergrundgelenks und 1/2 Querfinger daumenwärts, und massiere ihn zum Ellenbogen hin, wie auch den zweiten Schleimhautpunkt hou-hsi, der seitlich und kurz unter dem Kleinfingergrundgelenk liegt. Als mehr lokal wirksamen Punkt akupressiert man den ch'eng-chiang nach oben. Er liegt in der Mitte der Kinn-Lippen-Falte.

Ohrakupressur

Am rechten Ohr wird der gesamte Bereich des Mundes und Zahnfleisches am Ohrläppchen nach hinten oben massiert. Außerdem wird der zentrale Energiepunkt auf der Ohrleiste, wo sich diese aus der Ohrmulde erhebt, nach vorne-oben massiert. Am linken Ohr kehrt sich die Akupressurrichtung um.

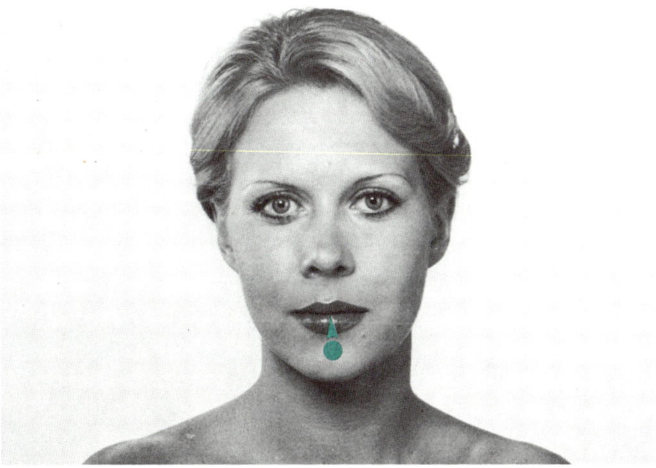

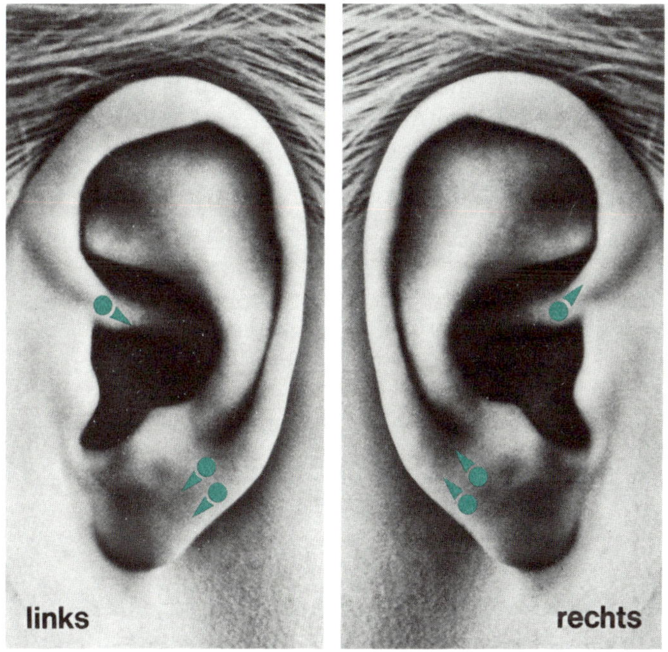

Weiteres Vorgehen

Ohr- und Körperakupressur werden tageweise abgewechselt und je nach Ausmaß der Krankheit 1–3 mal täglich durchgeführt. Mundspülungen mit Kamille sind weiter anzuraten, wie ja auch in China die Akupressur gerne mit Kräutertherapie kombiniert wird. Bei der einfachen Mundschleimhautentzündung ist durch Behandlung beim Zahnarzt die Ursache wie Zahnstein, Gebißschäden usw. zu beseitigen; bei der Form, in der die Mundschleimhautentzündung ein Symptom einer schweren Grundkrankheit ist, muß diese selbstverständlich ärztlich behandelt werden. Die Akupressur ist also in beiden Fällen nur eine zusätzliche Maßnahme.

Nasenbluten

Meist bei kleineren Kindern ist Nasenbluten eher eine gelegentliche Störung, oft verursacht durch einen kratzenden Fingernagel. Zur Krankheit wird es erst bei häufigem und starkem Auftreten oder im Zusammenhang mit anderen zum Teil schweren Erkrankungen.

Wie äußert sich die Krankheit?

Die feinen Äderchen der Nasenschleimhaut reißen und damit kommt es zum Nasenbluten, das selten sehr starke Formen annehmen kann; nur dann muß der Arzt eine Nasentamponade durchführen.

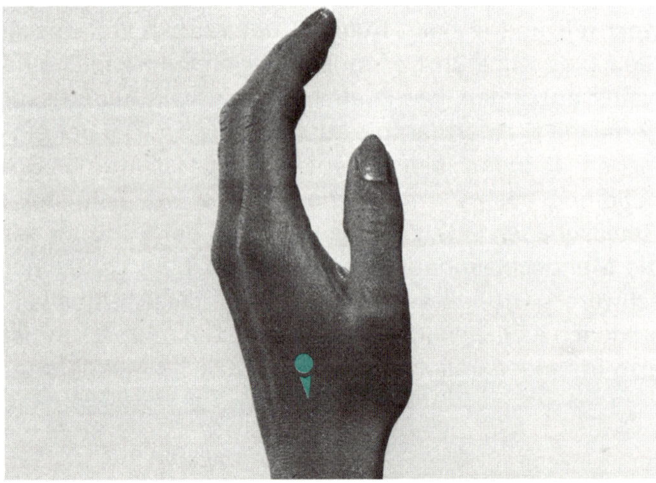

Wo liegt die Ursache der Krankheit?

Meist durch Austrocknungserscheinungen der Nasenschleimhaut und dem oft anschließenden Bohren mit dem Fingernagel kommt es zum gewöhnlichen Nasenbluten besonders im Kindesalter. Hier ist die Akupressur geeignet, die Schleimhaut zu unterstützen. Dann gibt es noch das Nasenbluten nach Unfällen wie Nasenbeinbruch, Schädelbruch usw. Schließlich kann auch Nasenbluten das Symptom einer schweren Erkrankung sein wie hoher Blutdruck, Herzerkrankungen, Blutstau, Blutgerinnungsstörung und gewisse Infektionserkrankungen. Bei all diesen Verdachtsmomenten ist unverzüglich ein Arzt aufzusuchen.

Körperakupressur

Als chin. Hauptpunkt verwendet man für die Nasenschleimhaut den ho-ku, 2 Querfinger unterhalb des Zeigefingergrundgelenks (=Knöchels) und 1/2 Querfinger daumenwärts, und massiere ihn in Richtung zum Ellen-

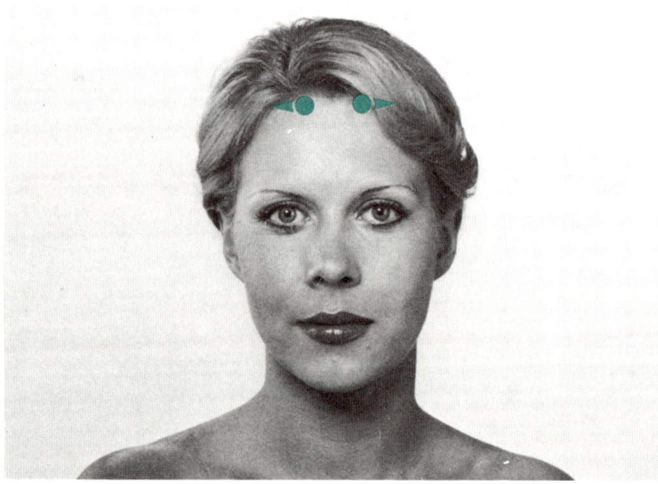

bogen. Als zweiten Punkt akupressiert man den mitchong am Haaransatz 1 1/2 Querfinger seitlich der Stirnmitte und massiere ihn zur Seite hin.
Als Entspannungspunkt verwendet man den tsu-san-li, der nach unten massiert wird. Er findet sich am Unterschenkel direkt unterhalb der Ringfingerspitze, wenn man die Handinnenfläche gerade auf die Kniescheibe auflegt. Die beiden Punkte hsing-chien, in der Falte zwischen 1. und 2. Zehe, näher zur Großzehe hin, und t'aichung, 2–3 Querfinger oberhalb, werden zur Fußwurzel hin akupressiert.

Ohrakupressur

Am rechten Ohr ist der Punkt der Nase vorne unten am Ohrläppchen nach oben zu massieren, wie auch der zentrale Energiepunkt auf der Ohrleiste, da, wo sich diese aus der Ohrmulde erhebt. Am linken Ohr ist die Akupressurrichtung umgekehrt.

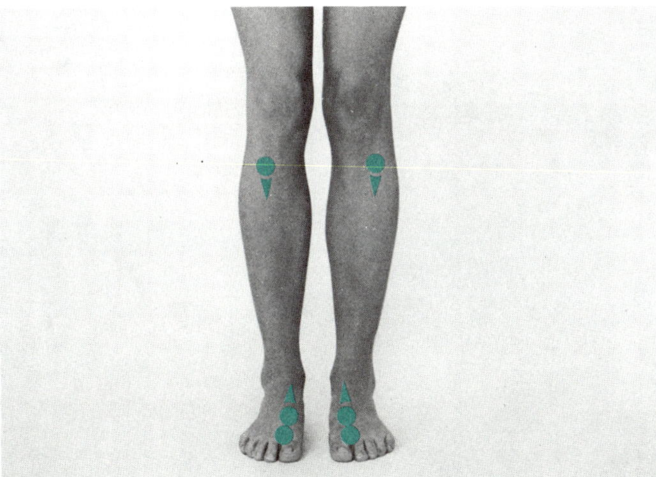

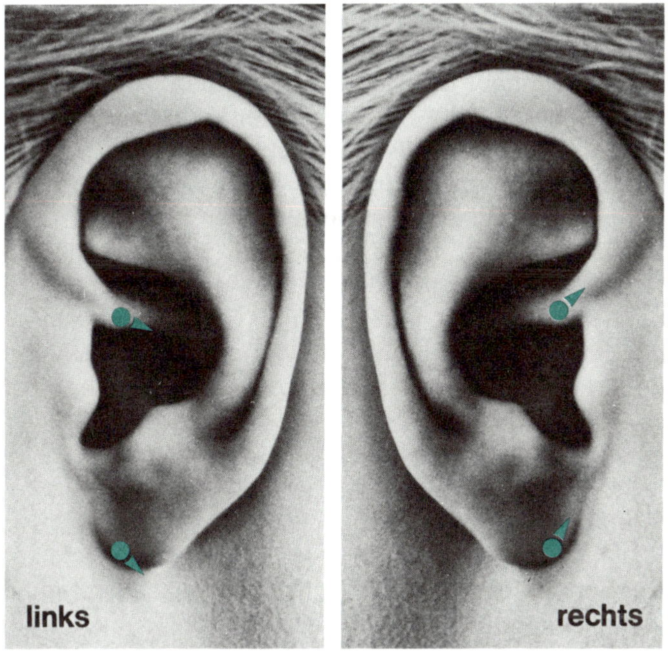

Weiteres Vorgehen

Ohr- und Körperakupressur werden tageweise abgewechselt. Im akuten Stadium ist mehr die Ohrakupressur zu empfehlen. Zusätzlich möge man die Schleimhaut mit einer guten Nasensalbe, z. B. mit der Bepanthen-Nasensalbe, einreiben und die Salbe durch leichtes Zuhalten der Nasenflügel bei gleichzeitigem Einatmen möglichst weit in die Nase hineinbringen.

Nasenschleimhaut-entzündung, Schnupfen

Neben einer Entzündung der Nasenschleimhaut beim gewöhnlichen Schnupfen kann in schweren Fällen auch die Schleimhaut der Nasennebenhöhlen, nämlich der Kieferhöhle und der Stirnhöhle, der Keilbeinhöhle und auch der Siebbeinzellen, sich entzünden. Die Nebenhöhlen stehen über Öffnungen mit der Nase in Verbindung. Diese Öffnungen können unter Umständen zuschwellen, dann tritt Druck- und Schmerz in den Nebenhöhlen auf, und der Hals-Nasen-Ohrenarzt wird dann mit einem kleinen Eingriff für Öffnung und Abfluß des Sekretes sorgen müssen. Wenn gleich bei Beginn der Erkrankung akupressiert wird, braucht es aber nicht so weit zu kommen.

Wie äußert sich die Krankheit?

Der Schnupfen mit geröteter Nase und Nasenlaufen ist jedem bekannt. Sind auch die Nebenhöhlen entzündet, so wird leichtes Klopfen mit dem Finger auf die Nebenhöhlen als unangenehm empfunden. Eine sichere Diagnose bringt dann das Röntgenbild.

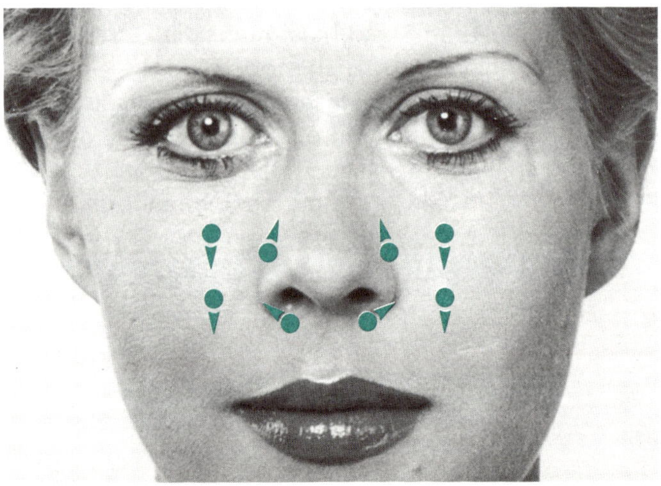

Wo liegt die Ursache der Krankheit?

Bei Einsetzen von naßkaltem Wetter, der Volksmund sagt gleich treffend »Schnupfenwetter«, kommt es häufig zu Schnupfen. Falls die Krankheit sich deutlich ausprägt und auch eine gewisse Abwehrschwäche beim Patienten vorliegt, können sich die Nebenhöhlen mitentzünden. Es ist bekannt, daß kalte Füße, besonders naß-kalte Füße, oft zu einem Schnupfen führen. Eine Erklärung hierfür kann die altchinesische Akupunkturlehre geben: Am Fuß verlaufen nämlich der sogenannte Blasen- und Magenmeridian, die dann über den ganzen Körper hochlaufen und schließlich an der Nase und den Nebenhöhlen enden. Beide Meridiane haben ihre Anregungspunkte am Fuß. Das Tragen von warmen Socken und festem Schuhwerk in der Schnupfenzeit kann also über diese beiden Meridiane eine nützliche Wirkung entfalten. Ist aber nun schon die Krankheit ausgebrochen, so ist Akupressur zur Linderung angeraten. Bei starker Entzündung der Nebenhöhlen muß der HNO-Arzt aufgesucht werden.

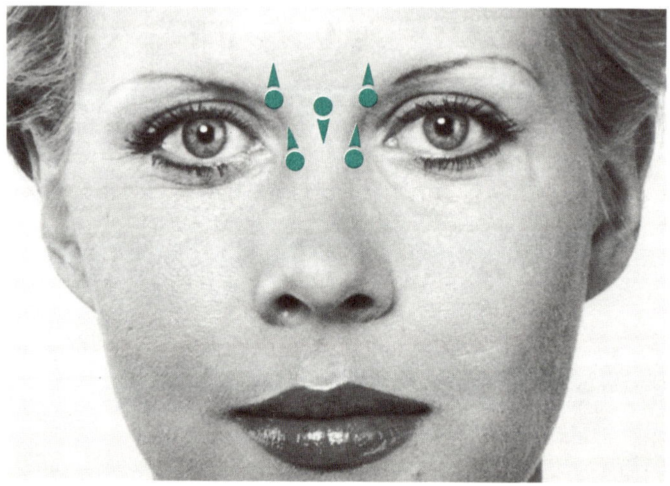

Körperakupressur

Man verwendet als chin. Punkt den chü-chiao in Höhe des Nasenflügelrandes etwa 1½ Querfinger seitlich davon (d. h. direkt in einer geraden Linie unterhalb der Pupille) und massiert ihn nach unten, wie auch den szu-pai in einem Grübchen 2 Querfinger unter der Pupille. Dagegen werden der ying-hsiang und der ho-chiao nach oben massiert. Der eine ist neben dem Nasenflügel am oberen Ende der Falte, die neben der Nase zum Mund seitlich läuft, der zweite ist 1½ Querfinger tiefer. Der inn-trang, der in der Mitte der Nasenwurzel zwischen den Augenbrauen liegt, wird nach unten massiert. Nach oben dagegen werden massiert der ching-ming und ts'uan-chu. Sie liegen dicht nebeneinander: der erste ist der sogenannte Brillenträgerpunkt – er ist nämlich an der Stelle, wo sich das Brillengestell an der Nase abstützt –, der zweite ist am inneren Beginn der Augenbraue. Als wichtigen Schleimhautpunkt verwendet man den ho-ku am Handrücken, 2 Querfinger unterhalb des Zeigefingergrundgelenks und ½ Querfinger daumenwärts, und massiert ihn zum Ellenbogen.

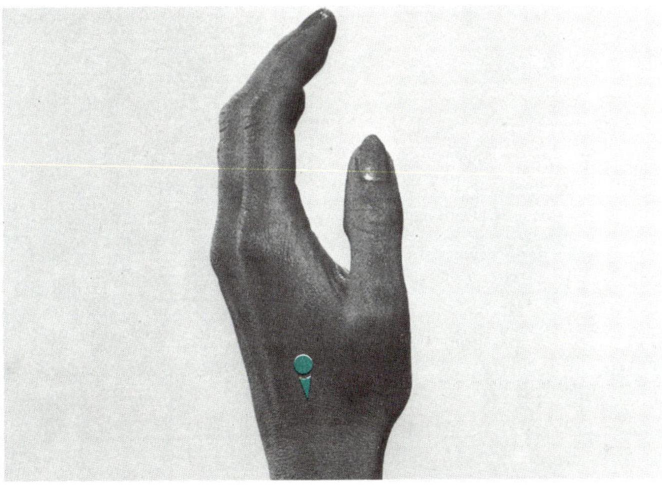

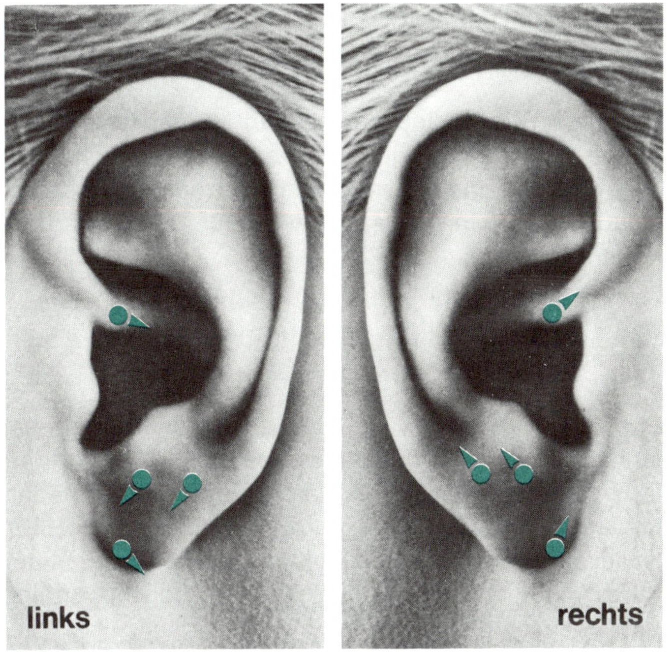

Ohrakupressur

Rechts werden die Punkte für die Nase und die Nebenhöhlen am Ohrläppchen nach oben bzw. hinten-oben massiert. Der zentrale Energiepunkt am Beginn der Ohrleiste wird nach oben-vorne massiert. Links kehrt sich die Akupressurrichtung um.

Weiteres Vorgehen

Ohr- und Körperakupressur werden tageweise abgewechselt und je nach Ausprägung der Krankheit 1–3 mal pro Tag für 5–10 Minuten durchgeführt. Auf warme Strümpfe und festes Schuhwerk kann nicht verzichtet werden. Medikamente sollen nur nach Rücksprache mit dem HNO-Arzt, nicht eigenmächtig, abgesetzt werden.

Nervosität und Reizbarkeit

Nervosität ist heute so weit verbreitet, daß man durchaus gewillt ist, Nervosität als gegeben, ja normal anzusehen.
Selbst im Urlaub sind die meisten Mitmenschen noch nervös und gereizt, und unsere Ausgeglichenheit ist meist auch dann nicht vollkommen, wenn wir aus dem Urlaub wieder in den Alltagstrott oder -streß zurückkommen.

Wie äußert sich die Störung?

Der Volksmund sagt: »der ist auf 180«, oder »mit dem ist heute nicht gut Kirschen essen«, o. ä.. Man darf vor lauter Übernervosität und Gereiztheit des Betroffenen diesen kaum ansprechen. Hier bringt Akupressur Hilfe, ja vielleicht empfiehlt es sich dann, dieses Buch mit der richtig geöffneten Seite dem Betreffenden unauffällig hinzulegen (?).

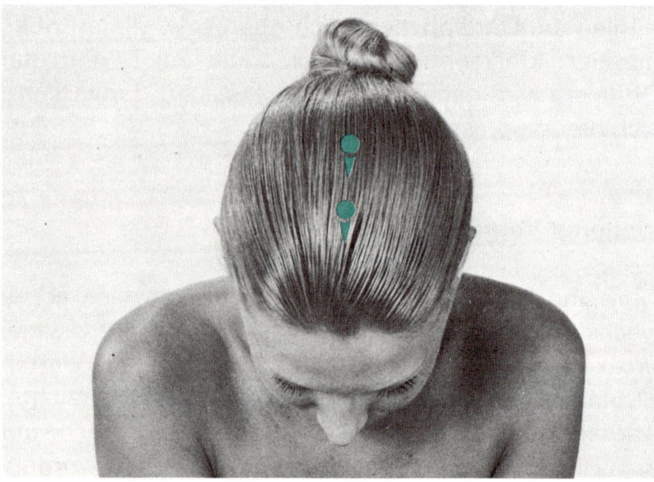

Wo liegt die Ursache der Störung?

In Ausgeglichenheit und Harmonie kann der Mensch nur leben, wenn Phasen der Hektik durch Phasen der Ruhe wieder abgelöst werden. Dies ist der Sinn des Schlafes, des erholsamen Wochenendes und des Urlaubs. Doch in dem Maße, in dem sich Hektik und Streß auch dieses Bereiches bemächtigen, wird der Mensch übernervös und reizbar. Hier kann Akupressur helfen, wieder normale Verhältnisse zu schaffen, Ruhepausen ersetzen kann sie aber nicht.

Körperakupressur

Als Hauptpunkte verwendet man den chin. Punkt pai-hui in der Mitte des Schädels, auf einer gedachten Verbindungslinie beider Ohren, und den hou-ting etwa 3 Querfinger hinter dem vorgenannten Punkt in einer deutlichen Vertiefung. Beide Punkte werden nach vorne massiert.
Zusätzlich akupressiert man den Punkt chin-wei an

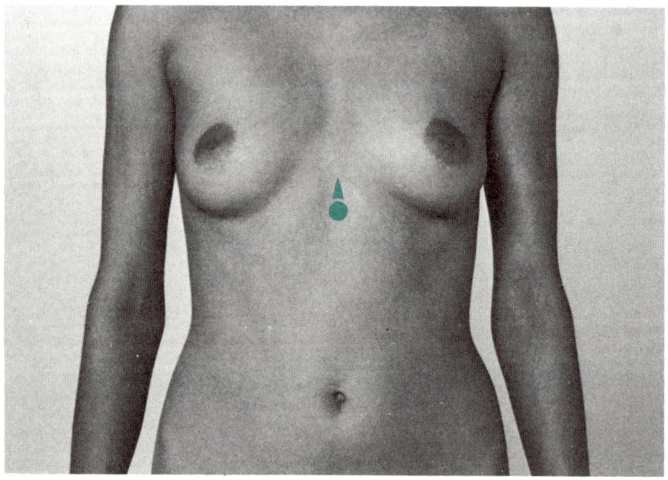

der Spitze des Brustbeinfortsatzes nach oben. Der vierte Punkt in dieser Kombination ist genauso wichtig. Es ist dies der tsu-san-li, der am Unterschenkel nach unten massiert wird. Man findet ihn unter der Ringfingerspitze, wenn man die Handinnenfläche gerade auf die Kniescheibe legt.

Ohrakupressur

Am rechten Ohr werden zwei wichtige Gehirnpunkte akupressiert. Der eine Punkt ist unterhalb des Beginns der großen Ohrwindung und wird nach unten massiert. Der andere Punkt davor wird nach oben massiert. Außerdem findet der zentrale Energiepunkt Anwendung. Er befindet sich auf der Ohrleiste, wo sie sich aus der Ohrmulde erhebt, und wird nach vorne-oben massiert. Am linken Ohr kehrt sich die Akupressurrichtung um.

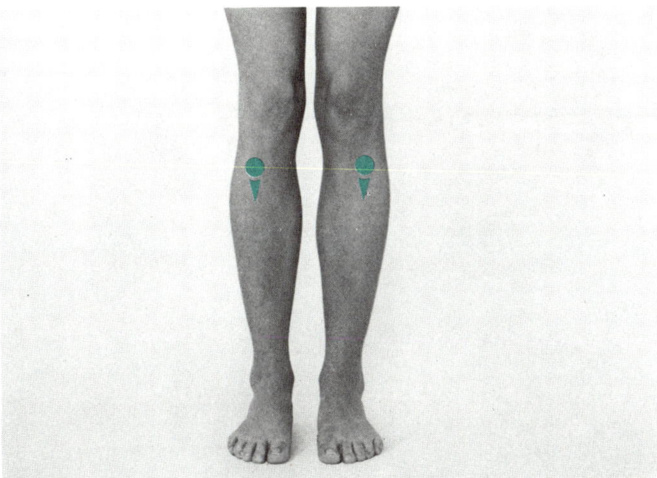

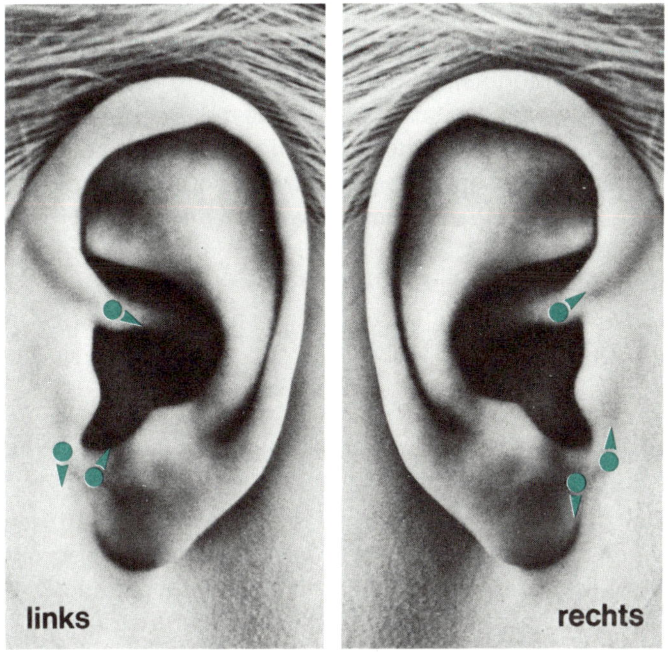

Weiteres Vorgehen

Individuell, d. h. je nach Ausprägung der Nervosität und Gereiztheit, wird 1–3 mal täglich für 5–10 Minuten akupressiert. Ohr- und Körperakupressur werden tageweise abgewechselt. Außerdem ist auf Ruhepausen und gesunden Schlaf zu achten.

Nieren-Funktionsanregung

Auch in der Laienpresse ist ab und zu von künstlichen Nieren und Nierenverpflanzungen zu lesen. Sicherlich sind dies Möglichkeiten für ganz schwere Nierenkrankheiten, wenn eben sonst keine Hilfe mehr gegeben werden kann. So weit sollte es allerdings niemand kommen lassen. Denn selbst nach einer schweren Erkrankung kann die Niere wieder gesund werden und normal funktionieren. Eine Möglichkeit für die Akupressur besteht also darin, die Niere in ihrer Regeneration nach einer schweren Krankheit zu unterstützen, die andere, sie in ihrer Funktion zu stärken.

Wie äußert sich eine Funktionsstörung der Niere?

Der Urin wird meistens trübe, und der Arzt kann durch einen einfachen Labor-Test feststellen, daß eine Krankheit vorliegt. Dann muß allerdings erst die genaue Diagnose einsetzen, von welcher Art die Nierenstörung ist. Auch konstante Rückenschmerzen, die häufig zunächst als Beschwerden von seiten der Bandscheiben fehlgedeutet werden, weisen auf eine solche Krankheit hin.

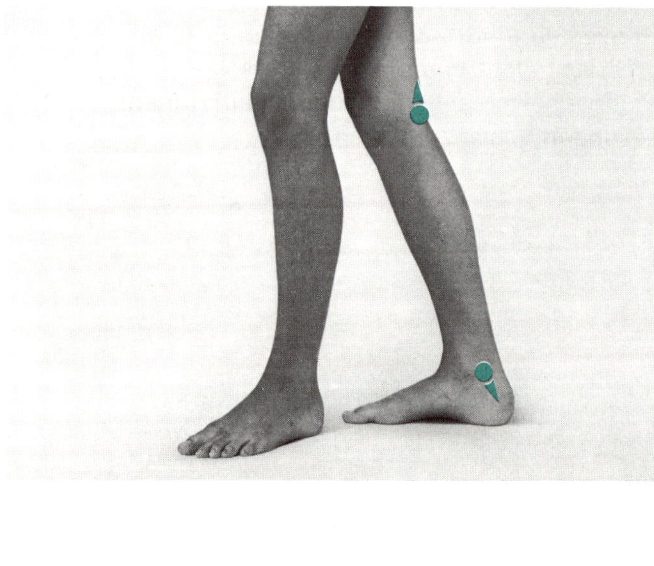

Wo liegt die Ursache der Störung?

Die Nieren haben die Ausscheidungsfunktion des Körpers. Gifte, die der Mensch lange Zeit zu sich nimmt, wie z. B. Phenacetin, können die Niere schwer schädigen. Auch durch Unterkühlung (die unsinnige nabelfreie Mode müßte nierenfrei heißen) kann sich die Niere entzünden, auch eine chronische Blasenentzündung kann langsam auf die Niere übergreifen. Sicher müssen diese Störungen vom Arzt behandelt werden, aber trotz bester ärztlicher Behandlung bleibt mitunter eine chronische Nierenentzündung zurück. Wenn aber gleich zu Beginn der Erkrankung optimale ärztliche Behandlung mit Akupressur kombiniert wird, ist die Aussicht auf dauerhafte Heilung größer.

Körperakupressur

Als chin. Punkt verwendet man den t'ai-hsi, der kurz hinter und unter dem Innenknöchel in einer kleinen Vertiefung liegt und der nach unten-hinten massiert wer-

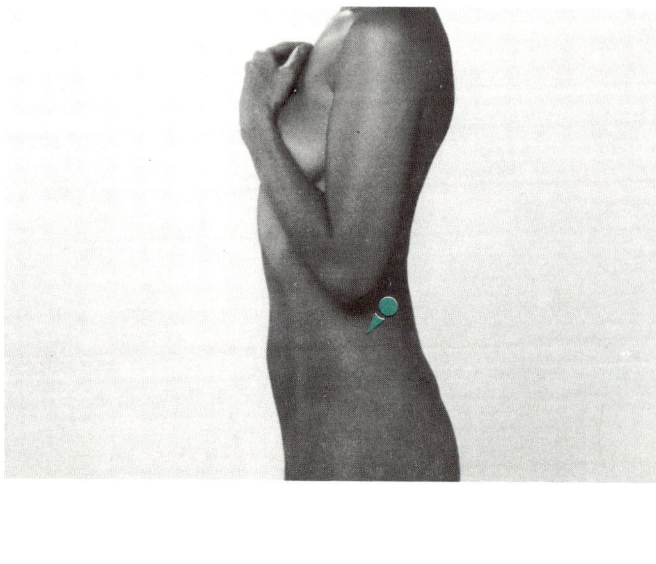

den muß. Als zweiten Punkt akupressiert man den yin-ku nach oben. Er liegt bei gebeugtem Knie am inneren Ende der Kniegelenkfalte, aber noch innerhalb der Kniehöhle zwischen zwei tastbaren Muskelsehnen. Ein weiterer wichtiger Punkt mit Wirkung auf die Niere ist der ching-men, auch »Zustimmungspunkt der Energie« genannt. Er findet sich am freien Ende der 12. Rippe und kann dadurch leicht aufgefunden werden, wenn man im Stehen den Arm gerade anlegt und abwinkelt. Der Punkt ist dann etwa vier Querfinger hinter der Ellenbogen-spitze. Er wird nach vorne-unten massiert. In Kombination zu diesem Punkt soll der shen-shu, »Zustimmungs-punkt der Nieren«, nach unten akupressiert werden. Er befindet sich 2–3 Querfinger neben dem Unterrand des zweiten Lendenwirbeldorns.

Ohrakupressur

Der Punkt der Niere liegt in der Falte der Ohrleiste, oben, wo sie ihre Krümmung nach hinten gerade beginnt. Von dieser Stelle aus wird rechts innerhalb der Krümmung

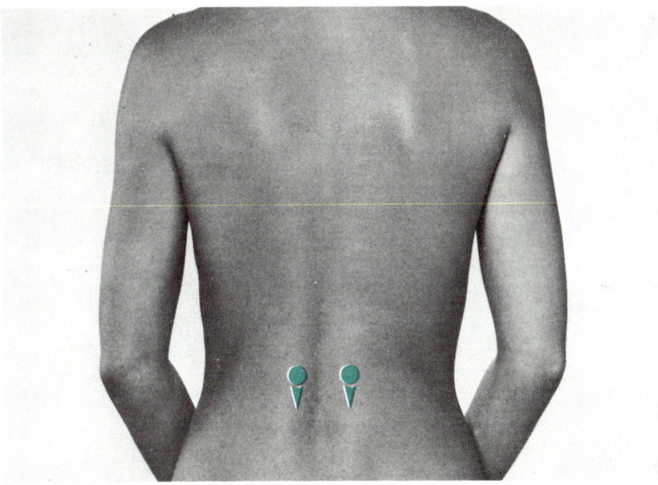

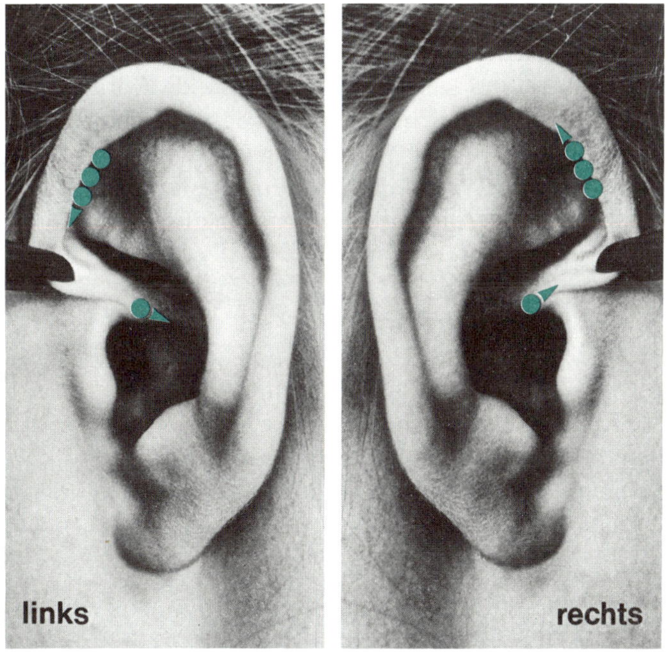

ein weites Stück massiert, zuerst also nach oben, dann nach hinten. Der allgemeine zentrale Energiepunkt auf der Ohrleiste wird außerdem da, wo sich die Ohrleiste an der Ohrmulde erhebt, nach vorne-oben massiert. Am linken Ohr kehrt sich die Akupressurrichtung um.

Weiteres Vorgehen

Ohr- und Körperakupressur werden tageweise abge-wechselt. Bei normalen Funktionsstörungen wird 1–3 mal täglich für 5–10 Minuten akupressiert. Eventuelle Medikamente dürfen nicht eigenmächtig abgesetzt werden. Erst wenn die Labortests wieder normale Nie-renfunktion anzeigen, darf die Behandlung langsam seltener werden und soll dann noch 1–2 mal wöchent-lich durchgeführt werden.

Notfallakupressur: Asthma-Anfall

Wer Angehörige hat, die an Asthma leiden, kennt dieses Bild: mit Schweißperlen im Gesicht sitzt der Asthmatiker am Fenster und wartet auf die erlösende Spritze. Die Akupressur kann nicht nur die Zeit des Wartens auf den Arzt erträglicher machen, sie kann vor allem – regelmäßig angewandt – die Anfallshäufigkeit stark reduzieren (eventuell im Verein mit einer Akupunkturbehandlung).

Wie äußert sich die Krankheit?

Asthma ist eine anfallsweise auftretende Behinderung der Atmung, die durch spastische Verkrampfungen der feinen Bronchialäste in der Lunge ausgelöst wird. Die Schleimhaut in den feinen Bronchien schwillt an, und es wird ein zäher Schleim abgesondert.

Wo liegt die Ursache der Krankheit?

Es gibt zwei Hauptursachen für das Asthma, die in besonders schlimmen Fällen auch zum Teil kombiniert vorkommen können. Eine der Ursachen ist die chronische Bronchitis, die sich über die Form der sogenannten asthmatoiden Bronchitis bis zum Asthma mit Atemnotanfällen ausweiten kann. Hier spielt dann oft schon eine allergische Komponente mit hinein, die beim allergischen Asthma das Wesentliche darstellt. Alle möglichen allergieerzeugenden Stoffe (Staub, Federn, Tierhaare usw.) führen dann direkt zum Asthmaanfall.

Die zweite Ursachenmöglichkeit liegt im sogenannten Nervenasthma, hier können abnorme Erregbarkeitsverhältnisse der Nerven zum Anfall führen.

Körperakupressur

Der chin. Hauptpunkt ist der shu-fu am Unterrand des Schlüsselbeins neben dem Brustbein, der nach oben hin massiert wird wie auch der Punkt chin-wei am Unterrand des Brustbeinfortsatzes und der Punkt tanchung beim Mann in der Mitte des Brustbeins in Höhe der Brustwarzen. Als Hauptpunkt gegen alle Stauungen im Brustraum wird dann der chin. Punkt lieh-ch'üeh

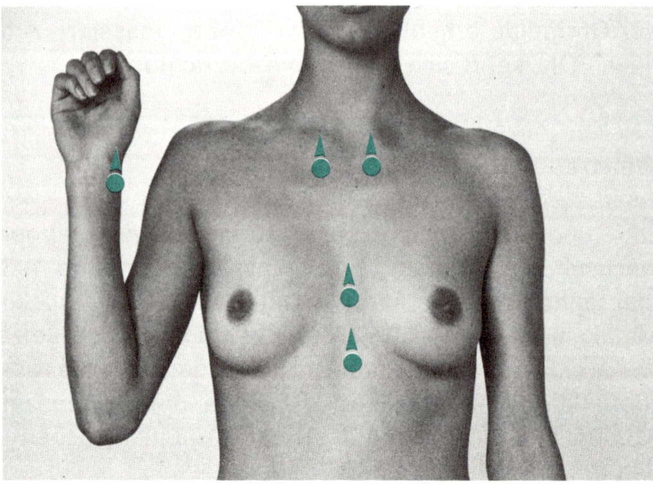

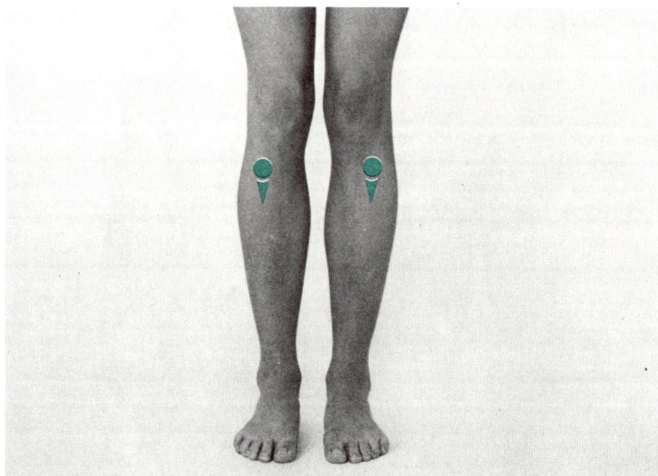

etwa zwei Querfinger oberhalb des Handansatzes in Richtung zum Daumenballen hin akupressiert. Zur psychischen Entspannung soll noch der tsu-san-li am Unterschenkel massiert werden. Man findet ihn unter der Ringfingerspitze, wenn man die Handinnenfläche gerade auf die Kniescheibe auflegt. Bei chronischem Asthma soll noch zusätzlich der tai-chui unterhalb des deutlich nach hinten vorspringenden Dorns des 7. Halswirbels nach oben massiert werden.

Ohrakupressur

Am rechten Ohr wird der Punkt der Lunge unten in der Ohrmulde nach oben hin massiert, ein Punkt in der Mitte der Wand der Ohrwindung wird nach unten und der Allergiepunkt kurz vor dem höchsten Punkt des Ohres nach hinten massiert. Der psychische Entspannungspunkt kurz vor dem oberen Ansatz des Ohres wird nach oben akupressiert. Am linken Ohr kehrt sich die Akupressurrichtung um.

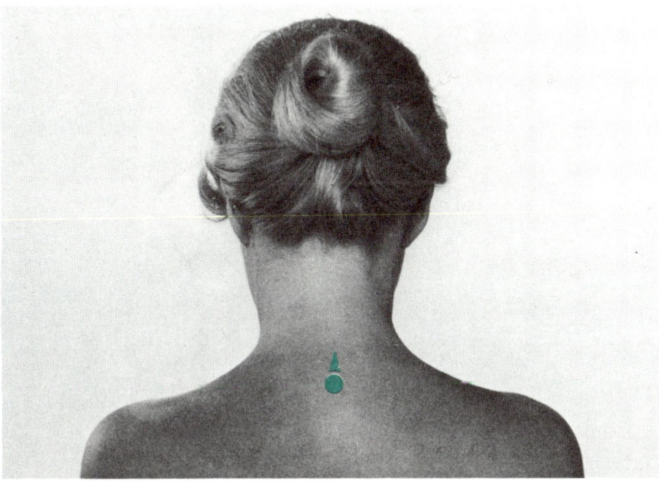

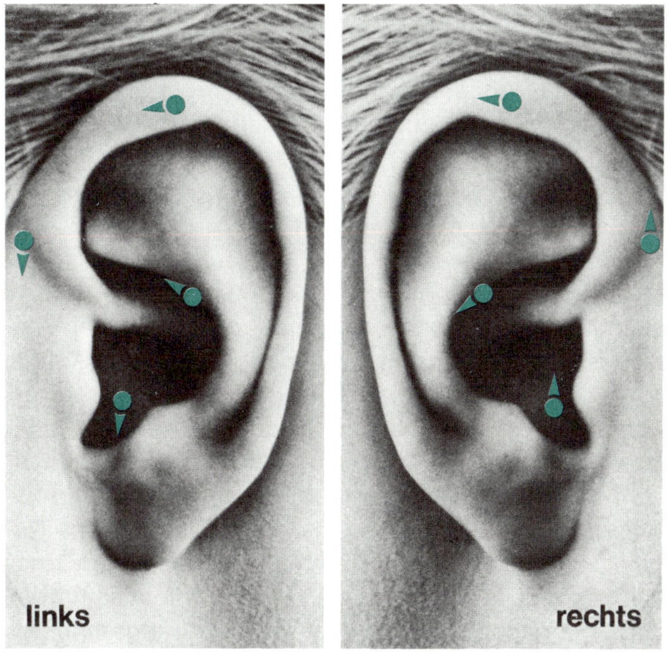

Vorgehen im Notfall

Der Kranke ist auf sich allein gestellt: Wenn er die nötige Ruhe dazu hat, soll der Patient mit dem Akupressurstab vor einem Spiegel die Ohrpunkte wie beschrieben massieren. Ist der Kranke dafür zu nervös, soll er energisch die Punkte an der Brust und am Unterarm massieren.
Ein Helfer kann die Akupressur übernehmen: Er hält das Bild des Ohres aus dem Buch direkt neben das Ohr des Kranken und überträgt die Punkt- und Massagerichtung gedanklich auf das Ohr des Patienten. Er kann aber auch die entsprechenden Körperpunkte verwenden.
Weiteres Vorgehen im anfallsfreien Zustand:
Ohr- und Körperakupressur werden tageweise abgewechselt und 1–3 mal täglich für 5–10 Minuten durchgeführt. Medikamente dürfen nur nach Rücksprache mit dem Arzt weggelassen werden.

Notfallakupressur: Blinddarmentzündung

Am ungefährlichsten ist es, sofort nach Auftreten einer Blinddarmentzündung zu operieren, doch ist dies aus örtlichen Gründen nicht immer sofort möglich. Hier kann Akupressur helfen, die Zeit zu überbrücken.

Wie äußert sich die Krankheit?

Meist setzen die Schmerzen im rechten Unterbauch und auch Mittelbauch ganz akut und krampfartig ein. Vielfach ist Übelkeit und Erbrechen zu Beginn des Anfalls vorhanden, die Zunge wird belegt. Eine Temperaturerhöhung ist oft kaum nachzuweisen. Ein besser verläßliches Symptom ist dagegen meist die Druckempfindlichkeit in der Blinddarmgegend. Dieser etwa apfelgroße Bezirk befindet sich eine Handbreit unterhalb des Nabels und eine Handbreit nach rechts. Drückt man langsam auf dieses Gebiet und läßt plötzlich los, kommt es zum sogenannten Loslaß-Erschütterungsschmerz. Auch ist die Bauchdecke in diesem Gebiet gespannt, es handelt sich dabei um eine sogenannte Abwehrspannung.

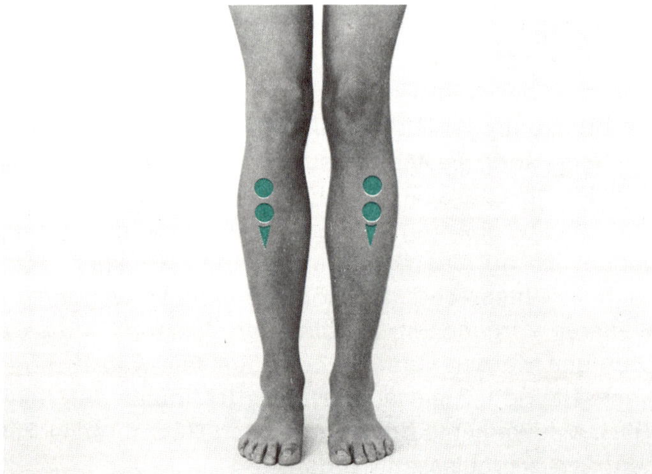

Wo liegt die Ursache der Krankheit?

Die Appendizitis entsteht stets durch Infektion vom Darm her, eine Stauung des Inhalts des Wurmfortsatzes wirkt dabei begünstigend. Wenn die Entzündung des Wurmfortsatzes ein starkes Ausmaß erreicht hat, dann ist die Gefahr gegeben, daß die Wand reißt und der Darminhalt in die Bauchhöhle hinaustreten kann. Die dann auftretende sogenannte Bauchfellentzündung ist also das Gefährliche an der Krankheit, da sie trotz aller ärztlichen Kunst zum Tod führen kann. Für den Notfall heißt das: die Entzündung des Wurmfortsatzes soll möglichst bekämpft werden, und der Kranke soll *keine* körperlichen Anstrengungen unternehmen.

Körperakupressur

Hauptpunkt ist der sogenannte Appendixpunkt, chin. lan-vee, der 6 1/2 Querfinger unterhalb und 2 Querfinger seitlich-außen von der Kniescheibenmitte liegt und nach unten massiert wird, und zwar rechts wesentlich kräfti-

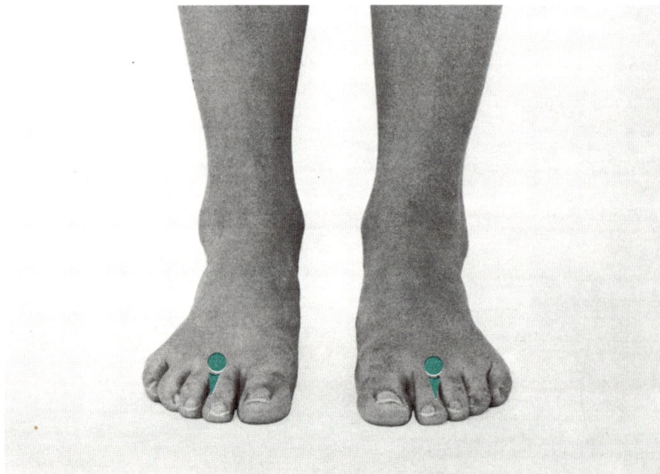

ger als links. Schon 1 1/2 Querfinger unter ihm kommt man auf den nächsten Punkt chü-shü shang-lien (»Überfülle der oberen Region«), der ebenfalls nach unten massiert werden muß. Entzündungshemmend und schmerzlindernd wirkt der Punkt nei-t'ing oberhalb der Falte zwischen 2. und 3. Zehe, näher zur 2. Zehe hin. Er wird in Richtung Zehenende massiert. Schließlich wird noch der t'ien-shu 3 Querfinger seitlich der Nabelmitte nach unten massiert.

Ohrakupressur

Am rechten Ohr ist der Punkt für den Wurmfortsatz leicht aufzufinden. Er befindet sich etwa in der Mitte der aufsteigenden Ohrleiste, oben direkt neben ihr in der Ohrmulde und wird ihr entlang, also nach vorne-oben, massiert. Außerdem wird noch der Nervenhauptpunkt für den Bauchraum auf der Ohrleiste, wo sie sich aus der Ohrmulde erhebt, nach vorne-oben massiert. Am linken Ohr wird nur dieser Punkt in umgekehrter Richtung akupressiert.

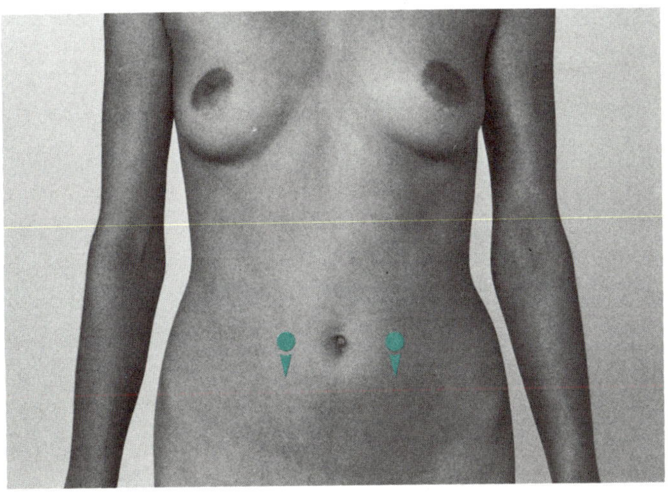

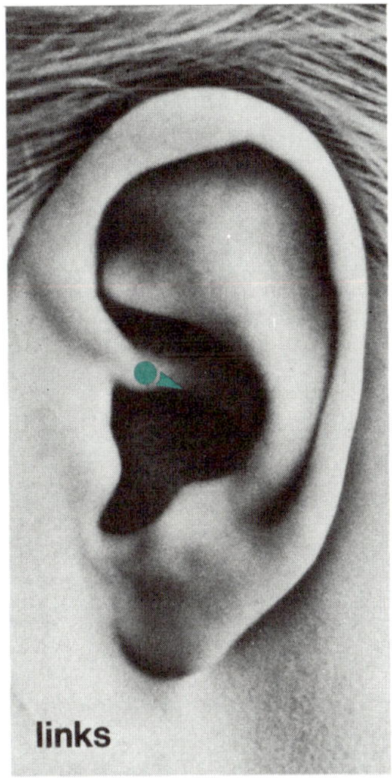

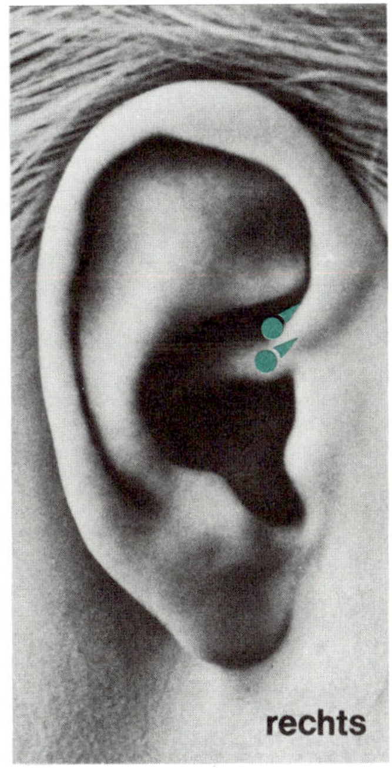

Vorgehen im Notfall

Der Kranke ist auf sich allein gestellt: Wenn er die nötige Ruhe dazu hat, soll der Patient mit dem Akupressurstab vor einem Spiegel die Ohrpunkte wie beschrieben massieren. Ist der Kranke dafür zu nervös, soll er alle angegebenen Körperpunkte massieren, besonders energisch die unterhalb beider Knie.

Ein Helfer kann die Akupressur übernehmen: Er hält das Bild des Ohres aus dem Buch jeweils direkt neben das Ohr des Kranken und überträgt Punkt und Massagerichtung gedanklich auf das Ohr des Patienten. Er kann aber auch die Körperpunkte verwenden.

Falls der Notfall mehrere Tage anhält, d. h., falls der Transport in ein Krankenhaus nicht sofort möglich ist, wechselt man Ohr- und Körperakupressur tageweise ab und massiert etwa alle zwei Stunden für 5 Minuten.

Notfallakupressur: Gallenkolik

Die Gallenkolik entsteht durch schmerzhaftes Krampfen der äußeren Gallenwege. Die Schmerzen sind dabei oft erheblich, der Kranke hat nach der Kolik oft den Eindruck des Wundseins unter dem rechten Rippenbogen.

Wie äußert sich die Krankheit?

Nach einem der möglichen Auslösefaktoren, z. B. fettreicher Mahlzeit, Ärger und Aufregung, kommt es zu Unruhe, Aufstoßen und zum Teil auch Erbrechen. Die Gallenkolik nimmt dann häufig für 30 Minuten an Stärke noch zu.

Wo liegt die Ursache der Krankheit?

Die Hauptursache sind Gallensteine, die sich einklemmen können und die Schleimhaut der Gallenwege dann reizen. Das führt zu dem Versuch der Gallenwege, die Steine hinauszubefördern. Damit ist die Gallenkolik gegeben. Auch psychische Ursachen können dazu führen.

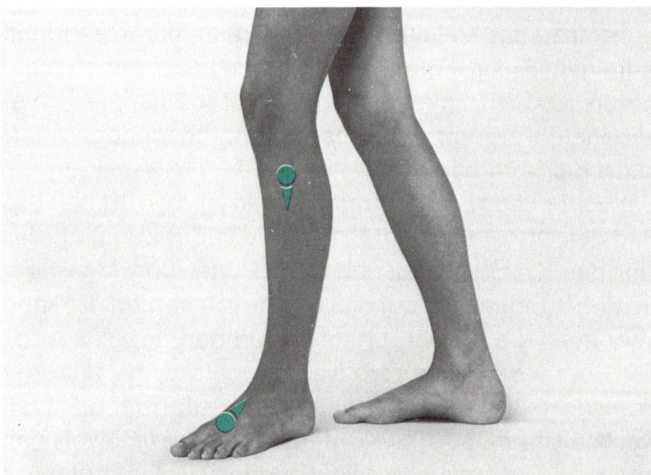

Gallensteine kommen übrigens bei 1/3 aller Menschen vor, können viele Jahre »stumm« bleiben, bis doch einmal eine Kolik ausgelöst wird.

Körperakupressur

Der chin. Hauptpunkt ist der dang-nang-dian, der 3 Querfinger unterhalb des tastbaren Wadenbeinköpfchens liegt und kräftig nach unten massiert werden muß. Andere Körperpunkte sind nur Zusatzpunkte. Am Fuß empfiehlt sich der tai-ch'ung, der 2–3 Querfinger oberhalb der Hautfalte zwischen 1. und 2. Zehe, näher zur Großzehe hin liegt und in Richtung Fußgelenk massiert wird. An der Stirne massiert man energisch den Punkt yang-pai nach oben. Er befindet sich 1 1/2 Querfinger über den Augenbrauen, oberhalb der Pupille beim Blick geradeaus.
Nach oben wird auch der chung-kuan und shang-kuan massiert. Der eine befindet sich genau in der Mitte zwischen Brustbeinfortsatz und Nabel, der andere 2 Querfinger höher.

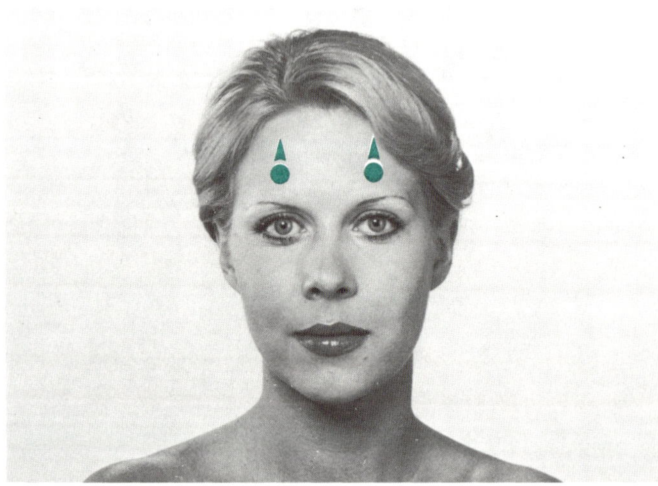

Ohrakupressur

Da die Gallenblase mit den äußeren Gallenwegen in der rechten Körperhälfte liegt, ist nur das rechte Ohr zu akupressieren. Der Schmerzpunkt der Gallenwege wird in der oberen Hälfte der Ohrmulde nach vorne-oben kräftig massiert. Zusätzlich wird der Bewegungsablauf der Muskelkontraktionen der Gallenwände auf der Rückseite des Ohres durch Akupressur nach unten harmonisiert.

Vorgehen im Notfall

Der Kranke ist auf sich alleine gestellt: Besonders wirksam ist der Schmerzpunkt der Gallenwege am Ohr, der kräftig massiert werden soll. Ist kein Spiegel vorhanden, soll der Patient den Punkt an der Stirn kräftig massieren. Den sehr wirksamen Punkt am Unterschenkel kann der Kranke während der Kolik oft nicht gut erreichen, da er dabei den Körper doch ziemlich abknicken muß.

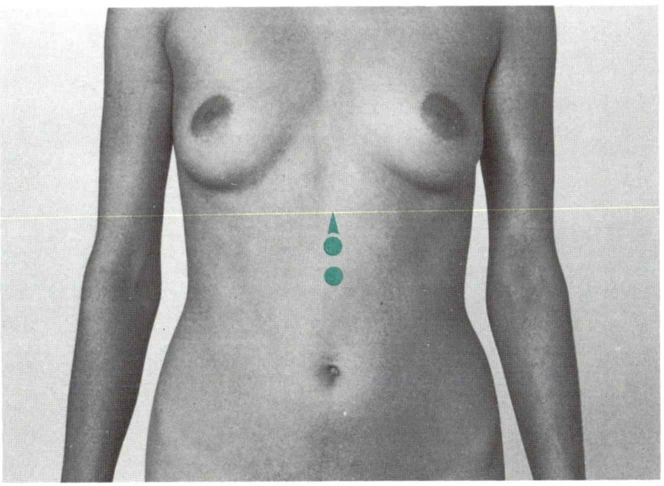

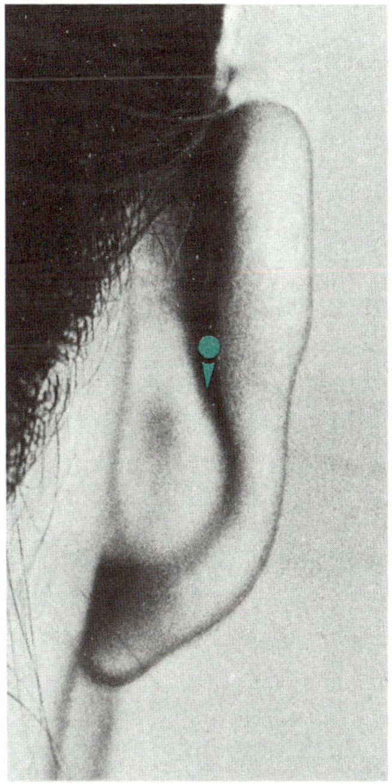

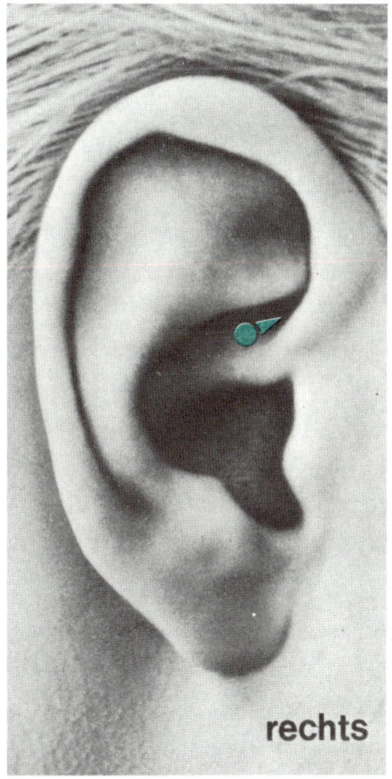

Ein Helfer kann die Akupressur übernehmen: Das Buch mit dem Bild des Ohres wird direkt neben das rechte Ohr des Kranken gehalten. Punkt und Massagerichtung werden übernommen und es wird energisch akupressiert. Auch die Körperakupressur kann Anwendung finden, am stärksten ist der Punkt am Unterschenkel zu massieren.

Weiteres Vorgehen: Neigt der Kranke zu Gallenkoliken, so ist mit dem Arzt die Möglichkeit einer Operation der Gallenblase zu besprechen. Außer der angegebenen Akupressur wird ein feucht-warmer Wickel auf der Gallenblasengegend als sehr angenehm empfunden. Um Koliken zu vermeiden, wird entsprechende Diät empfohlen.

Notfallakupressur: Herzschmerzen

Herzschmerzen gehören in Amerika wie in Europa als Symptom zu den häufigsten ernsten Krankheiten. Sie können Ausdruck eines Angina-pectoris-Anfalls (Herzenge) oder auch – bei stärkerer Ausprägung – Zeichen eines Infarkts sein. Vor dem großen und gefährlichen Infarkt kann es oftmals zu kleinen, zu »Mini-Infarkten« kommen.
Bei entsprechendem Verdacht muß der Kranke sofort zum Arzt, der bei Vorliegen eines Herzschmerzes dann mit Hilfe von EKG und Laborwerten exakter diagnostizieren kann, um welche Erkrankung es sich genau handelt und wie gefährlich die Krankheit ist, d. h. ob ein Krankenhausaufenthalt unter Umständen in der Intensivstation notwendig wird.

Wie äußert sich die Krankheit?

Herzschmerzen können jede Variation an Stärke und Dauer zeigen, d. h., es kann sich um kleine kurze Stiche in der linken Brustgegend handeln oder aber auch um den schweren Schmerz mit Vernichtungsgefühl.

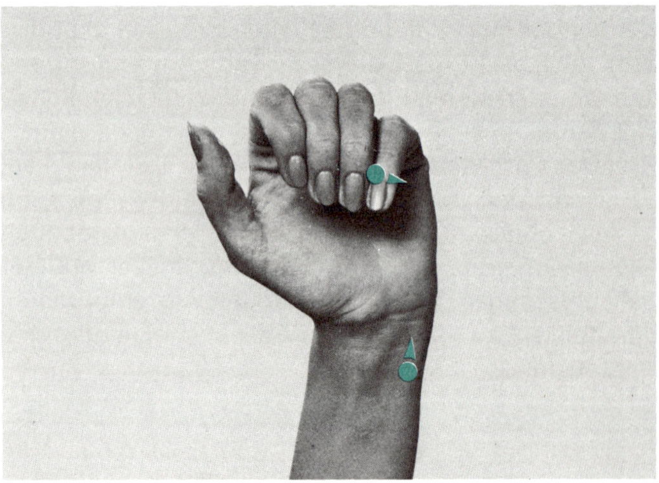

Wo liegt die Ursache der Krankheit?

Herzschmerzen entstehen immer durch einen Sauerstoffmangel in Herzbezirken. Psychische Anspannung und Erregung kann sehr schmerzverstärkend wirken. Man unterscheidet im wesentlichen zwei Arten von Herzschmerzen, die angina pectoris (Herzenge) und den Herzinfarkt, bei dem der Sauerstoffmangel im betroffenen Herzgebiet so lange dauert, daß dieser Bezirk absterben muß. Während andere Körperteile, die von irgendwelchen Krankheiten befallen sind, sich in der Ruhepause regenerieren können, gibt es für das Herz keine Ruhepause. Ein abgestorbener Herzbezirk ist daher um so gefährlicher, je größer er ist.

Körperakupressur

Als chin. Punkt verwendet man den tung-li (»Verbindung mit dem Inneren«), der sich auf der Innenfläche des Unterarms 2 Querfinger oberhalb des Handansatzes auf einer gedachten Verlängerungslinie des

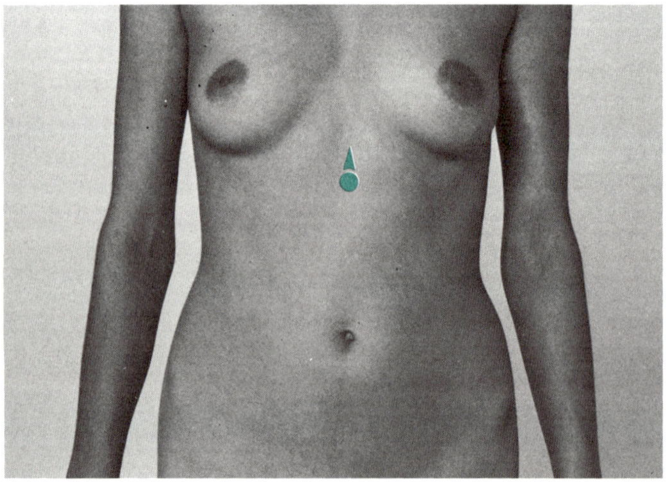

Kleinfingers befindet. Er wird in Richtung zu diesem massiert. Außerdem massiert man den shao-chong, Anregungspunkt des Herzens, der am ringfingerseitigen Nagelfalzwinkel des Kleinfingers liegt. Er wird quer unterhalb des Nagels nach außen massiert. Als nächster Punkt wird der chü-ch'üeh, der sogenannte Alarmpunkt des Herzens, 2 Querfinger (bei Dicken 3–4) unterhalb des Brustbeinfortsatzes nach oben massiert. In Kombination zu diesem Punkt verwendet man den sogenannten »Zustimmungspunkt des Herzens« am Rücken, den hsin-shu, etwa 2–3 Querfinger seitlich des 5. Brustwirbeldorns, der nach unten massiert wird.

Ohrakupressur

Da die Lage des Herzens im Körper im wesentlichen linksseitig ist, genügt es, das linke Ohr zu akupressieren. Der Schmerzpunkt des Herzens ist oberhalb der großen Ohrwindung und wird nach unten massiert. Zusätzlich wird der Herz-Kräftigungspunkt hinter der Ohrmuschel in der Ohrrinne nach oben massiert.

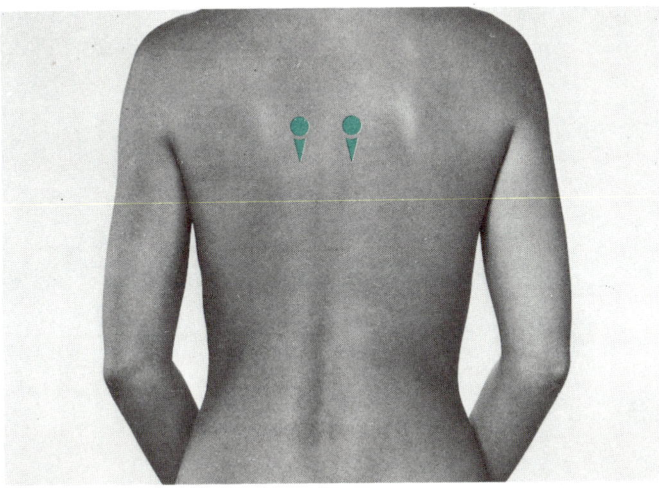

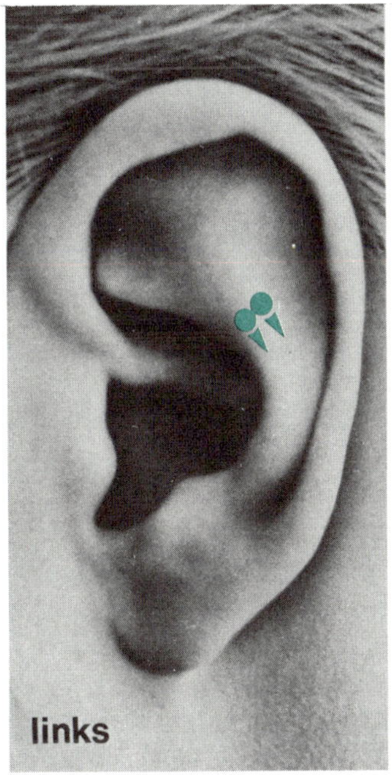

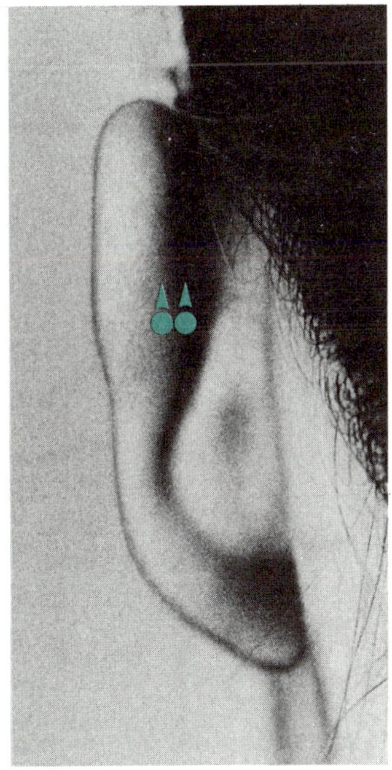

Vorgehen im Notfall

Der Kranke ist auf sich alleine gestellt: Besonders wirksam ist der Ohrpunkt gegen Herzschmerzen, der kräftig massiert werden soll. Ist kein Spiegel vorhanden, soll der Kranke die Punkte am Unterarm und der Brust energisch massieren.

Ein Helfer kann die Akupressur übernehmen: Das Buch mit dem Bild des Ohres wird direkt neben das linke Ohr des Kranken gehalten. Punkt und Massagerichtung werden übernommen und es wird energisch akupressiert. Dauert die Einlieferung ins Krankenhaus mehrere Tage (z. B. bei Fahrt auf hoher See), werden Ohr- und Körperakupressur tageweise abwechselnd alle zwei Stunden für 5–10 Minuten durchgeführt.

Normales Vorgehen: Mit der Akupressur wird die Zeit bis zum Eintreffen des Arztes überbrückt.

Notfallakupressur: Nierenkolik

Die Akupressur vermag bei einer Nierenkolik die Schmerzen zu dämpfen und damit das Warten auf ärztliche Hilfe zu erleichtern.

Wie äußert sich die Krankheit?

Ein Stein, der Koliken auslöst, kann noch in der Niere selbst seinen Platz haben, dann sind die ausstrahlenden Schmerzen in der Lendengegend am Rücken am deutlichsten. Sitzt der Stein jedoch tiefer im Harnleiter zwischen Niere und Blase, dann sind auch die Schmerzausstrahlungen tiefer, mehr seitlich und in die Blase hinein.

Wo liegt die Ursache der Krankheit?

In der Regel ist ein Nierenstein die Ursache einer Nierenkolik, seltener kommt es dazu durch abgestoßene Schleimhautstücke bei Nierenentzündungen. Es gibt verschiedene Arten von Nierensteinen, manche können unter Umständen aufgelöst werden. In jedem Falle einer Nierenkolik muß man also zum Arzt.

Körperakupressur

Als chin. Punkt verwendet man den ching-men, den »Alarmpunkt« der Niere. Man findet ihn leicht am freien Ende der 12. Rippe, indem man den Arm gerade hinunter anlegen und abwinkeln läßt. Der Punkt ist dann 4 Querfinger hinter der Ellenbogenspitze. Zusätzlich und bei mehr seitlicheren Kolikschmerzen verwendet man den tai-mo, 3 Querfinger tiefer und 3 Querfinger vor dem vorgenannten Punkt (beide werden nach vorne-unten massiert), und eventuell bei seitlich-tiefen Schmerzen auch den Punkt wu-shu neben dem tastbaren vorderen Dorn des Darmbeins. In Kombination besonders zum erstgenannten Punkt ching-men verwendet man den shen-shu, den sogenannten Zustimmungspunkt der Nieren. Er befindet sich 2–2½ Querfinger neben dem Unterrand des 2. Lendenwirbeldornfortsatzes und wird wie alle vorgenannten Punkte nach unten massiert.

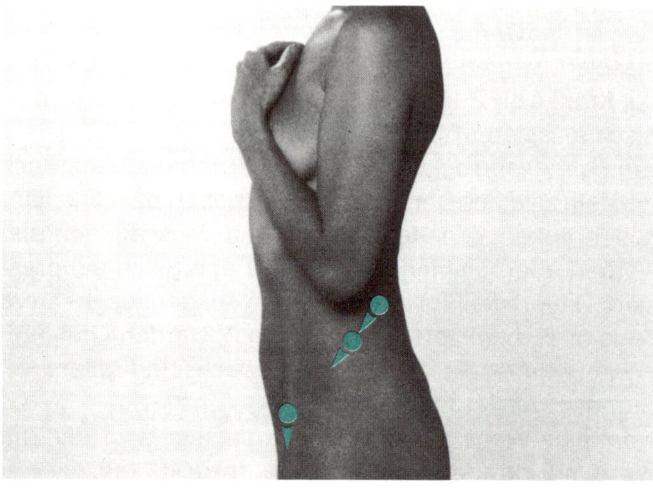

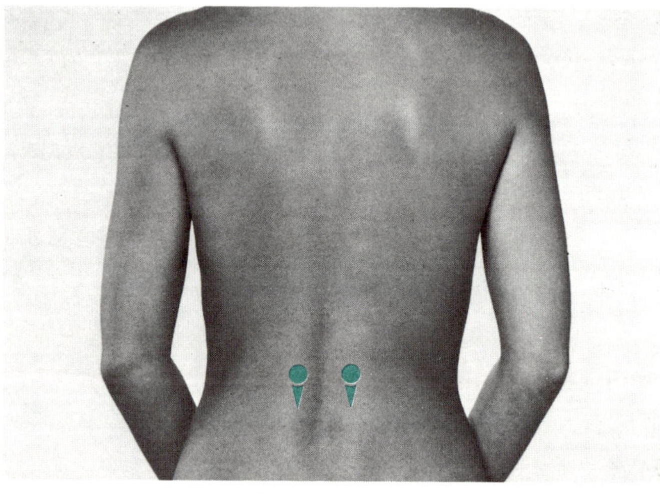

Nach oben dagegen wird der t'ai-ch'ung massiert, ein allgemein krampflösender Punkt etwa 2 bis 3 Querfinger oberhalb der Falte zwischen erster und zweiter Zehe, etwas näher in Richtung zur Großzehe.

Ohrakupressur

Am rechten Ohr wird vom Punkt der Blase ausgehend der gesamte Weg innerhalb der Fältelung der aufsteigenden Ohrleiste bis zum höchsten Punkt der Niere hochmassiert. Am linken Ohr – falls die linke Seite betroffen ist – sind die gleichen Punkte zu massieren, nur eben von oben nach unten (ohne Bild). Diese Punkte sind die Schmerzpunkte des zwischen Blase und Niere befindlichen Harnleiters und der Niere selbst. Zur Harmonisierung des muskulären Bewegungsablaufs, der bei der Nierenkolik verkrampft ist, muß der entsprechende Punkt auf der Hinterseite des Ohres rechts nach unten, links nach oben akupressiert werden. Der Punkt ist direkt neben der Anwachsungszone des Ohres hinten mit dem Kopf im oberen Teil des Ohres.

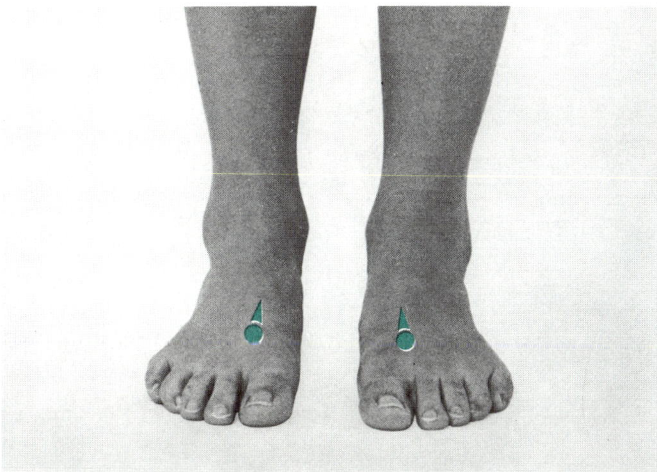

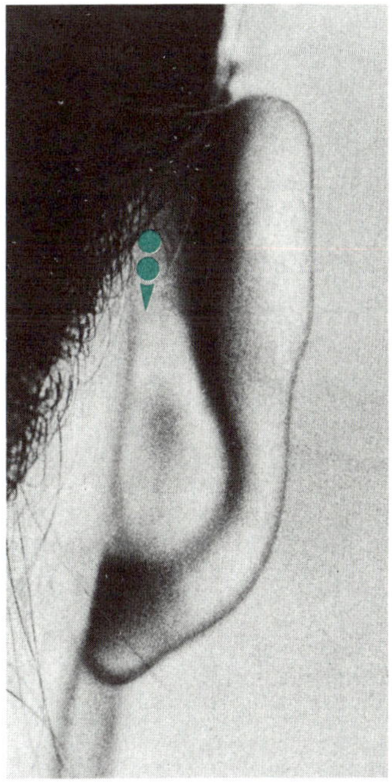

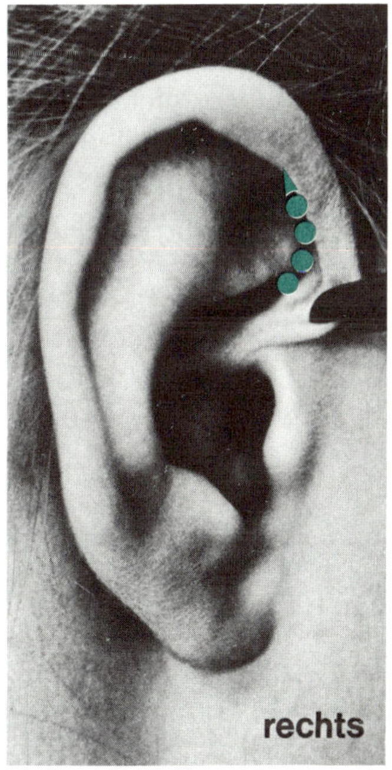

Vorgehen im Notfall

Der Kranke ist auf sich alleine gestellt: die besonders wirksamen Ohrpunkte sind kräftig zu massieren. Ist kein Spiegel vorhanden, soll der Kranke die Punkte seitlich am Körper und, wenn er ihn gut erreicht, auch den am Fuß energisch massieren.
Ein Helfer kann die Akupressur übernehmen: Das Buch mit dem Bild des Ohres wird direkt neben das rechte Ohr des Kranken gehalten. Punkte und Massagerichtung werden für das rechte Ohr übernommen und energisch akupressiert. Am linken Ohr (nur falls notwendig) werden die gleichen Punkte verwendet und in der Gegenrichtung massiert. Auch die Körperakupressur kann mit allen Punkten Anwendung finden.
Weiteres Vorgehen: Man trinke viel und achte auf genügend Luftfeuchtigkeit in Arbeits- und Ruheräumen.

Notfallakupressur: Zahnschmerzen

Zahnschmerzen sind sehr häufig und leider auch dann nicht selten, wenn man gerade keinen Zahnarzt aufsuchen oder erreichen kann. Oft muß also der Zahnschmerz erst eine Weile ausgehalten werden, bis man sich in die notwendige zahnärztliche Behandlung begeben kann. Eine andere Anwendungsmöglichkeit ist die Akupressur *nach* dem Gang zum Zahnarzt. Dieser Fall kann dann eintreten, wenn der Zahnarzt umfangreiche Bohrarbeiten durchgeführt hat und der Zahnnerv noch eine Weile gereizt bleibt. In Absprache mit dem Zahnarzt ist dann die Akupressur sehr segensreich. Sicher kann man auch Schmerztabletten gegen eine Zahnschmerzattacke einnehmen, doch zum einen hat man sie nicht immer bei der Hand und zum anderen vertragen viele Leute nicht die starken Schmerztabletten, die sonst mitunter nötig wären.

Wie äußert sich die Krankheit?

Die Schmerzen können zunächst sehr lokalisiert an einem Zahn sein, dann aber in das ganze Kieferteil ausstrahlen. Bei sehr starken Schmerzen sind oft Ober- und Unterkiefer gleichzeitig betroffen. Ist der Schmerz ausgesprochen klopfend, sollte man sich sicherheitshalber auch nachts zum Zahnarzt oder in eine Zahnklinik begeben.

Wo liegt die Ursache der Krankheit?

Zahnschmerzen sind immer Ausdruck einer Reizung der Zahnnerven. Diese Reizung kann durch verschiedene Ursachen bedingt sein, z. B. kann ein Zahn vereitert sein, eine Zahnfüllung kann sie bewirken usw. Die Ursache muß der Zahnarzt auf jeden Fall genau lokalisieren, d. h., die Akupressur darf auf keinen Fall den Gang zum Zahnarzt ersetzen oder hinausschieben, auch wenn es beim Zahnarzt selten angenehm ist. Während der Zahnarztbehandlung kann man übrigens auch die Akupressur anwenden, dann sind die Schmerzen gemildert.

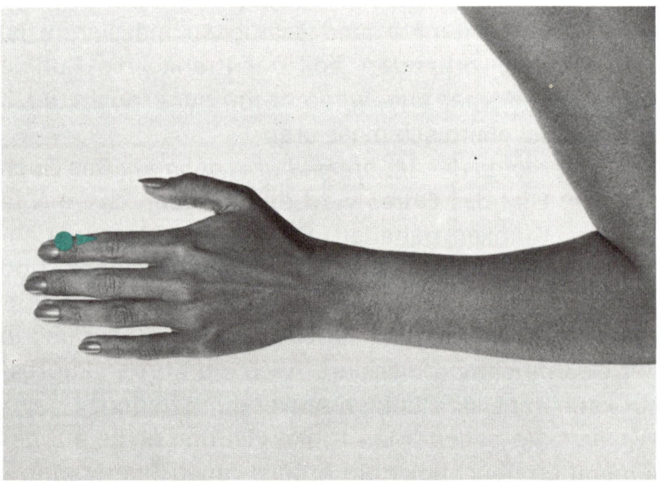

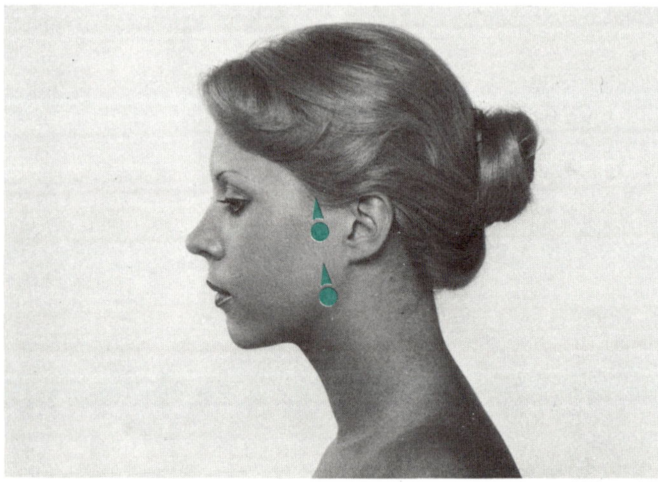

Körperakupressur

Der chin. Hauptpunkt ist der shang-yang direkt neben dem daumenseitigen Nagelfalzwinkel des Zeigefingers. Die Akupressurrichtung ist in Richtung Fingergrundgelenk. Zusatzpunkte sind der hsia-kuan in einem Grübchen vor dem Kiefergelenk am Jochbein unten oder der chia-ch'e am Unterkieferwinkel. Beide werden nach oben massiert. Der ti-ts'ang dagegen wird nach unten massiert. Er befindet sich 1 Querfinger neben dem Mundwinkel. Besonders für Schmerzen im Oberkieferbereich kann auch der ch'üan-chiao zusätzlich angewendet werden. Er befindet sich am Schnittpunkt einer gedachten Linie vom äußeren Augenwinkel gerade nach unten mit dem Unterrand des Jochbeins in einem kleinen Grübchen. Er wird in Richtung Ohr massiert.

Ohrakupressur

Am Ohrläppchen ziemlich weit hinten, etwa in der Mitte zwischen Ohrrand und großer Ohrwindung, liegt das

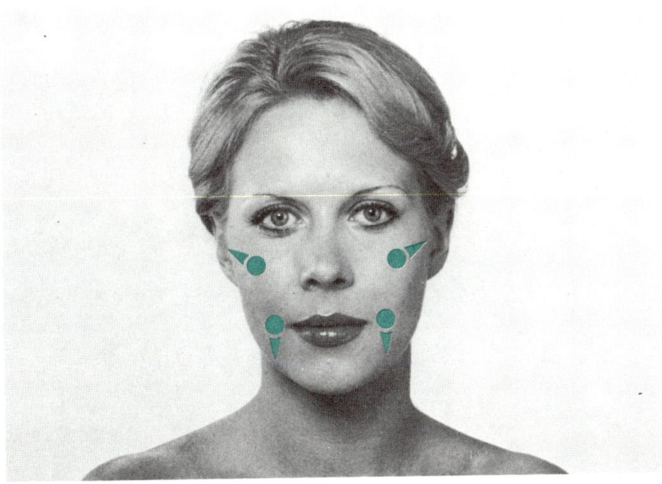

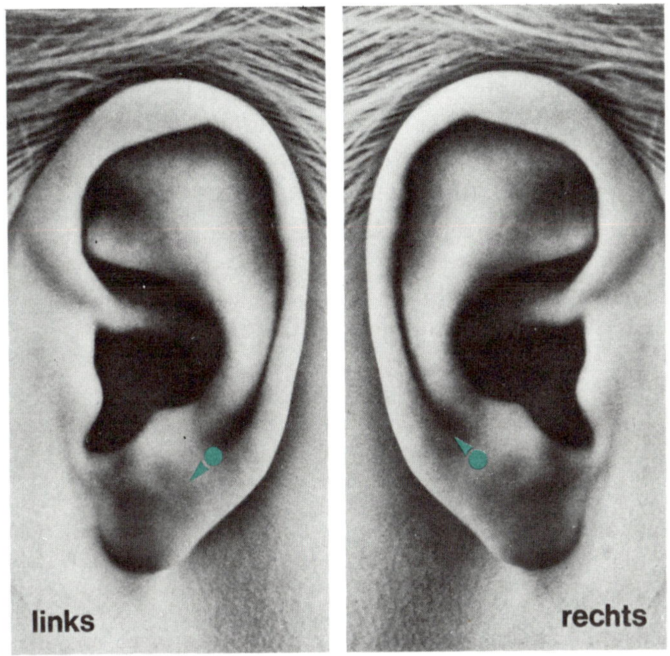

Zahngebiet. Am rechten Ohr wird nach oben-hinten, am linken Ohr nach vorne-unten massiert. Welches Ohr man wählt, das hängt von dem Sitz des Zahnschmerzes ab; d. h. Zahnschmerzen mehr rechts – Behandlung am rechten Ohr und umgekehrt. Macht die Lokalisation Schwierigkeiten, massiert man beide Ohren.

Vorgehen im Notfall

Besonders wirksam gegen Schmerzen sind die Ohrpunkte, die kräftig massiert werden sollen. Ist kein Spiegel vorhanden, soll der Kranke vor allem den Punkt am Zeigefingernagel behandeln. Auch während der Behandlung beim Zahnarzt soll er diesen Punkt kräftig massieren.

Ohren-Funktionsanregung

Mit zunehmendem Alter läßt auch die Funktion des Ohres nach. Nicht selten tritt zur Schwerhörigkeit auch noch Ohrensausen ein. Auch die Akupressur kann hier meist nicht heilen, sondern nur lindern oder ein schnelles Fortschreiten im Krankheitsverlauf, also eine Verschlechterung, nur hinauszögern oder aufhalten.

Wie äußert sich die Funktionseinschränkung der Ohren?

Der Patient merkt meistens selber sehr bald, daß sich sein Gehör verschlechtert, wenn er häufiger um Wiederholung bitten muß. Der HNO-Arzt kann die Hörleistung genau mit einem sogenannten Audiogramm messen. Besonders unangenehm sind Ohrensausen und Ohrgeräusche wie Pfeifen u. ä. Diese hartnäckigen Leiden sind sehr oft therapieresistent.

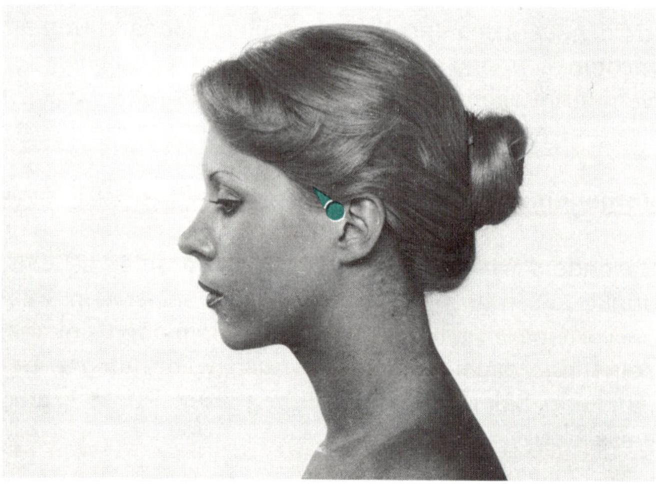

Wo liegt die Ursache der Funktionseinschränkung der Ohren?

Mit zunehmendem Alter nimmt auch die Durchblutung des Ohres ab, und gerade dieses Sinnesorgan ist auf optimale Durchblutung angewiesen. Eine genaue Untersuchung zur Feststellung der Ursache der Funktionseinschränkung beim HNO-Arzt ist unumgänglich. Die Akupressurbehandlung ist in Absprache mit ihm durchzuführen. Sie verspricht hauptsächlich dann zu einer Besserung zu führen, wenn das Ausmaß der Durchblutungsstörungen noch nicht zu gravierend ist.

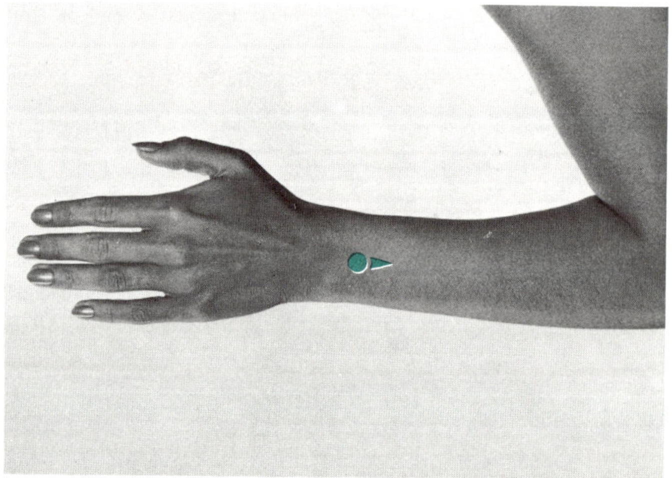

Körperakupressur

Hier verwendet man den chin. Meisterpunkt des Ohres eh-men (»Tor des Ohres«) oben am Tragus vor dem Ohr, in jener Vertiefung, die bei leicht geöffnetem Mund entsteht. Der Punkt wird nach oben-vorne massiert.
In Kombination zu diesem Punkt wird in China gerne der wai-kuan verwendet. Er befindet sich in der Mitte der Strecke Mittelfingerspitze-Ellenbogenspitze. Dieser Punkt wird ellenbogenwärts kräftig akupressiert.
Genau auf der Gegenseite, nämlich innen am Unterarm, liegt der nächste Punkt nei-kuan (»Innere Barriere«), der also etwa 3 Querfinger oberhalb des Handansatzes in der Mitte des Unterarms liegt und in Richtung zu den Fingern akupressiert werden muß.
Besonders bei niedrigem Blutdruck empfiehlt sich noch zusätzlich der chung-ch'ung am daumenseitigen Nagelfalzwinkel des Mittelfingers, der quer unterhalb des Nagels in Richtung Ringfinger hin massiert wird. Bei Hochdruckkranken soll die Massage nur mäßig sein.

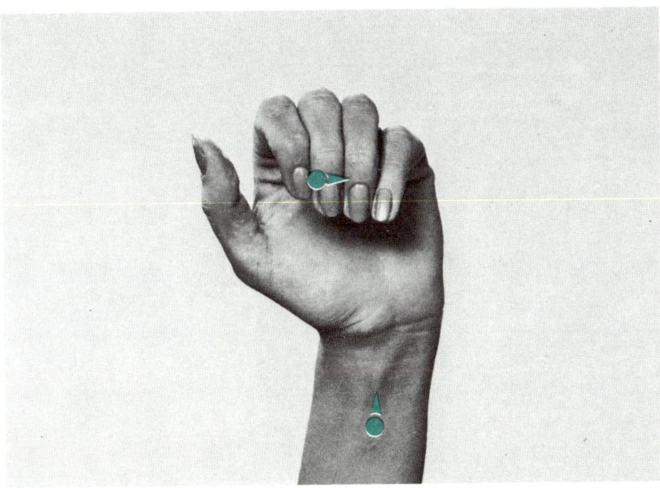

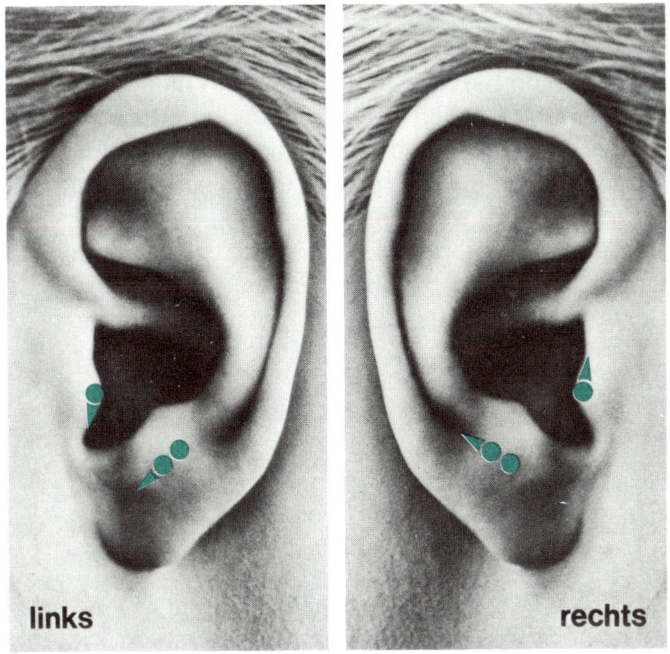

Ohrakupressur

Der Hauptpunkt am Ohr ist der Randpunkt in der Mitte des sogenannten Tragus. Er ist für den Gehörnerv zuständig und wirkt anregend auf dessen Funktion. Er wird rechts nach oben massiert. Ein anderer Punkt ist ziemlich weit hinten-oben am Ohrläppchen und wird rechts nach hinten-oben massiert. Am linken Ohr sind die Punkte gleich, die Massagerichtung umgekehrt.

Weiteres Vorgehen

Ohr- und Körperakupressur werden tageweise abwechselnd durchgeführt. Falls vom HNO-Arzt durchblutungsfördernde Medikamente verordnet werden, sind diese zusätzlich einzunehmen.

Phantomschmerz

Mitunter ist eine Entfernung von kranken Gliedmaßen nicht vermeidbar, besonders im Krieg, nach schweren Verkehrs- und Arbeitsunfällen. Oftmals glauben die Patienten nach solchen Amputationen in dem nicht mehr vorhandenen, amputierten Glied starke quälende Schmerzen zu spüren. Häufig treten solche Phantomschmerzen auf, wenn der betroffene Nerv bei dem zur Amputation führenden Unfall verletzt oder gequetscht wurde. Manche Ärzte nehmen an, daß dieser letzte Schmerzeindruck im Gehirn festgehalten wurde.

Wie äußert sich die Krankheit?

Besonders häufig äußern die Kranken nachts ihre Schmerzen und können sehr oft auf den Zentimeter genau den Hauptschmerzpunkt am fehlenden Körperteil angeben.

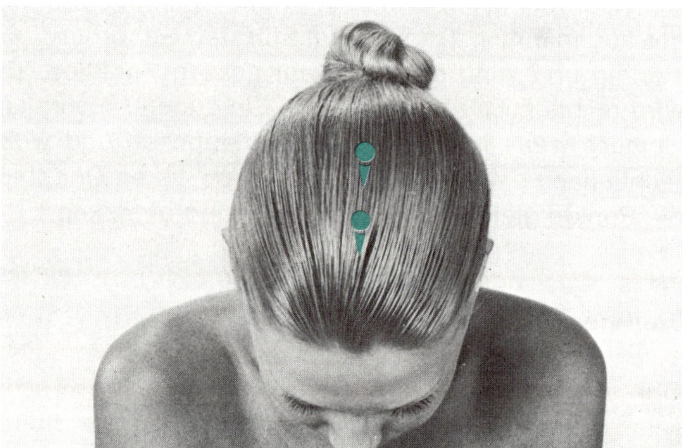

Wo liegt die Ursache der Krankheit?

Hier sind die Meinungen auch unter den Ärzten nicht einheitlich. Das Team von Professor Kielholz, Schweiz, glaubt, daß diese Phantomschmerzen in mehreren Aspekten mit dem depressiven Syndrom vergleichbar seien. Manche Ärzte glauben, daß die Schmerzen nur im Gehirn existieren und der Amputationsstumpf keine Rolle spielt, andere wiederum sind der Meinung, daß der Amputationsstumpf doch eine gewisse Rolle spielt. Für die Akupressur ist die Verschiedenheit der Meinungen völlig unerheblich.

Körperakupressur

Am Körper verwendet man das System der sogenannten Schmerzpunkt-Akupressur (locus dolendi-Akupressur) am gesunden Körperteil; d. h., schmerzt zum Beispiel die Ferse des amputierten linken Beins, massiert man kräftig die Ferse des vorhandenen rechten Beines. Die Massagerichtung ist dabei grundsätzlich nach oben.

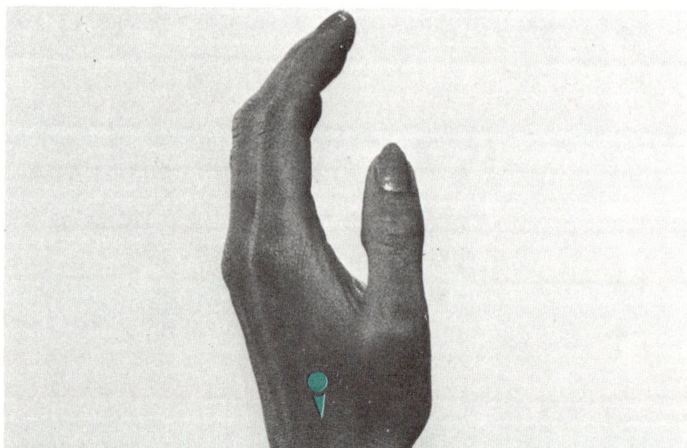

Als allgemeine Punkte verwendet man den chin. Punkt pai-hui in der Mitte des Schädels, auf einer gedachten Verbindungslinie beider Ohren, und den hou-ting etwa 3 Querfinger hinter dem vorgenannten Punkt in einer deutlichen Vertiefung. Beide Punkte werden nach vorne massiert.
Zusätzlich kann man den ho-ku 2 Querfinger unterhalb der Zeigefingergrundgelenksmitte und 1/2 Querfinger daumenwärts in Richtung zum Ellenbogen massieren und den tsu-san-li nach unten akupressieren. Dieser Punkt liegt direkt unter der Ringfingerspitze am Unterschenkel, wenn man die Handinnenfläche gerade auf die Kniescheibe auflegt.

Ohrakupressur

Am Ohr ist der zum fehlenden Körperteil zugehörige Schmerzpunkt entsprechend der Schemazeichnung am rechten oder linken Ohr aufzusuchen. Am rechten Ohr ist dann die Akupressurrichtung nach oben, am linken nach unten. Das gilt auch für den sehr wichtigen psychischen Hauptpunkt der Gedankenaktivität vorne unten am Ohrläppchen, der energisch akupressiert werden muß.

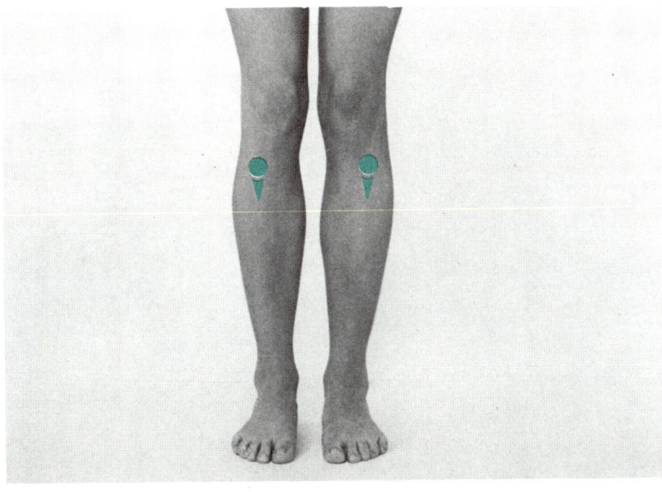

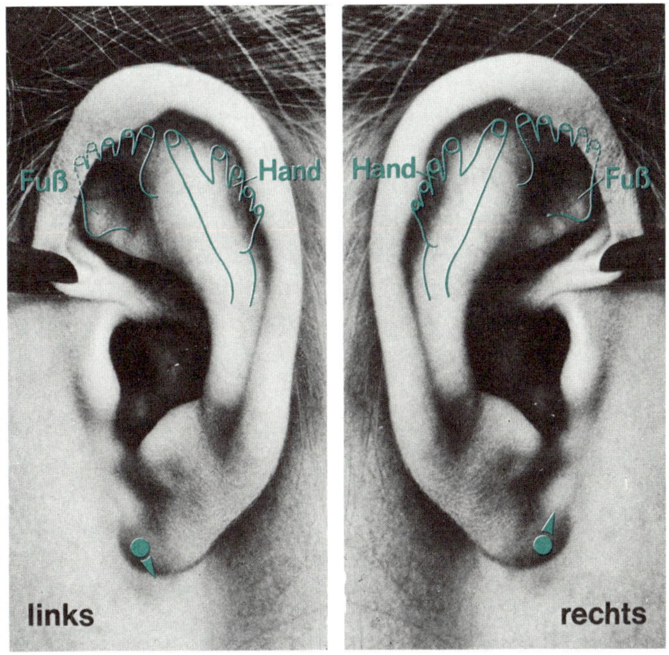

Weiteres Vorgehen

Beim Phantomschmerz ist jede Akupressur in ihren Punkten individuell. Falls Sie Schwierigkeiten haben, die in Ihrem Fall zutreffenden Punkte zu finden, dann wenden Sie sich an einen erfahrenen Akupunkturarzt und lassen Sie sich die Stellen anzeichnen. Normalerweise sollen Ohr- und Körperakupressur tageweise abgewechselt werden. Die Dauer und Häufigkeit der Akupressur richtet sich nach der Intensität des Phantomschmerzes. Normalerweise genügt einmaliges 5–10 minütiges Akupressieren am Abend.

Prostata-Entzündung

Entzündung der Vorsteherdrüse

Die Prostata, Vorsteherdrüse des Mannes, hat etwa die Größe und Gestalt einer Kastanie und befindet sich unterhalb der Harnblase. Die Harnröhre läuft ziemlich in der Mitte durch diese Drüse durch. Die Entzündung der Prostata ist eine unangenehme Erkrankung, da die normalerweise angewendeten medizinischen Maßnahmen nicht immer ein Chronisch-Werden des Prozesses verhindern können. Die Akupressur bringt hier gute Hilfe.

Wie äußert sich die Krankheit?

Zum einen sind nicht besonders scharfe, sondern eher undeutlich lokalisierte, mehr dumpfe Schmerzen, mitunter sogar mehr ein dumpfes unangenehmes Gefühl als ein Schmerz in der Prostatagegend zu spüren, zum anderen ist auch begleitend dazu ein Gefühl der Entzündung in der Harnröhre und mitunter häufiger Harndrang zu verzeichnen.

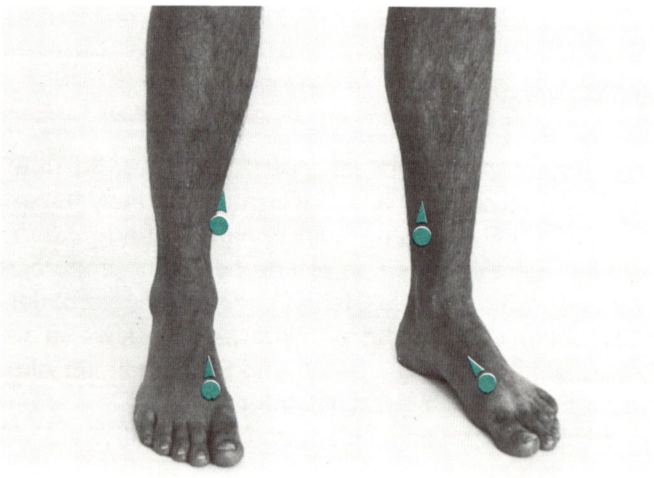

Wo liegt die Ursache der Krankheit?

Ursächlich für eine Reizung oder eine Entzündung der Prostata sind oft bakterielle Infektionen. Leider neigt diese Krankheit ganz besonders dazu, sich im Psychischen zu verankern und chronisch zu werden.

Körperakupressur

Als chin. Hauptpunkt verwendet man den san-yin-chiao etwa 3–4 Querfinger oberhalb der Mitte des Innenknöchels auf der tastbaren Hinterseite des Schienbeins und massiere ihn kräftig nach oben, wie auch den t'ai-ch'ung, der 3 Querfinger oberhalb der Hautfalte zwischen 1. und 2. Zehe etwas näher zur Großzehe hin liegt. Als mehr lokalen Energiepunkt massiert man den ch'i-hai nach oben, der 2–3 Querfinger unterhalb des Nabels (bei Dicken 4–5 Querfinger) lokalisiert ist. Als psychischen Entspannungspunkt gebe man zusätzlich den tsu-san-li am Unterschenkel und massiere ihn kräftig nach unten. Er befindet sich unter der Ringfingerspitze,

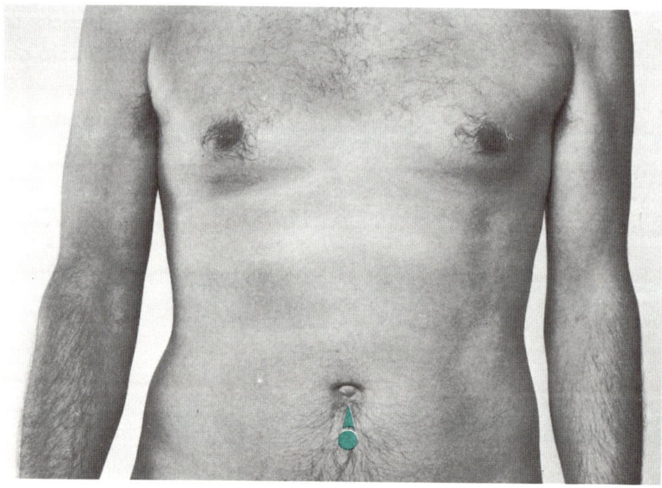

wenn man die Handinnenfläche gerade auf die Kniescheibe auflegt.

Ohrakupressur

Am rechten Ohr wird der Punkt der Prostata in der Fältelung der aufsteigenden Ohrleiste kräftig nach oben akupressiert, wie auch der psychische Hauptpunkt der Gedankenaktivität vorne unten am Ohrläppchen und der psychische Entspannungspunkt direkt oben vor der Anwachsungszone der Ohrleiste. Am linken Ohr sind es die gleichen Punkte, nur die Akupressurrichtung kehrt sich um.

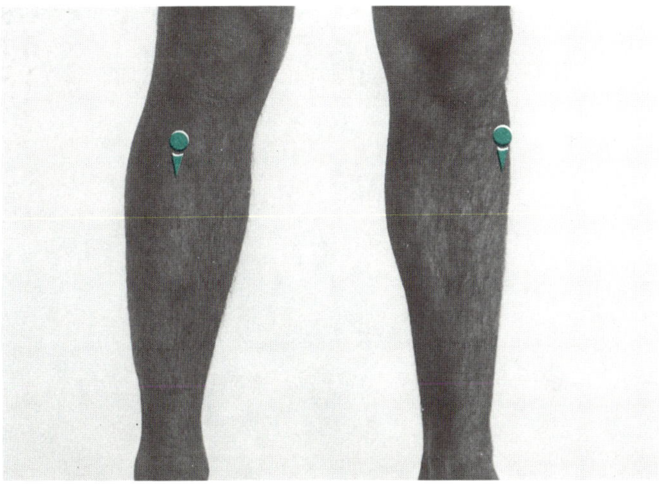

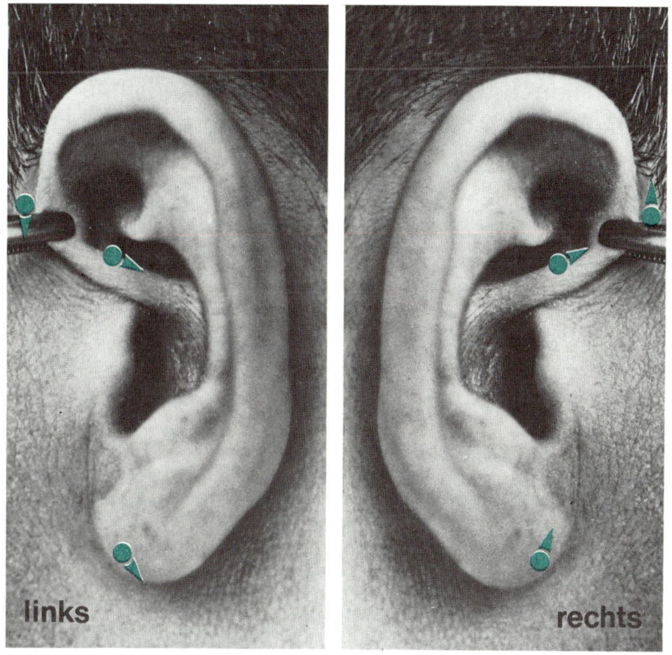

Weiteres Vorgehen

Ohr- und Körperakupressur werden tageweise abgewechselt. Normalerweise genügt eine 5–10 minütige Akupressur pro Tag. Eventuelle Medikamente sollen erst nach Rücksprache mit dem Arzt weggelassen werden.

Schlafstörungen

1. Einschlafstörungen

100 Millionen Mark werden in der BRD jährlich für sehr zweifelhafte Medikamente ausgegeben: für Schlaftabletten. In ihrer Not greifen Tausende zu den innerlich so abgelehnten »Chemikalien«, wenn sich der gesunde, der natürliche Schlaf nicht einstellen will. Zunächst sind einmal zwei Arten von Schlafstörungen zu unterscheiden, die in ungünstigen Fällen auch kombiniert auftreten können, nämlich:
1) Einschlafstörungen und 2) Durchschlafstörungen.
Zunächst zu den Einschlafstörungen:

Wie äußert sich die Krankheit?

Einschlafstörungen führen zu dem oft stundenlangen Herumwälzen im Bett. Der Patient versucht es dann mit »Schäfchenzählen« oder anderen bekannten Hausmitteln.

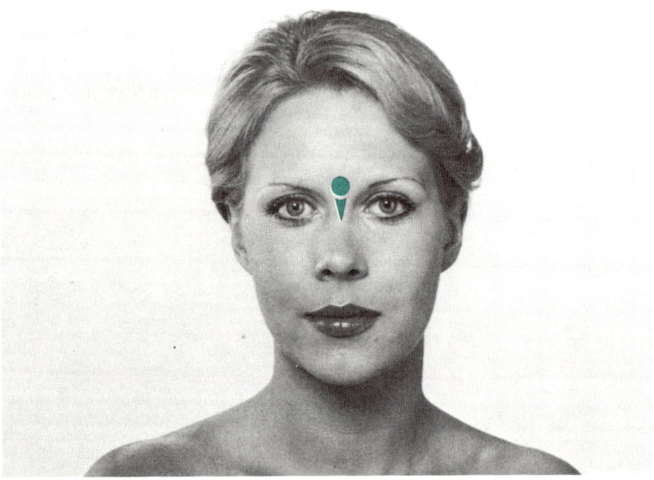

Wo liegt die Ursache der Krankheit?

Vereinfacht ausgedrückt: das Schlafzentrum im Gehirn ist durch die Aktivität anderer Gehirnzentren gestört. Der Patient hat den Eindruck, daß das Gehirn einfach nicht zur Ruhe kommt. Andere störende Ursachen, wie z. B. zu reichliches Essen – besonders blähender Speisen – am Abend, müssen eventuell durch ärztliche Untersuchung ausgeschaltet werden. Dazu gehört auch die Untersuchung auf Depressionen sowie andere psychische und somatische Leiden.

Körperakupressur

Der chin. Hauptpunkt liegt genau zwischen den Augenbrauen und wird nach unten massiert. Er beruhigt nach der jahrtausendealten Überlieferung und hilft die Augen schließen. Ein weiterer wichtiger Punkt ist der an-mien II, der sich in der Knochenrinne hinter dem Warzenfortsatz kurz oberhalb des Haaransatzes befindet. Er wird nach oben massiert. Besonders stark soll hier der Punkt

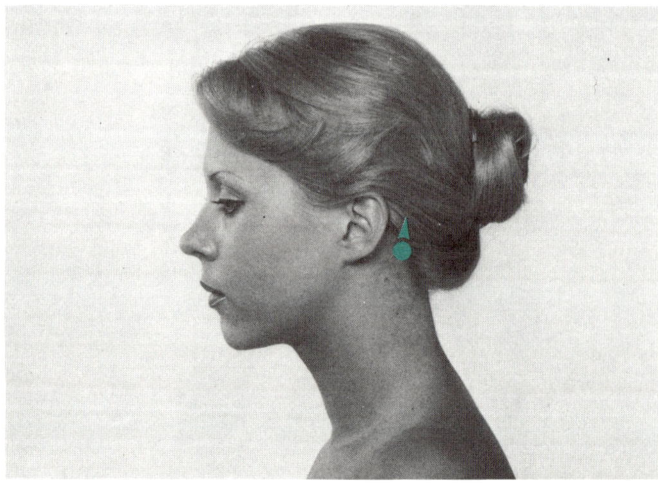

auf der linken Seite massiert werden. Eine Besonderheit bei der Einschlafstörung besteht darin, daß Männer und Frauen verschiedene Punkte am Fuß akupressieren sollen. Bei der *Frau* nämlich soll der chao-hai, der sich 1 Querfinger direkt unter dem *Innenknöchel* in einer kleinen Vertiefung befindet, nach oben-hinten kräftig massiert werden. Beim *Mann* ist es günstiger, einen Punkt 1 1/2 Querfinger unterhalb des *Außenknöchels* zu verwenden. Er befindet sich in einer kleinen Vertiefung nahe am Übergang der Hautfarbe von rötlich nach weiß und wird zehenwärts massiert. Er heißt shen-mo.

Ohrakupressur

Der Hauptpunkt ist, auch wenn man bereits im Bett liegt, leicht zu erreichen. Er liegt in der Mitte des hintersten Anteils des Ohrläppchens und wird rechts nach hinten-oben massiert. Vor dem Ohransatz wird die gesamte Strecke nach oben massiert. Am linken Ohr kehrt sich die Akupressurrichtung um.

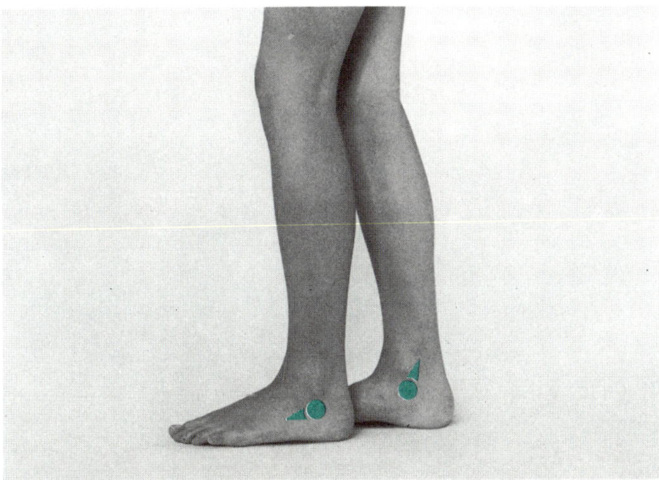

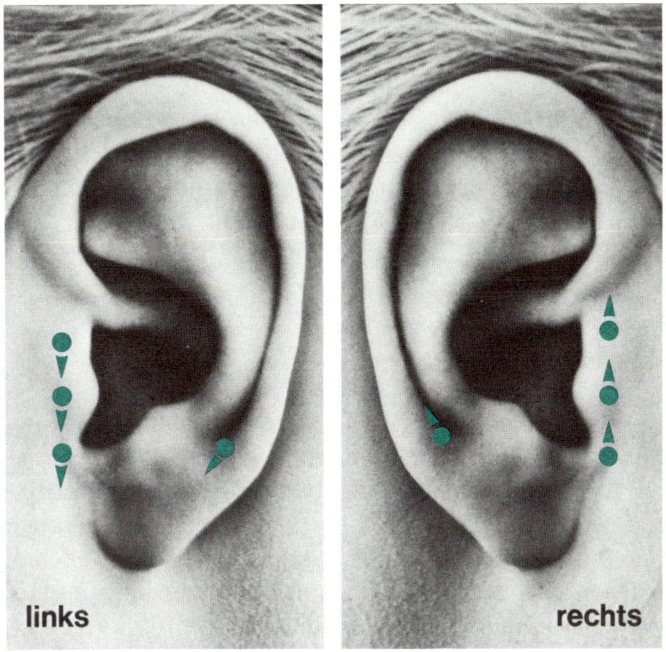

Weiteres Vorgehen

Ohr- und Körperakupressur werden tageweise abgewechselt. Bei Einschlafstörungen soll man zunächst jeden Abend vor dem Schlafengehen 5–10 Minuten akupressieren, später nur einmal die Woche, um der Rückfallgefahr vorzubeugen. Die Schlaftabletten sollten ganz langsam reduziert werden – immer 1/2 Tablette weniger – und dann schließlich ganz weggelassen werden.

Schlafstörungen

2. Durchschlafstörungen

Manche Menschen, die verhältnismäßig gut einschlafen, leiden an zu frühem Aufwachen und können dann um 3–4 Uhr morgens nicht mehr erneut einschlafen. Hier soll die Akupressur am Abend vorgenommen werden und, solange die Störung besteht, auch nach dem zu zeitigen Aufwachen.

Wie äußert sich die Krankheit?

Normalerweise schläft der Mensch bis zum Morgen durch. Eine gewisse Verkürzung des Schlafbedürfnisses gibt es nur im Alter, aber auch alte Menschen schlafen meistens bis 5 oder 6 Uhr früh und haben dann auch das Gefühl, ausgeschlafen zu sein. Ganz anders verhält es sich bei den Kranken mit Durchschlafstörungen. Wenn sie nämlich um 3–4 Uhr aufwachen, fühlen sie sich sehr müde und greifen häufig dann noch einmal zu einer Schlaftablette, um nur überhaupt weiterschlafen zu können, oder sie nehmen gleich vor dem Schlafengehen eine spezielle Schlaftablette, die lange vorhält, um gegen die Durchschlafstörung gesichert zu sein.

Wo liegt die Ursache der Krankheit?

Zu einer gewissen inneren Unruhe kommt bei diesen Menschen noch in der Regel eine Störung im Leber-Galle-System dazu. Diese Erkenntnis verdanken wir der chinesischen Medizin, bei der der Zusammenhang zwischen der Uhrzeit 2–4 Uhr nachts und Störungen im Leber-Galle-System schon seit Jahrtausenden bekannt ist. Allerdings wissen auch wir, daß z. B. Gallenkoliken am häufigsten zu der angegebenen Zeit vorkommen.

Körperakupressur

Der Hauptpunkt für Verspannungen im Leber-Galle-System, der dang-nang-dian, wird 3 Querfinger unterhalb des tastbaren Wadenbeinköpfchens kräftig nach unten akupressiert, wie auch ein Punkt in seiner Nähe, der

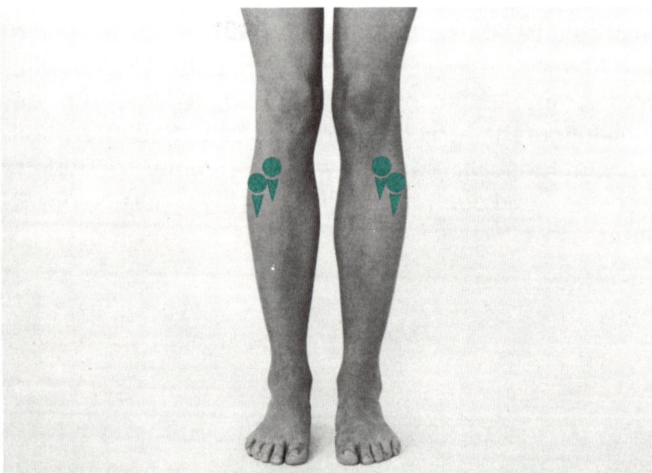

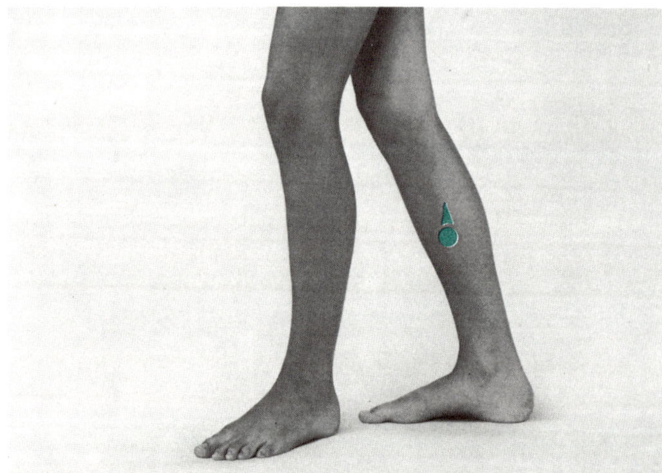

tsu-san-li. Dieser Punkt liegt genau unter der Ringfingerspitze, wenn man die Handinnenfläche gerade auf die Kniescheibe auflegt. Ein weiterer wichtiger Punkt am Unterschenkel ist der tchong-tu, der allerdings kräftig nach oben massiert werden muß. Er befindet sich 1 Querfinger nach hinten und nach unten vom Mittelpunkt der Strecke Kniescheibenmitte – Innenknöchelmitte. Ferner wird noch der Punkt tan-chung nach oben massiert. Er findet sich auf dem Brustbein, beim Manne in der Höhe der Brustwarzen, also 2 Querfinger unterhalb der Mitte der Länge des Brustbein.

Ohrakupressur

Am rechten Ohr ist ein spezieller Schlafpunkt auf der Rückseite des Ohres unten hinten am Ohrläppchen nach unten zu massieren. Er befindet sich an der gleichen Stelle wie der Einschlafpunkt des vorigen Kapitels, nur eben nicht auf der Ohrvorderseite, sondern auf der Rückseite. Außerdem sind die Punkte zur Anregung der Leber-Galle-Tätigkeit in der Ohrmulde kräftig nach

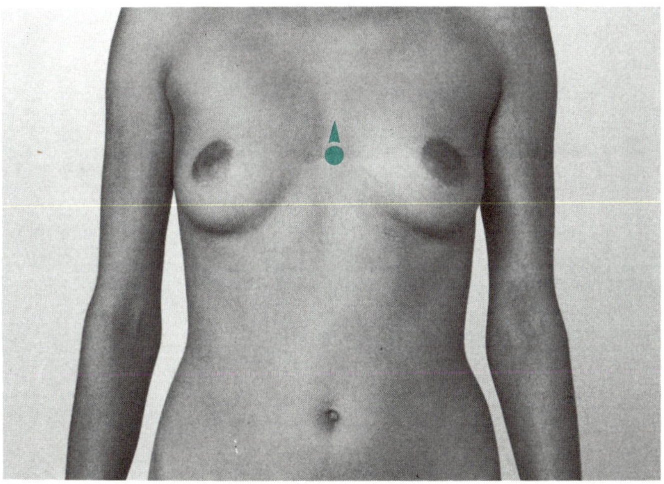

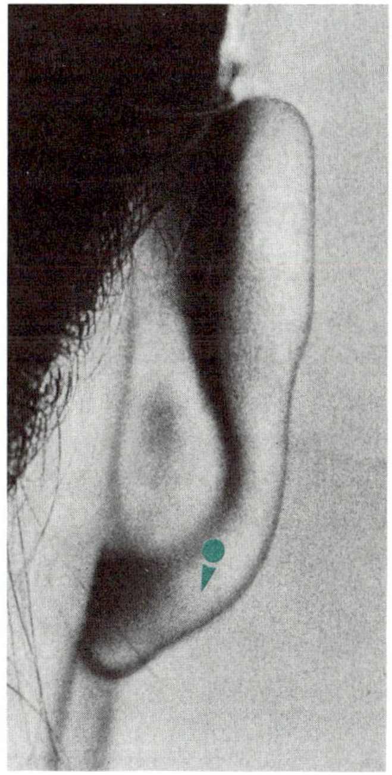

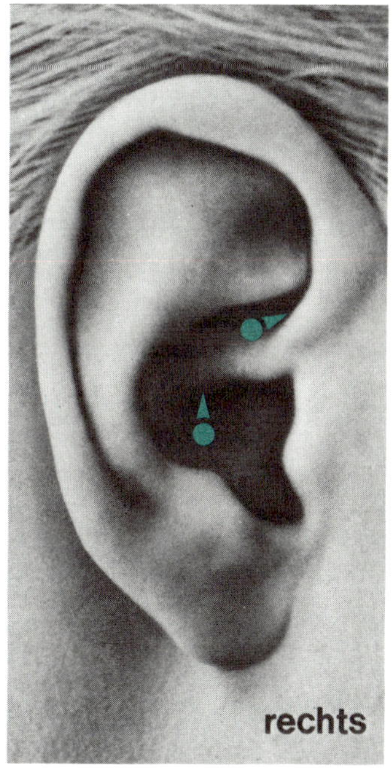

oben zu massieren. Normalerweise genügt die Massage des rechten Ohres.

Weiteres Vorgehen

Ohr- und Körperakupressur werden tageweise abgewechselt und jeweils vor dem Schlafengehen für 5–10 Minuten durchgeführt. Um die Leber-Galle-Störung schnell zu beheben, ist es oft nützlich, noch zusätzlich ein entsprechendes Medikament auf pflanzlicher Basis einzunehmen (z. B. Legalon flüssig). Natürlich muß Leber-Galle-Diät eingehalten werden, bis die Störung beseitigt ist.

Schulter-Armschmerzen

Schmerzen und Bewegungsstörungen im Schulter-Armbereich sind eine häufige Erkrankung. In der Regel wird der Arzt eine Röntgenaufnahme anfertigen. Obwohl meistens kein Knochenbruch vorhanden ist, halten diese Schmerzen oft sehr lange an und erweisen sich gegenüber einer üblichen Behandlung als wenig zugänglich; man sollte daher früh mit der Akupressur beginnen.

Wie äußert sich die Krankheit?

Besonders häufig spüren die Kranken den Schmerz nachts am deutlichsten. Der Schmerz ist mitunter im Schulter-Arm-Bereich nicht genau lokal einzugrenzen und ist einmal an dieser, einmal an jener Stelle am stärksten. Die Kraft in dem betroffenen Arm ist ebenfalls eingeschränkt, da manche Bewegungen nur mit Schmerzen ausgeführt werden können.

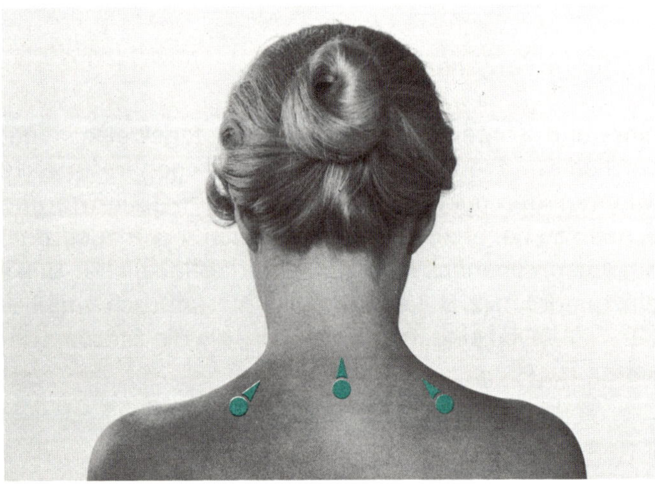

Wo liegt die Ursache der Krankheit?

Meistens ist ein Sturz auf die Schulter oder ein anderes Trauma wie Zerrung, Stauchung oder ein kräftiger Schlag oder Unfall die Ursache.

Körperakupressur

Als chin. Punkt wird der ta-chui kräftig nach oben massiert. Er befindet sich direkt unter dem Dornfortsatz des 7. Halswirbels. Als Meisterpunkt der Arme gilt der t'ien-chiao. Er ist deswegen stets leicht aufzufinden, da er im Falle seiner Indikation immer deutlich druckempfindlich ist. Er befindet sich etwa im Mittelpunkt einer gedachten Verbindungslinie des vorgenannten chin. Punktes zum höchsten seitlichen Punkt der Schulter und wird in Richtung Ohr massiert. Ferner findet der chien-yu (»Schulterknochen«) Verwendung. Er befindet sich außen an der Schultervorderseite in dem vorder-inneren kleinen Grübchen, das entsteht, wenn man den Arm hebt. Der Punkt wird in Richtung zum Hals massiert.

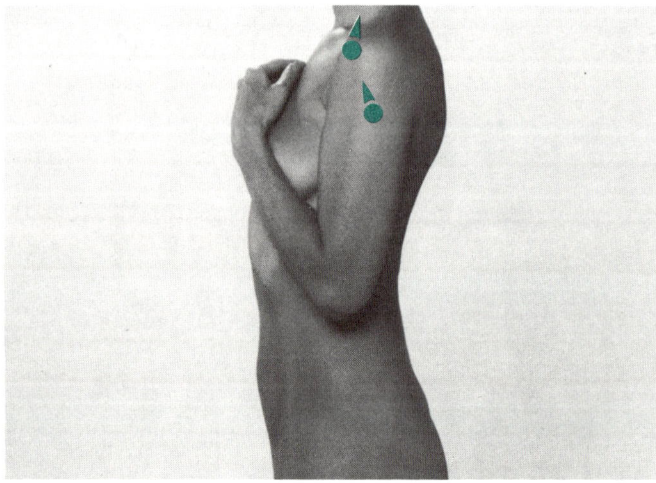

Als mehr lokalen Punkt verwendet man den pi-nao (»Muskel des Arms«) an der Außenseite des Oberarms etwas unterhalb des Endes des dreieckigen Schultermuskels. (Wenn man den Arm seitlich hebt, ist dieses Dreieck-Deltoid gut zu sehen.) Auch dieser Punkt wird nach oben massiert wie auch der folgende am Unterarm, der san-li, der sich 3–4 Querfinger entfernt von der Ellenbogenfalte beim gebeugten Unterarm auf einer gedachten Verbindungslinie zum Daumen befindet. Als mehr allgemeiner Punkt findet der ho-ku Verwendung, der 2 Querfinger unterhalb der Zeigefingergrundgelenksmitte und 1/2 Querfinger daumenwärts liegt. Der wan-ku ganz an der Außenseite des Handgelenks in einer kleinen Vertiefung ist ebenfalls sehr wichtig und wird wie der vorgenannte Punkt in Richtung Ellenbogen akupressiert.

Ohrakupressur

Etwa in der Mitte des Ohres zwischen der großen Ohrwindung und dem Ohrrand werden die Punkte für

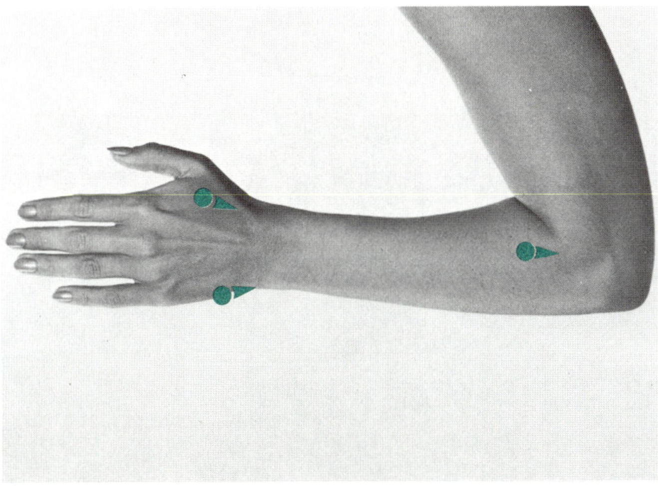

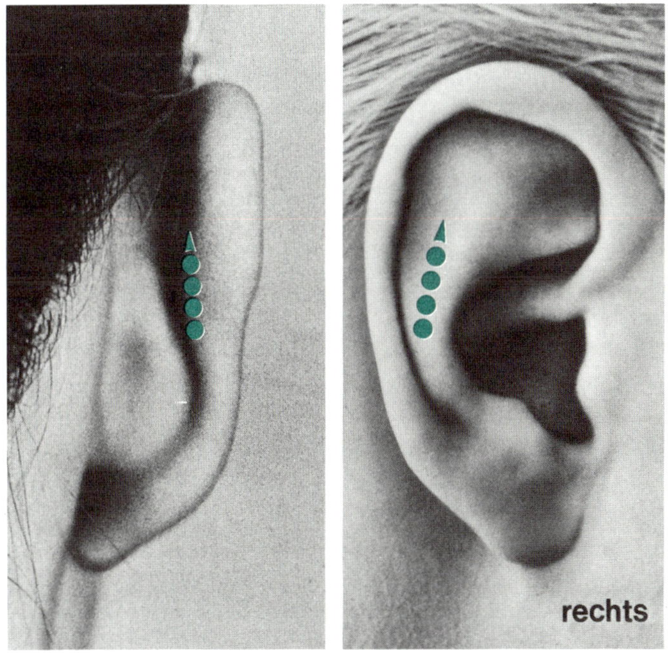

Schulter- und Armschmerz kräftig nach oben massiert. Auf der Ohrrückseite in der Ohrrinne, aber etwas mehr zum Ohrrand, werden die Punkte ebenfalls nach oben massiert. Diese Punkte sind mehr für die Bewegung zuständig. Ausnahmsweise ist die Akupressurrichtung für beide Ohren gleich.

Weiteres Vorgehen

Ohr- und Körperakupressur werden tageweise abwechselnd durchgeführt, je nach Schwere der Krankheit 1–3 mal täglich für 5–10 Minuten. In den Fällen, bei denen der Arzt auch einen Hals- oder oberen Brustwirbelschaden festgestellt hat, müssen auch die dafür notwendigen Akupressurpunkte mitkombiniert werden (siehe Seite 152–155).

Schwindel – ein Symptom vieler Krankheiten

Es gibt viele verschiedene Arten von Krankheiten, die Schwindel auslösen: hoher wie niedriger Blutdruck, Durchblutungsstörungen oder Erkrankungen im Bereich des Ohres und des Kleinhirns und Schwindel nach Vergiftungen. Auch bei Infektionskrankheiten kann Schwindel ein Symptom sein, wie auch bei manchen Herzerkrankungen, auch bei fortlaufenden kleinen Blutverlusten, beim Versagen der Nebennieren, der Hirnanhangdrüse und schließlich bei der Unterfunktion der Schilddrüse.
Da im Rahmen dieses Buches nicht alle Krankheiten, die zum Symptom Schwindel führen, abgehandelt werden können, wurden drei ausgewählt, die verhältnismäßig einfach akupressiert werden können. Aus dem Vorhergesagten ist sicherlich klargeworden, daß nur der Arzt nach zum Teil aufwendigen Untersuchungen feststellen kann, um welche Art von Schwindel es sich im Einzelfall handelt. Die Möglichkeit einer Akupressur muß dann mit dem Arzt abgesprochen werden.

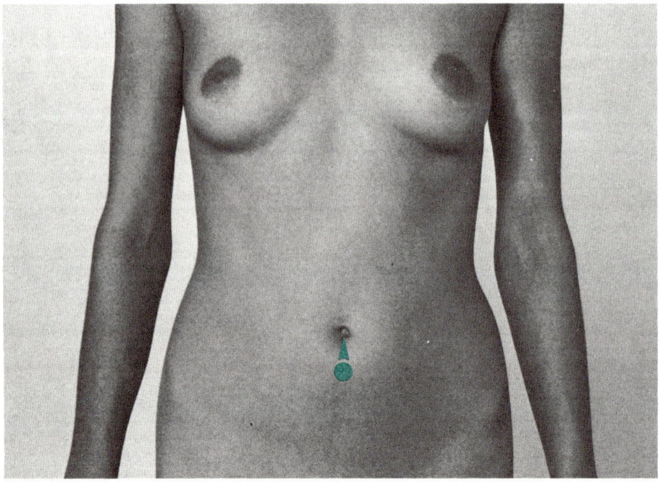

1. bei Kreislauflabilität

Bei manchen Menschen setzt die Kreislaufregelung, die beim Aufstehen erforderlich ist, nur verzögert ein. Sie kann auch bei längerem Stehen versagen. Die Betroffenen klagen dann über Leergefühl im Kopf, Augenflimmern, Schwindel und Übelkeit.

Wie äußert sich die Krankheit?

Man hat das Gefühl des gestörten Gleichgewichts, als ob der Boden schwankt.

Wo liegt die Ursache der Krankheit?

Die Kreislauflabilität und -schwäche kann durch Blutkrankheiten, Blutverlust, hormonelle Störungen, Herz- und Kreislauferkrankungen und bei Infektionskrankheiten auftreten. Akupressur und jeweilige ärztliche Therapie werden meist kombiniert.

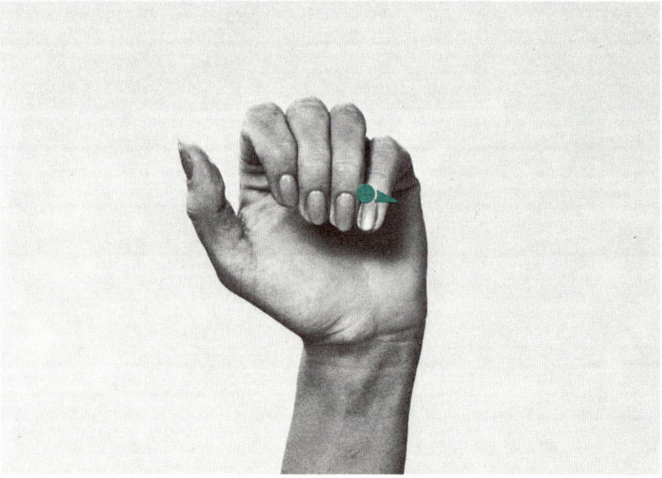

Körperakupressur

Als chin. Hauptpunkt verwendet man den ch'i-hai (»Meer der Energie«) etwa 2–3 (bei Dicken 3–4) Querfinger unter dem Nabel und massiert ihn energisch nach oben. Ferner verwendet man den Anregungspunkt des Herzens, den shao-chong, am ringfingerseitigen Nagelfalzwinkel des Kleinfingers und massiert ihn quer nach außen. Auch der Anregungspunkt des Kreislaufs wird akupressiert. Er heißt chung-ch'ung und liegt an dem zeigefingerseitigen Nagelfalzwinkel des Mittelfingers und wird auch quer unterhalb des Nagels nach außen massiert.

Ohrakupressur

Am rechten Ohr wird der Energiezentralpunkt auf der Ohrleiste, wo sie sich aus der Ohrmulde erhebt, kräftig nach oben massiert. Ein Punkt unten in der Ohrmulde wird nach hinten-oben massiert. Er ist auf dem Bild zur Hälfte gestrichelt, da er durch eine Vorwölbung der

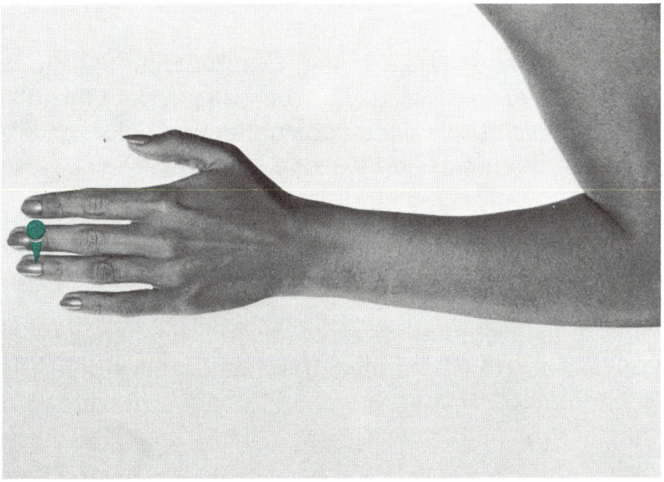

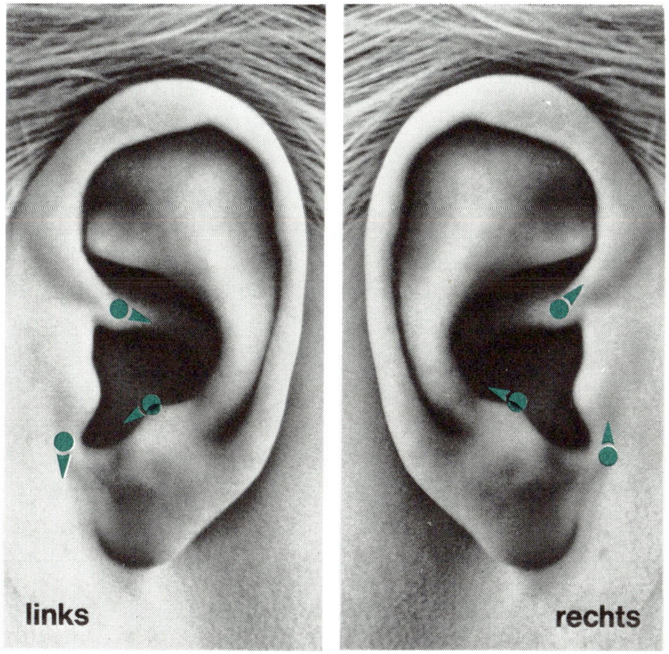

Ohrwindung etwas verdeckt wird. Kurz vor dem oberen Ansatz des Ohrläppchens wird ebenfalls kräftig nach oben massiert. Am linken Ohr bleiben alle Punkte gleich, nur die Akupressurrichtung kehrt sich um.

Weiteres Vorgehen

Ohr- und Körperakupressur werden tageweise abgewechselt. Je nach Ausprägung der Krankheit wird 1–3 mal täglich für 5–10 Minuten akupressiert. Es wird noch einmal betont, daß Rücksprache mit dem Arzt unumgänglich ist. Auch zu hoher Blutdruck verursacht z. B. Schwindel, hier sind aber *andere* Punkte angezeigt, die der erfahrene Akupunkturarzt festlegen kann, wenn aufgrund seiner Untersuchung die Ursache des hohen Blutdrucks feststeht.

Schwindel

2. bei Funktionsstörung des Kleinhirns

Auch bei dieser Art des Schwindels kann durch Akupressur die Störung gebessert werden.

Wie äußert sich eine Kleinhirn-Funktionsstörung?

Das Kleinhirn ist vor allem für die Koordination aller Körperbewegungen verantwortlich. Dazu benützt es die Meldungen vom Gleichgewichtsorgan im Innenohr und auch die Meldungen aus dem motorischen System des Körpers wie auch die von den Sinnesorganen. Wenn die Koordination der Körperbewegungen nicht vom Kleinhirn richtig gesteuert wird, sind Schwindel mit Schwanken und ein eigentümlicher taumelnder Gang, Vorbeizeigen an gezielt angesteuerten Objekten usw. die Folge.

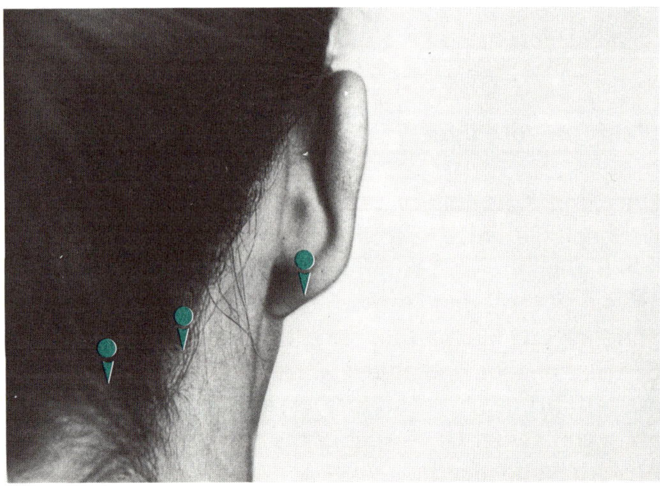

Wo liegt die Ursache der Störung?

Tumore, Blutungen, Durchblutungsstörungen (eventuell auch auf dem Boden eines HWS-Syndroms) können Ursachen für diesen Kleinhirn-Schwindel sein. In jedem Falle muß der Nervenarzt die Untersuchung und Diagnose durchführen. Eine Akupressur darf nur in Absprache mit ihm durchgeführt werden.

Körperakupressur

Als chin. Punkt verwendet man den t'ien-chu 2 Querfinger seitlich der Halsmitte kurz oberhalb des Haaransatzes (hier kratzen sich viele Leute gern, daher sogenannter Kratzpunkt.) Ferner verwendet man den feng-ch'ih, vom hinteren Ohransatz 3 Querfinger hinter der tastbaren Knochenwölbung, dem sogenannten Warzenfortsatz, kurz oberhalb des Haaransatzes. Beide Punkte werden nach unten massiert.

Ohrakupressur

Sie ist hier besonders wirksam. Der Punkt für das Kleinhirn befindet sich auf der Ohrrückseite in der Ohrrinne und muß rechts von oben nach unten und links von unten nach oben massiert werden.

Weiteres Vorgehen

Ohr- und Körperakupressur sollen im tageweisen Wechsel für 5–10 Minuten durchgeführt werden. Die Behandlung soll vom Nervenarzt überwacht werden.

3. bei ohrbedingter Funktionsstörung

Dieser sogenannte otogene Schwindel ist fast immer ein Drehschwindel. Er kann durch Durchblutungsstörungen oder Entzündungen und Erkrankungen des Ohrlabyrinths entstehen. Daher muß hier die Akupressur in Absprache mit dem HNO-Arzt durchgeführt werden.

Wie äußert sich die Krankheit?

Das Gefühl des gestörten Gleichgewichts, als ob der Boden schwanke oder die Umgebung sich drehe, geht häufig mit Fallneigung, mit Schwerhörigkeit und Ohrensausen und auch mit rhythmischem Zucken der Augäpfel (Nystagmus) einher.

Wo liegt die Ursache der Krankheit?

Eine genaue Untersuchung und Diagnose durch den HNO-Arzt ist Voraussetzung für die Akupressurbehandlung, die mit ihm in Absprache durchgeführt werden muß. Zu viele Möglichkeiten wie Durchblutungsstörungen, Entzündungen und andere Erkrankungen des Ohrlabyrinths sind gegeben.

Ohrakupressur

Der Punkt des Labyrinths ist *der* Hauptpunkt. Er befindet sich auf der Ohrrückseite ziemlich weit oben in der Ohrrinne und wird am rechten Ohr nach unten, am linken Ohr nach oben akupressiert. Alle anderen Punkte, auch die am Körper, sind nicht vergleichbar mit der Wirkung dieses Punktes. Daher wird auch nur dieser Punkt in der Akupressur verwendet.

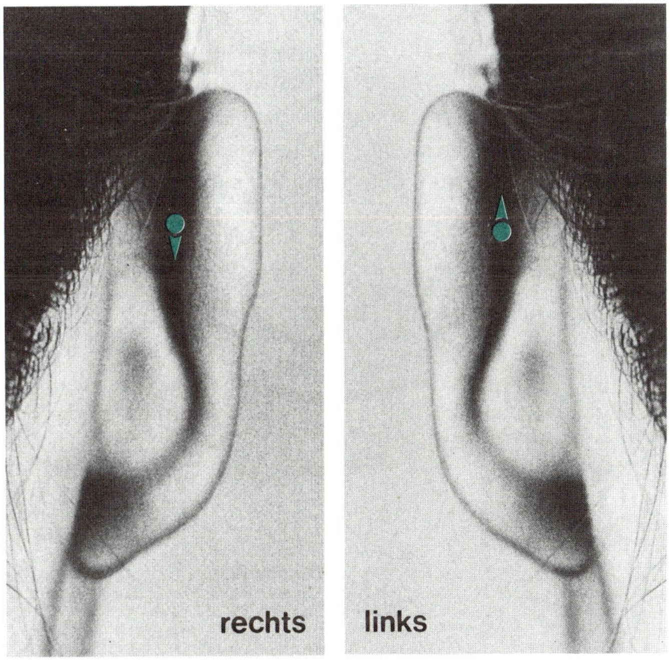

Weiteres Vorgehen

Der angegebene Punkt wird auf beiden Ohren kräftig massiert. Ab- und zu soll die Akupressur zur Anregung der Ohrfunktion (Seite 122) abwechselnd durchgeführt werden.

Sexualsphäre Funktionsanregung

Ein immer häufiger werdendes Leiden sind Sexualstörungen. Während man unter der Impotenz des Mannes das Unvermögen versteht, den Beischlaf überhaupt oder in normaler Weise auszuüben, versteht man unter Frigidität (von lateinisch frigidus = kalt) die geschlechtliche Kälte der Frau. Bei beiden Störungsarten kann die Akupressur Hilfe bringen.

Wie äußert sich die Krankheit?

Es gibt verschiedene Arten der Impotenz und zwar die erektive Impotenz, also die Unmöglichkeit der Erektion, und die ejakulative Impotenz bzw. vorzeitiger Samenerguß (Ejaculatio praecox). Unter Frigidität der Frau versteht man den fehlenden Orgasmus.

Wo liegt die Ursache der Krankheit?

Psychische Ursachen von Sexualstörungen sind deutlich in der Mehrzahl. Selten beruhen sie auf organischen Krankheiten, z.B. im Bereich des unteren Rückenmarks, echten Störungen im hormonellen Bereich oder Suchtkrankheiten (Morphium u. a.). Bei Verdacht auf eine organische Ursache kann sich der männliche Kranke an einen Andrologen oder Dermatologen (Hautarzt) wenden, die Frau an einen Frauenarzt. In der weit überwiegenden Zahl der Fälle ist das Problem jedoch psychischer Natur, hier kann ein psychisch-geschulter Arzt, ein Psychotherapeut, ein Psychologe oder auch eine Eheberatungsstelle weiterhelfen. Bei geklärter Ursache kann man eventuell parallel zu anderen Bemühungen mit der Akupressur beginnen.

Körperakupressur

Es wird hauptsächlich eine Anregungs- und Energiebehandlung durchgeführt. Der chin. Hauptpunkt ist der ch'i-hai, der außer dem Namen »Meer der Energie« noch den Namen »Meer der Zeugungskraft« führt. Er befindet sich 2–3 (bei Dicken 3–4) Querfinger unterhalb des Nabels und wird kombiniert mit dem kuan-yüan, der etwa

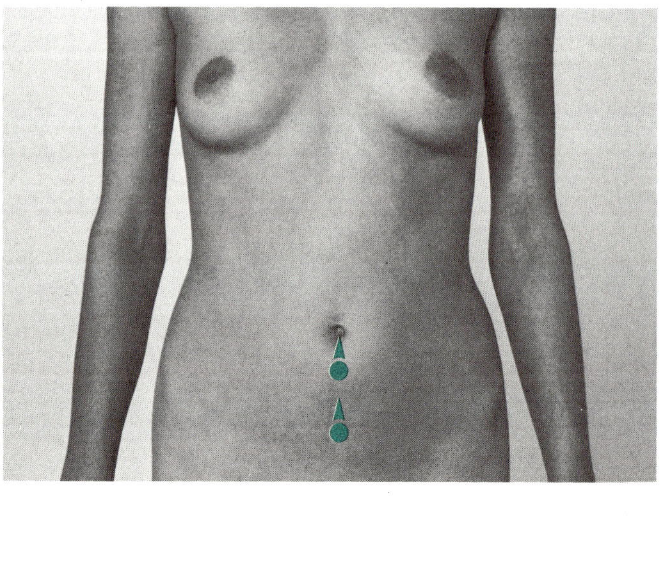

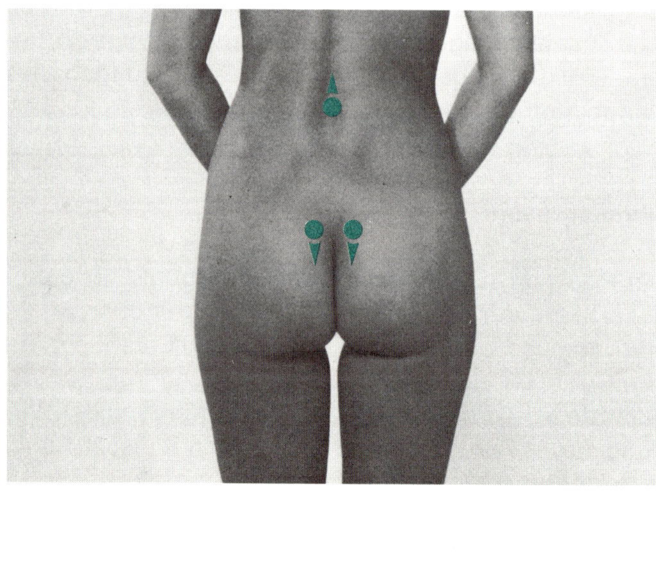

eine Handbreit oberhalb des tastbaren Knochens (Verbindung des sogenannten Schambeins) sich befindet, auf dem die Blase liegt (bei Dicken $1^1/_2$ Handbreit). Beide Punkte werden kräftig nach oben massiert.
Am tiefen Rücken verwendet man den shang-chiao in der ersten tastbaren Vertiefung des Kreuzbeins und massiert ihn nach unten, dagegen wird der ming-men (»Tor des Lebens«) zwischen 2. und 3. Lendenwirbel nach oben massiert. Als psychische Punkte verwendet man den Anregungspunkt für Herz und Psyche neben dem ringfingerseitigen Nagelfalzwinkel des Kleinfingers und massiert ihn quer unterhalb des Fingers nach außen und kombiniert dazu den tsu-san-li am Unterschenkel, der nach unten massiert wird. Dieser Punkt befindet sich unter der Ringfingerspitze, wenn man die Handinnenfläche gerade auf die Kniescheibe auflegt.

Ohrakupressur

Am rechten Ohr werden die hormonellen Punkte innen in der Falte der aufsteigenden Ohrleiste durch Massie-

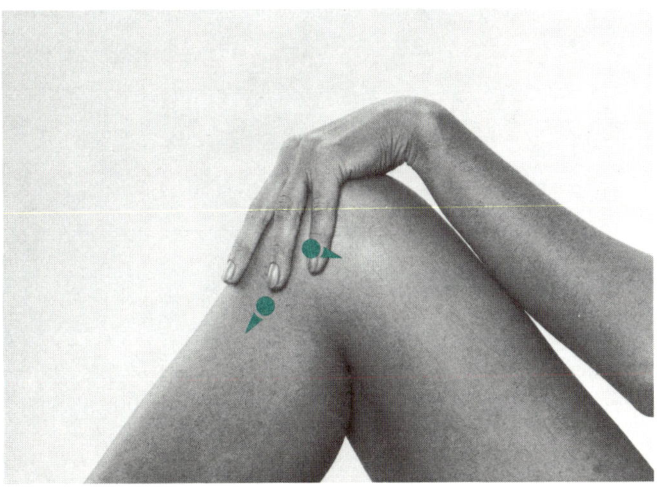

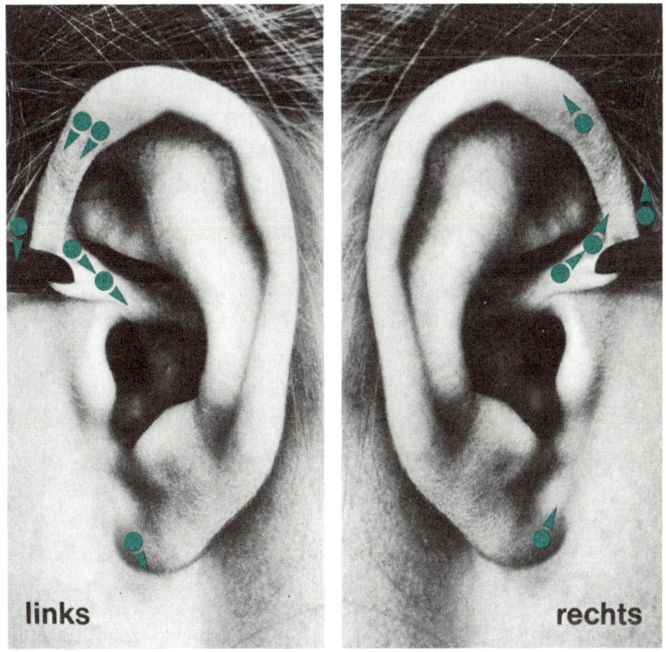

ren nach oben angeregt, ferner die genitalen Funktionen durch Massieren der Ohrleiste außen nach oben. Als psychisch-aktive Punkte werden der Hauptverspannungspunkt kurz vor der Ohrleiste oben in der Anwachsungszone Ohr-Gesicht und der Hauptpunkt der Gedankenaktivität vorne-unten am Ohrläppchen rechts ebenfalls nach oben massiert. Links kehrt sich die Akupressurrichtung um, der wichtigste Punkt ist der nervale Hauptpunkt am linken Ohr oben. Er ist mit zwei Punkten gekennzeichnet.

Weiteres Vorgehen

Ohr- und Körperakupressur werden tageweise abgewechselt. Eine tägliche Behandlung von 5–10 Minuten reicht im Regelfall.

Stottern

Stottern ist eine psychische Störung der Sprechtätigkeit, die meist zum Zeitpunkt der Einschulung und zu Beginn der Pubertät (vor allem bei Knaben) auftritt. Zum Teil verliert sich diese Sprachstörung mit zunehmender Entwicklung wieder. Die Akupressur kann beim Stotterer gute Dienste leisten. Das Kind soll die Akupressur selbst erlernen.

Wie äußert sich die Krankheit?

Für eine fließende Sprechtätigkeit ist ein Zusammenwirken der Funktionen der Atmung, der Artikulation und Phonation wichtig. Bei einer Störung in diesem Funktionsablauf kommt es zu einem Hängenbleiben an gewissen Lauten oder Silben.

Wo liegt die Ursache der Störung?

Da die Störung im wesentlichen psychogen ist und weniger eine anlagemäßig geschädigte Sprachkoordination in Frage kommt, sind alle starken und besonders negativ mitwirkenden psychischen Erlebnisse mögliche Ursachen des Stotterns, also: Schreck, Angst, besonders Erwartungsangst, Konflikte (bzw. Erziehungsfehler), Ungeduld, Grobheit, Hänseln usw. Beim 3. bis 4. Lebensjahr kommt dazu, daß sich die geistige Entwicklung oft schneller als die sprachliche aufbaut.

Körperakupressur

Als chin. Punkt verwendet man den ch'eng-chiang und massiert ihn nach oben. Der Punkt befindet sich in dem kleinen Grübchen zwischen Lippe und Kinn. Auch nach oben wird der chiu-wei massiert, der an der Spitze des Brustbeinfortsatzes liegt. In Kombination dazu akupressiert man den hou-ting nach vorne. Dieser Punkt befindet sich in einem Grübchen in der Schädelmitte etwa $2^1/_2$ – 3 Querfinger hinter einer gedachten Verbindungslinie beider Ohren.
Zusätzlich massiert man noch den tung-li, 2 – 3 Querfinger oberhalb des Armansatzes innen auf einer gedach-

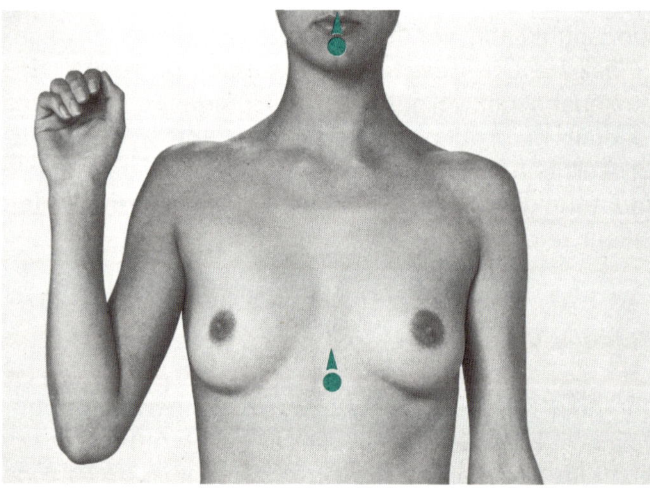

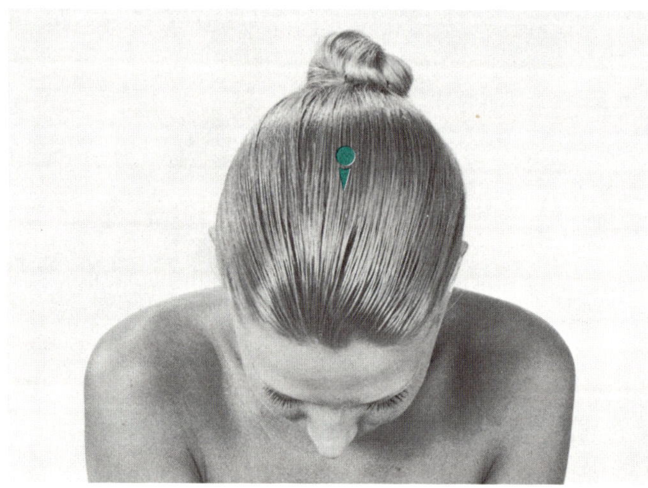

ten Verlängerung des Kleinfingers zu diesem hin. Als psychischen Entspannungspunkt kombiniert man dazu den tsu-san-li am Unterschenkel und akupressiert ihn nach unten. Dieser Punkt befindet sich unter der Ringfingerspitze, wenn man die Handinnenfläche gerade auf die Kniescheibe legt.

Ohrakupressur

Am rechten Ohr wird der psychische Entspannungspunkt vor dem Ohr oben in der Anwachsungszone Ohrleiste-Gesicht energisch nach oben massiert. In Kombination dazu wird ein dem Gehirn zugeordneter Punkt ganz vorne-unten in der Ohrmulde nach außen hin zum vorderen Endpunkt der großen Ohrwölbung hinaus massiert. Die Behandlung wird in umgekehrter Akupressurrichtung und mit geringerem Aufdruck auch am linken Ohr durchgeführt.

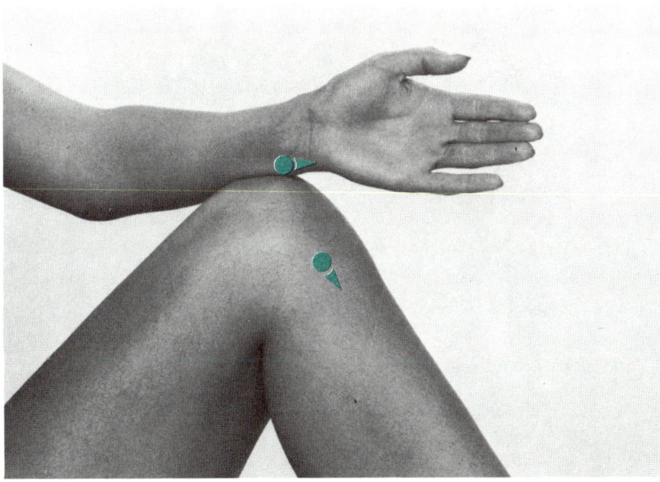

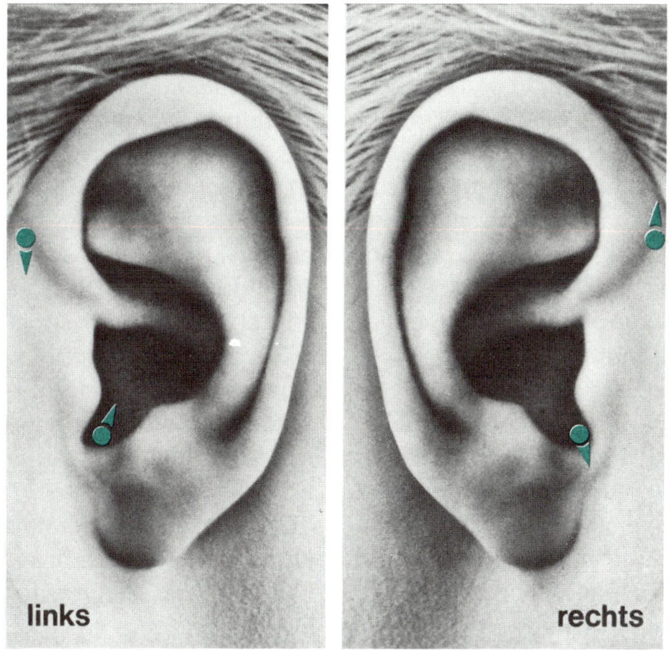

Weiteres Vorgehen

Ohr- und Körperakupressur soll das Kind selbst erlernen und tageweise im Wechsel durchführen. Es empfiehlt sich, täglich ein- bis zweimal für 5–10 Minuten zu akupressieren. Die Eltern sollen die Anwendung überprüfen.

Suchtkrankheiten

Wenn man unter dem Begriff Suchtkrankheiten Eßsucht, Nikotinsucht, Alkoholsucht wie auch Medikamentensucht und Rauschgiftsucht zusammenfaßt, so ist dies die häufigste Krankheit überhaupt. Die ganz allgemeine Neigung eines Menschen, sich von einer der Suchtarten anstecken zu lassen, ist sicher immer latent vorhanden und steht vielleicht im Zusammenhang mit einer unterdrückten Aggressionsneigung des Menschen, für die er eine Ersatzbefriedigung sucht. Die Ohrakupunktur ist bekannt dafür, durch Stechen des sogenannten Suchtprogramms eine Suchtunterdrückung zu erzeugen. Diejenigen also, die gerne von einer der genannten Suchtkrankheiten wegkommen wollen, sollen sich am besten zwei oder dreimal das Suchtprogramm von einem erfahrenen Akupunkturarzt am Ohr stechen lassen. Durch anschließende Ohrakupressur ist man dann vor Rückfällen gefeit. In weniger stark ausgeprägten Fällen von Suchtkrankheiten kann die Akupressur alleine einen ausreichenden Erfolg sichern.

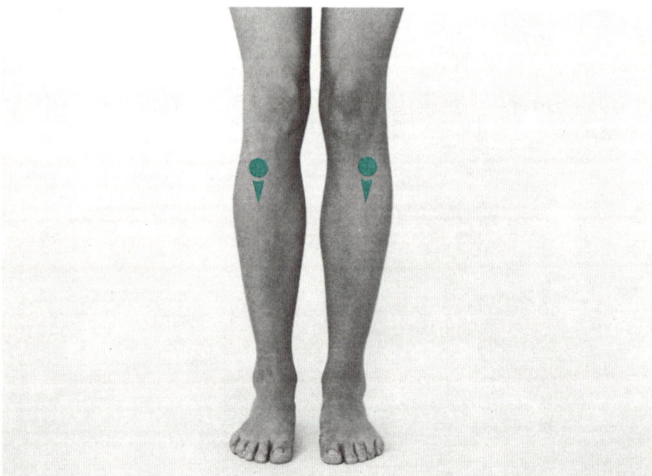

Wie äußert sich die Krankheit?

Das krankhafte Verlangen nach Essen, Rauchen, bestimmten Tabletten, Alkohol usw. ist das beherrschende Element. Sehr häufig gelingt es selbst Personen mit festem Willen nicht, von alleine von der Sucht zu lassen. Je länger dabei der Betroffene schon der Sucht verfallen war, desto schwieriger wird die Entwöhnung.

Wo liegt die Ursache der Krankheit?

Zum einen hat sich der Körper an den suchtauslösenden Stoff gewöhnt. Bei dessen Absetzen kommt es zu den körperlichen Entzugserscheinungen, die sehr von der Art dieses Stoffes abhängen, die folgenden körperlichen Reaktionen müssen also durch Akupressur gebremst werden. Zum anderen ist die psychische Gewöhnung an den suchtauslösenden Stoff und die psychische Begierde nach ihm vorhanden. Die entsprechenden Punkte müssen also durch Akupressur behandelt werden.

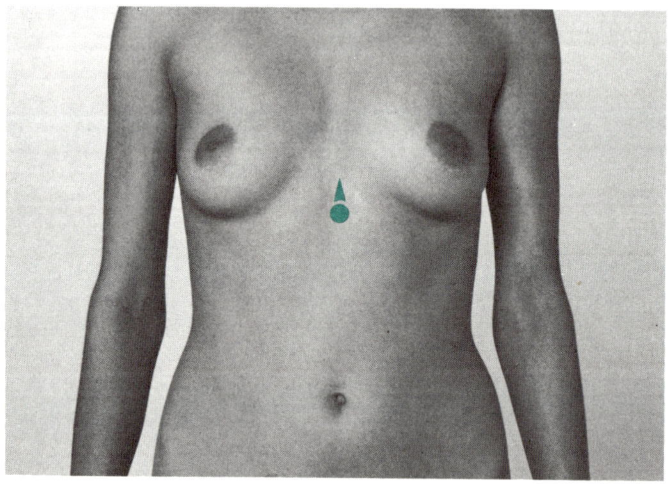

Körperakupressur

Als psychischen Entspannungspunkt verwendet man den tsu-san-li am Unterschenkel und massiert ihn nach unten. Man findet den Punkt unter der Ringfingerspitze, wenn man die Handinnenfläche gerade auf die Kniescheibe legt. Ferner akupressiert man den chin-wei an der Spitze des Brustbeinfortsatzes nach oben und kombiniert dazu die Akupressur des Punktes hon-ting nach vorne. Dieser Punkt befindet sich in einem Grübchen in der Schädelmitte etwa 2¹/₂ bis 3 Querfinger hinter einer gedachten Verbindungslinie beider Ohren.
Die Körperakupressur ist in diesem Falle weniger wirksam als die Ohrakupressur.

Ohrakupressur

Die Hauptpunkte oben und unten-vorne am rechten Ohrläppchen werden in einer Bewegung nach unten massiert, eine ganze Reihe von wichtigen Punkten genau am Ohrrand wird nach oben massiert. Dabei empfiehlt es sich, mit einem Finger der anderen Hand hinter dem Ohrrand diesen zu stützen, damit man die Massage genau am Rand ausführen kann. Links wird nur der zentrale Energiepunkt am Beginn der Ohrleiste nach hinten-unten massiert, sowie ein Punkt kurz vor dem oberen Ohrläppchenansatz nach unten.

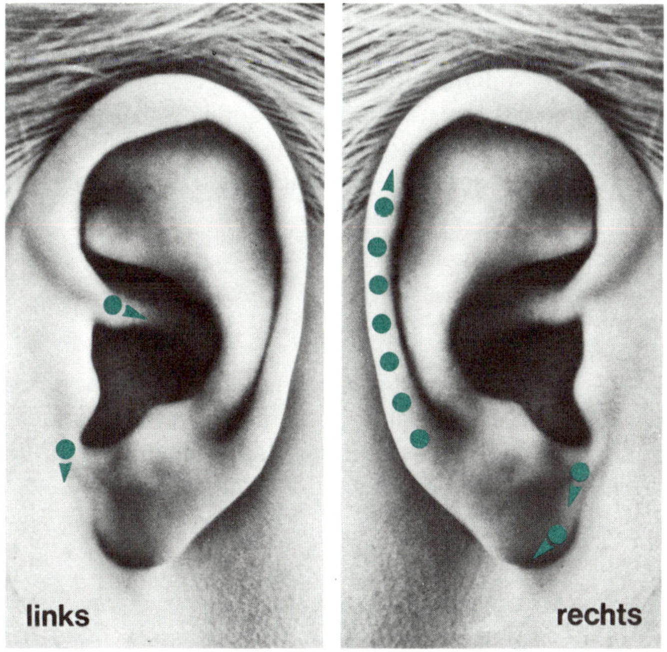

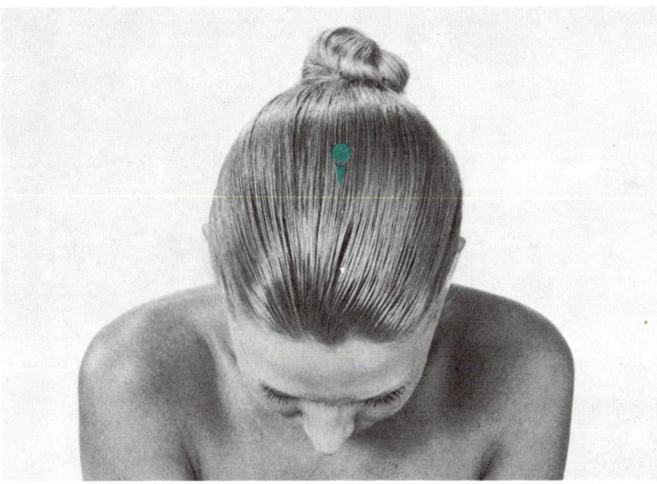

Weiteres Vorgehen

Während der akuten Phase der Suchtunterdrückung soll *jeden* Tag 2–5 mal für je 5 Minuten die Ohrakupressur durchgeführt werden. Nach dieser Phase können zur Abwechslung ab und zu Tage mit Körperakupressur eingeschoben werden. Zur Verhinderung von Rückfällen ist die Akupressur noch für drei bis fünf Monate jeweils ein- bis zweimal pro Woche durchzuführen.

Tennis-Ellenbogen

Der sogenannte Tennisellenbogen ist eine schmerzhafte Entzündung im Bereich des Gelenkfortsatzes der Innen- oder Außenseite oder auch auf beiden Seiten des Oberarmknochens am Ellenbogengelenk. Diese Erkrankung tritt sehr häufig bei Malern, Schreinern, Gärtnern, Kofferträgern und natürlich auch Tennisspielern auf.

Wie äußert sich die Krankheit?

Der Schmerz ist in der Gegend der Gelenkfortsätze des Ellenbogens – häufiger beim äußeren, besonders bei Bewegungen der Hand und der Finger – zu spüren. Auch auf Druck ist der Schmerz produzierbar.

Wo liegt die Ursache der Krankheit?

Es handelt sich bei der Tennis-Ellenbogen-Krankheit um einen Reizzustand an Stellen, an denen Sehnen am Knochen angewachsen sind. Die Ursache für diesen Reiz bis Entzündungszustand liegt an Überanstrengung oder auch an wiederholten Traumen. Mitunter wirkt auch eine Störung im Bereich der Halswirbelsäule wie ein Störfeld und verhindert eine Genesung; dann muß die Akupressur des Tennis-Ellenbogens mit jener für die Halswirbelsäule (siehe Seite 152) kombiniert werden. Eine ärztliche Untersuchung wird diesbezüglich Klarheit schaffen.

Körperakupressur

Als chin. Punkt verwendet man den ch'üh-ch'ih, der sich direkt am äußeren Ende der Ellenbogenfalte befindet, wenn man den Arm stark beugt. Er wird nach oben massiert wie auch der san-li auf der Außenseite des Unterarms 3–4 Querfinger vom vorgenannten Punkt entfernt

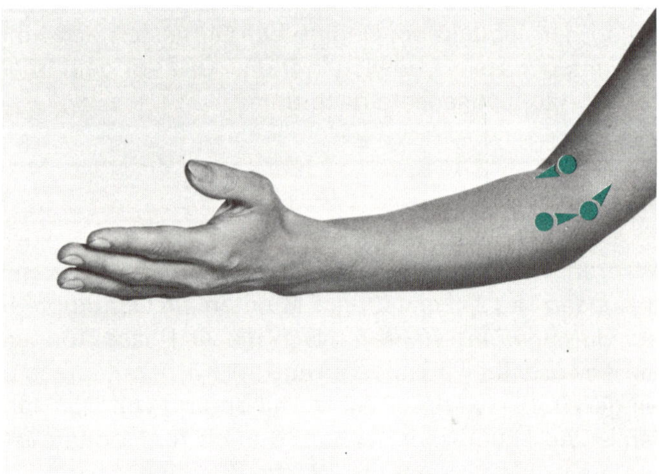

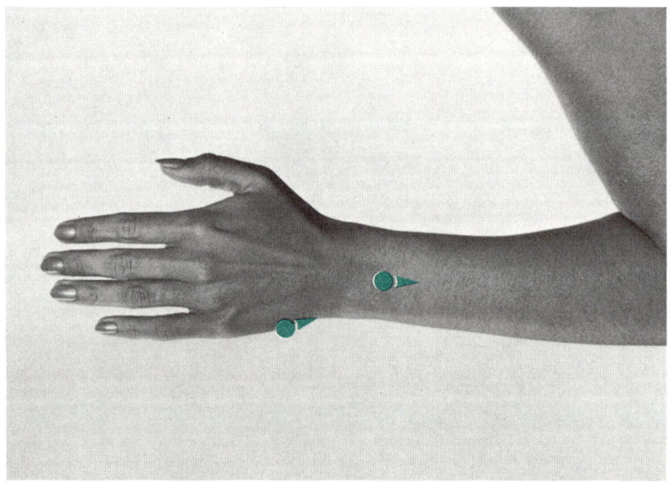

(auf einer gedachten Linie zum Zeigefinger). In der Mitte der Ellenbogenfalte liegt der Punkt ch'ih-tse, der in Richtung zur Hand massiert wird.
Am Handgelenk außen in einer kleinen Vertiefung befindet sich der nächste Punkt wan-ku, der ellenbogenwärts massiert wird, wie auch der wai-kuann. Dieser Punkt ist der Mittelpunkt einer Strecke auf der Außenseite des Unterarms zwischen Mittelfingerspitze–Ellenbogenspitze. Der nächste Punkt ist der chien-chen. Er muß nach oben akupressiert werden. Bei herabhängendem Arm befindet er sich 2 Querfinger oberhalb der hinteren Achselfalte in einer deutlich tastbaren Vertiefung.

Ohrakupressur

Am rechten Ohr ist der Schmerz-Punkt des Ellenbogens etwas oberhalb der Ohrmitte, zwischen Ohrrand und großer Ohrwölbung nach oben hin zu massieren. An der Ohrrückseite ist in gleicher Höhe der motorische Punkt für Muskeln und Gelenk ebenfalls nach oben zu massieren. Am linken Ohr müssen – falls der linke Ellenbogen betroffen ist – die gleichen Punkte ausnahmsweise in gleicher Richtung akupressiert werden.

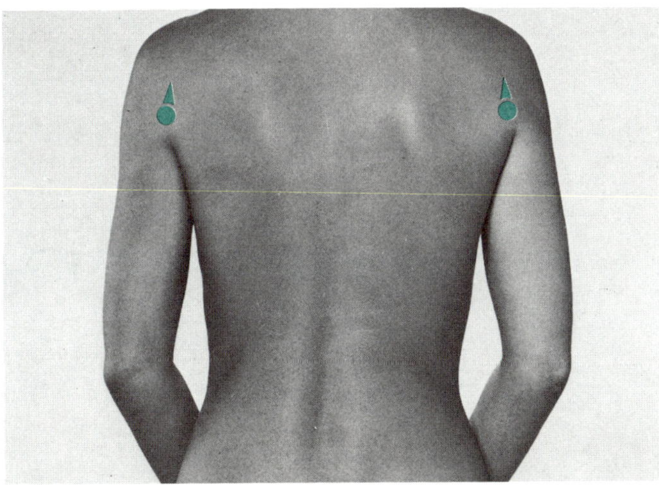

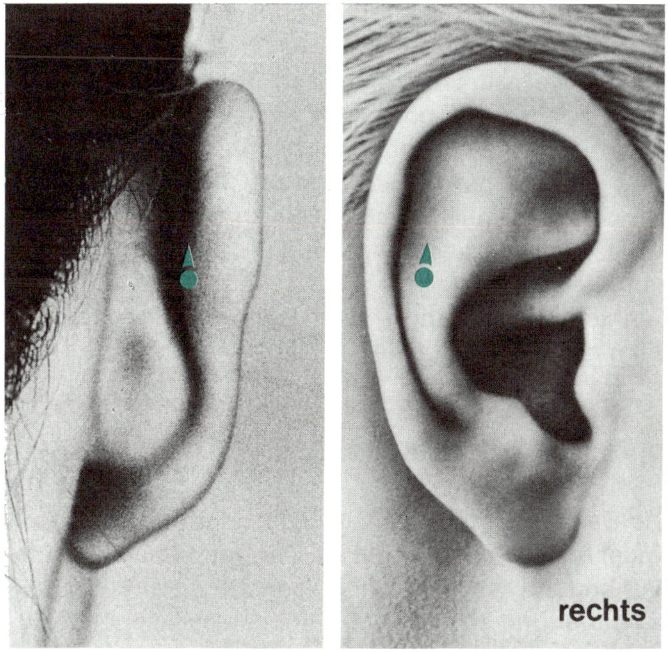

Weiteres Vorgehen

Ohr- und Körperakupressur werden tageweise abgewechselt. Die Behandlung erfolgt 1–2 mal täglich für 5–10 Minuten. Zur Vermeidung von Rückfällen ist jede anstrengende Tätigkeit für den Arm während des Behandlungszeitraums zu unterlassen. Der Ellenbogen ist möglichst ruhig zu halten.

Verstopfung

1. Darmträgheit – schlaffer, atonischer Darm

Üblicherweise hat man einmal am Tag Stuhlgang, auch jeden zweiten Tag oder auch zweimal pro Tag gelten noch als normal. Es gibt zwei Hauptarten der Verstopfung: die eine, bei der der Darm zu schlaff (atonisch) ist, um den Darminhalt nach außen zu befördern (dieses Kapitel), und die andere Art, bei der der Darm bei nervösen Menschen so verspannt ist, daß er dadurch seine Funktion nicht wahrnehmen kann. Hierüber handelt dann das nächste Kapitel.

Wie äußert sich die Krankheit?

Die Darmentleerung ist verzögert oder erschwert und findet nur alle paar Tage statt. Der Darminhalt ist dabei hart und trocken. Bei starker Verstopfung ist der Bauch gespannt und schmerzhaft. Oft bestehen Appetitlosigkeit, schlechter Geschmack und Mundgeruch, Zungenbelag, Kopfschmerzen und Mattigkeit. Nach einer Stuhlentleerung verschwinden diese Symptome meist sofort.

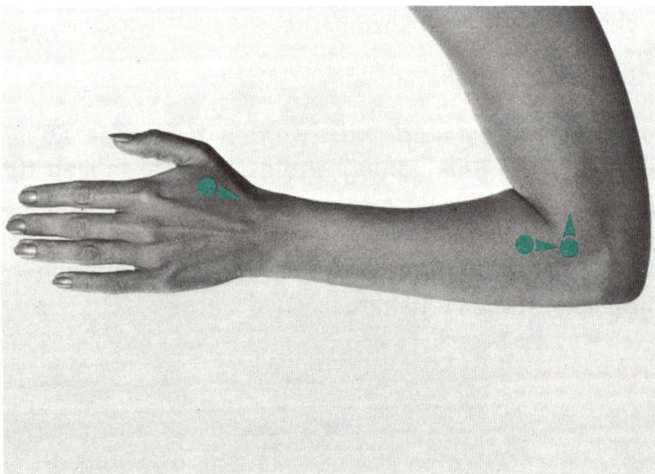

Wo liegt die Ursache der Krankheit?

Wenn zu wenige Schlacken in der Nahrung sind, wird diese schon im Bereich des Dünndarms verdaut, so daß im Dickdarm die Darminhalte zu lange verweilen und zu sehr eindicken. Damit fehlt dann auch die Muskeltätigkeit des Darmes, die dafür zuständig ist, den Darminhalt immer weiter voran zu befördern. Manche Nahrungsmittel und Medikamente wirken noch zusätzlich stopfend. Auch zu wenig Bewegung und falsche »Darmerziehung« ist ein Grund für Verstopfung. So sollte man den Darm dazu erziehen, jeden Tag möglichst zur gleichen Zeit Stuhlgang zu haben. Schließlich gibt es noch andere Ursachen wie Stuhlverstopfung durch Darmtumore bei älteren Menschen u. a. Hier muß der Arzt eine gründliche Untersuchung vornehmen.

Körperakupressur

Die chin. Punkte, die für die Dickdarmfunktion an Hand und Arm wichtig sind, werden der Reihe nach alle nach

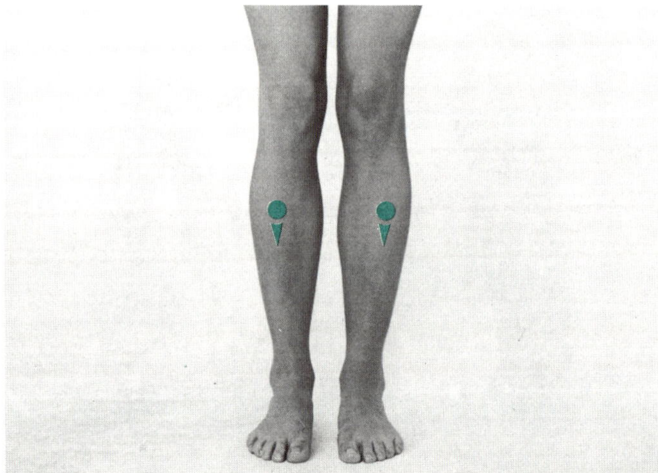

oben hin massiert. Es sind dies die Punkte ho-ku, san-li und der ch-üh-ch'ih, Anregungspunkt der Dickdarmfunktion. Der erste Punkt befindet sich 2 Querfinger unterhalb der Zeigefingergrundgelenksmitte und $^{1}/_{2}$ Querfinger zum Daumen hin, der dritte Punkt befindet sich bei gebeugtem Arm am äußeren Ende der Ellenbogenfalte und der zweite Punkt befindet sich 3–4 Querfinger vor ihm auf der Verbindungslinie zwischen Punkt 1 und 3. Als weiterer wirksamer Punkt wird der chü-shü shang-lien verwendet und kräftig nach unten massiert. Er findet sich 8 Querfinger unterhalb und 2 Querfinger nach außen-seitlich der Kniescheibenmitte. Auch nach unten wird der sogenannte Zustimmungspunkt des Dickdarms, der ta-ch'ang-shu, etwa 2–3 Querfinger seitlich des Unterrandes des 4. Lendenwirbeldorns akupressiert.

Ohrakupressur

Die Behandlung wird hauptsächlich am linken Ohr durchgeführt und zwar, da es die Motorik betrifft, auf

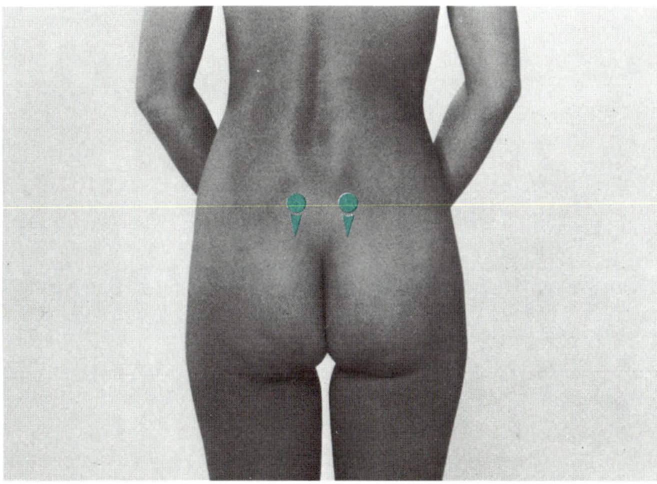

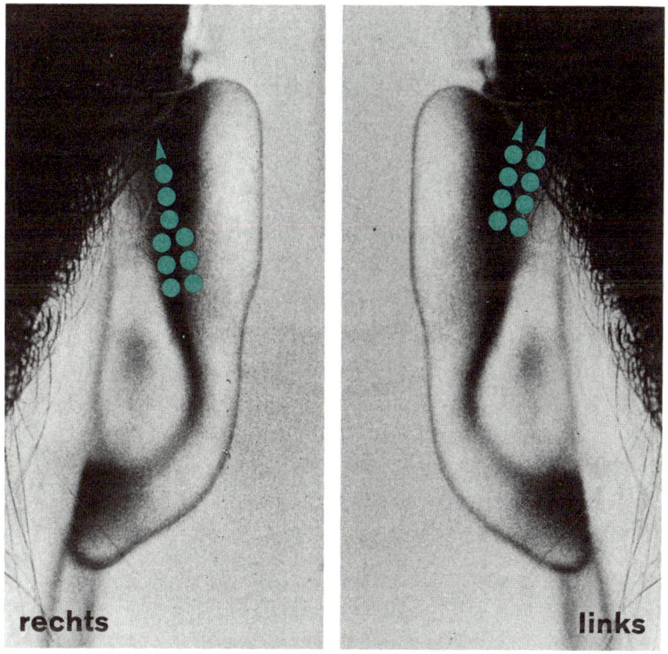

der Rückseite des Ohres. Die Punkte für die Dickdarmanteile liegen in der großen Ohrrinne ganz oben näher zum Schädel hin und müssen kräftig nach oben massiert werden. Am rechten Ohr wird in gleicher Richtung akupressiert, besonders, wenn auch schon Dünndarmanteile angeregt werden sollen.

Weiteres Vorgehen

Ohr- und Körperakupressur werden tageweise abgewechselt. Je nach Schwere der Verstopfung wird 1–3 mal täglich 5–10 Minuten lang akupressiert. Auf eine »Erziehung des Darms« und schlackenreiche Diät ist Wert zu legen. Medikamente gegen Verstopfung soll man langsam abbauen.

Verstopfung

2. spastischer (verkrampfter) Darm

Die Verstopfung beim übererregten verkrampften Darm ist meist ein Zeichen von Nervosität und kommt bei nervlich sehr labilen Menschen vor. Auch bei Dünndarm- und Magengeschwüren kann man diese Störung beobachten. Da der Stuhl in kleinen kugeligen Portionen oder auch zusammengepreßt ausgeschieden wird, hat dies zum Begriff »Schafskot« geführt.

Wie äußert sich die Krankheit?

Der übererregte Darm zieht sich bei dieser Art der Verstopfung durch Verkrampfung stellenweise zusammen und verzögert dadurch die Darmentleerung. Es kommt zu störendem Völlegefühl, ziehenden Leibschmerzen und manchmal auch zu kolikartigen Schmerzen.

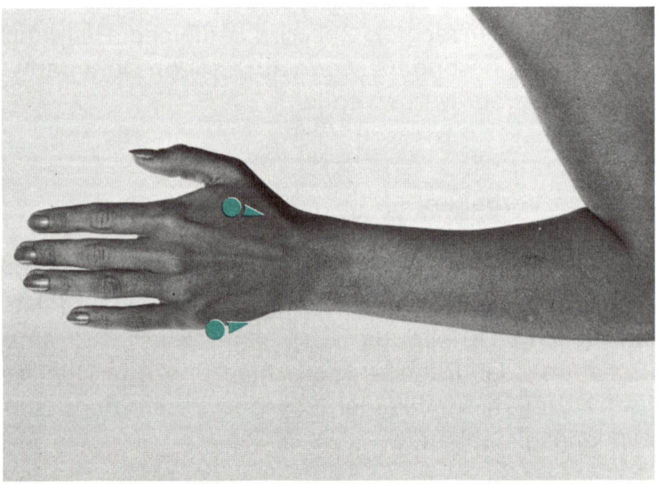

Wo liegt die Ursache der Krankheit?

Die Übererregbarkeit des Darmes wurzelt in der Übernervosität des Betroffenen. Hier sind also psychische Faktoren ausschlaggebend, so daß diese Krankheit als psychosomatische Störung angesehen werden kann. Der darin geschulte Arzt, Psychotherapeut oder Psychologe sollte zu ergründen versuchen, wo die tiefere Ursache dieser unnormalen Verspannung und Nervosität zu suchen ist. Eine Akupressurbehandlung wird in Absprache mit dem Arzt zu guten Ergebnissen führen.

Körperakupressur

Als chin. Hauptpunkt verwendet man den ho-ku, da dieser auf den Dickdarm grundsätzlich eine harmonisierende Wirkung hat. Er befindet sich 2 Querfinger unterhalb der Zeigefingergrundgelenksmitte und 1/2 Querfinger daumenwärts und wird zum Ellenbogen hin akupressiert wie auch der hou-hsi, der seitlich-hinter dem Kleinfingergrundgelenk in einem Grübchen zu su-

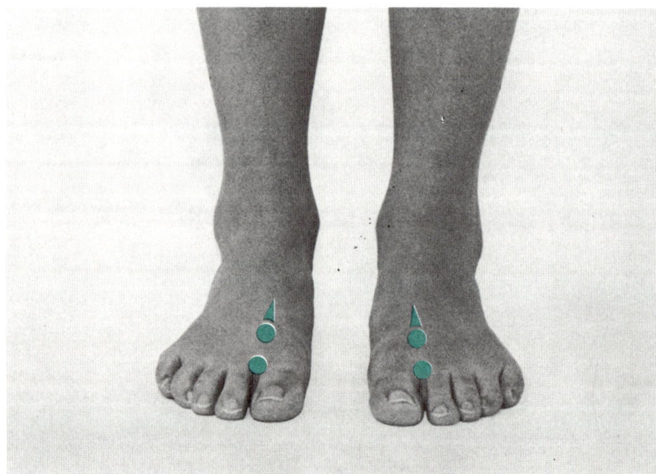

chen ist. Als weitere Hauptentspannungspunkte gelten der hsing-chien in der Hautfalte zwischen 1. und 2. Zehe näher zur Großzehe und der t'ai-chung 2 bis 3 Querfinger oberhalb; beide werden energisch zum Fußgelenk hin massiert.
Als wichtigen psychischen Entspannungspunkt verwendet man den tsu-san-li am Unterschenkel. Er befindet sich direkt unter der Ringfingerspitze, wenn man die Handinnenfläche gerade auf die Kniescheibe auflegt.

Ohrakupressur

Am rechten Ohr wird der psychische Entspannungspunkt oben vor der Verwachsungszone der Ohrleiste mit dem Gesicht kräftig nach oben massiert. Das gleiche gilt für den Punkt kurz vor dem oberen Ansatz des Ohrläppchens. Am linken Ohr werden dieselben Punkte nach unten massiert. Die Punkte für den Dickdarm neben der Ohrleiste in der Ohrmulde werden auf beiden Seiten nach hinten-unten massiert.

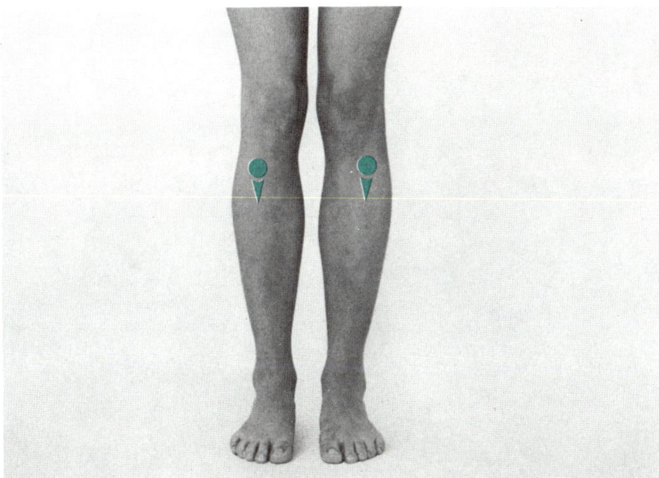

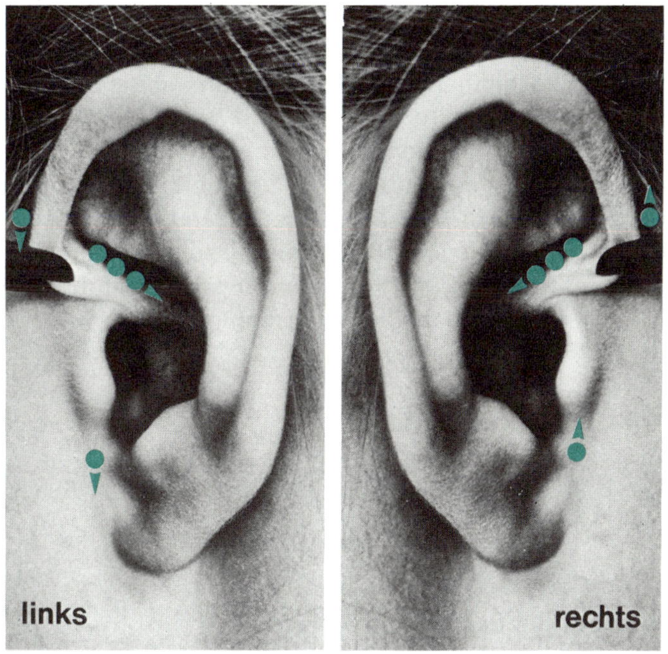

Weiteres Vorgehen

Ohr- und Körperakupressur werden tageweise abgewechselt. Die Akupressur sollte etwa 10 Minuten lang durchgeführt werden, am besten jeweils 1/2 Stunde vor dem (erhofften) Stuhlgang. Zusätzliche krampflösende Medikamente des Arztes können in Absprache mit diesem langsam reduziert werden.

Völlegefühl

Völlegefühl ist nur das Symptom einer Krankheit oder Funktionsstörung, daher ist es auch in diesem Falle wichtig, erst einmal genau festzustellen, wo die Störung sitzt. Allerdings wird das Symptom Völlegefühl gerne und häufig angegeben. Meistens wird dabei verneint, daß es sich um das normale Völlegefühl handelt, wenn der Betroffene einfach zu viel gegessen hat. In diesem Kapitel wollen wir also »Völlegefühl« so verstehen, daß schon eine geringe Nahrungszufuhr dieses Gefühl auslöst, und daß es dann verhältnismäßig lange anhält.

Wie äußert sich die Krankheit?

Der Betroffene bekommt regelmäßig nach dem Essen das Gefühl des Aufgeblähtseins.

Wo liegt die Ursache der Krankheit?

Die Störung liegt im Bereich des Magen-Darmtrakts. Hier können viele Faktoren mitspielen. So kann eine Störung im Bereich der Verdauung des Magens vorliegen oder im Bereich des Leber-Gallensystems. Oder auch die Bauchspeicheldrüse arbeitet nicht richtig. Schließlich kann auch der Darm selbst durch Trägheit oder Verspannung zum Völlegefühl beitragen oder auch eine mehr globale Insuffizienz. Wie die Aufzählung zeigt, kann nur der Arzt nach sorgfältiger Untersuchung den jeweiligen Grund im Einzelfall herausfinden. Die Punktmassage soll in Absprache mit dem Arzt vorgenommen werden.

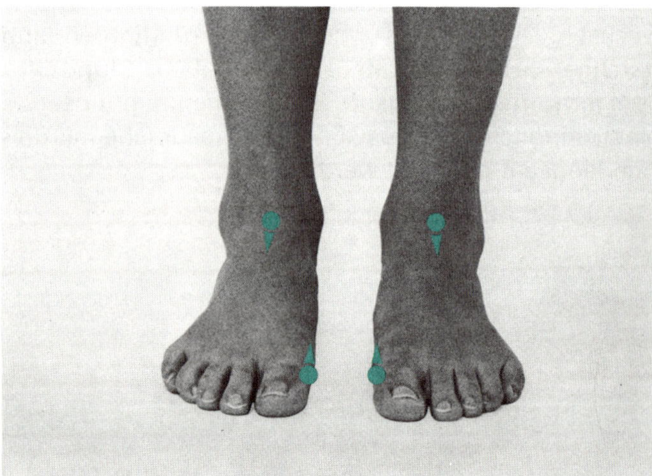

Körperakupressur

Am Fuß wird der ta-tu, der Anregungspunkt des Pankreas, kräftig zur Fußwurzel hin massiert. Er befindet sich an der Innenseite der Großzehe, kurz vor dem Fußballen, dort, wo sich der Farbton der Haut von licht auf rötlich abgrenzt. Dazu kombiniert man die Akupressur nach vorne des Punktes chieh-hsi, des Anregungspunktes des Magens. Er befindet sich in der Mitte der Fußwurzel am unteren Rand des Schienbeins in einer

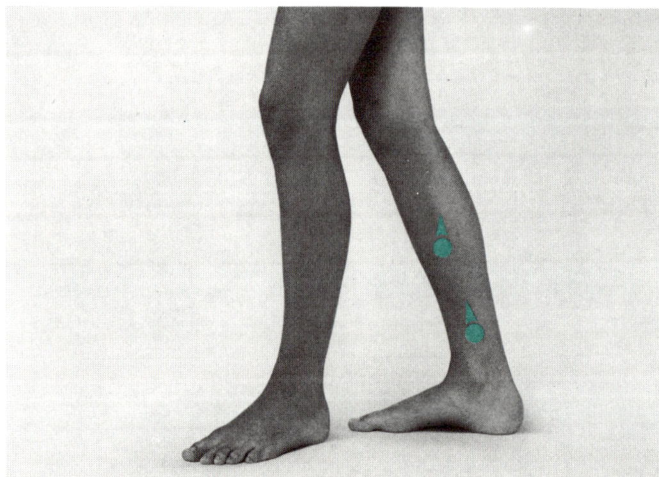

deutlichen tastbaren Vertiefung zwischen zwei Muskelsehnen.
Der nächste Punkt ist der san-yin-chiao, etwa 3–4 Querfinger oberhalb der Mitte des Innenknöchels auf der tastbaren Hinterseite des Schienbeins, der ebenso nach oben massiert wird wie der tchong-tu, der 1 Querfinger nach hinten und unten vom Mittelpunkt der Strecke Kniescheibenmitte-Innenknöchel liegt. Der wichtige Punkt für die Galle, der dang-nang-dian, liegt 3 Querfinger unterhalb des tastbaren Wadenbeinköpfchens und wird kräftig nach unten massiert.

Ohrakupressur

Am rechten Ohr werden die Punkte in der Ohrmulde, die Leber, Galle und Bauchspeicheldrüse entsprechen, durch Massage nach oben angeregt. Der Zentralpunkt für das gesamte Geschehen im Bauchraum, der Punkt des Sonnengeflechts, muß besonders stark nach oben massiert werden. Er befindet sich am Beginn der Ohrleiste. Meistens genügt die Behandlung des rechten Ohres. Eventuell kann zusätzlich am linken Ohr der Punkt des Sonnengeflechts auf der Ohrleiste nach hinten-unten massiert werden.

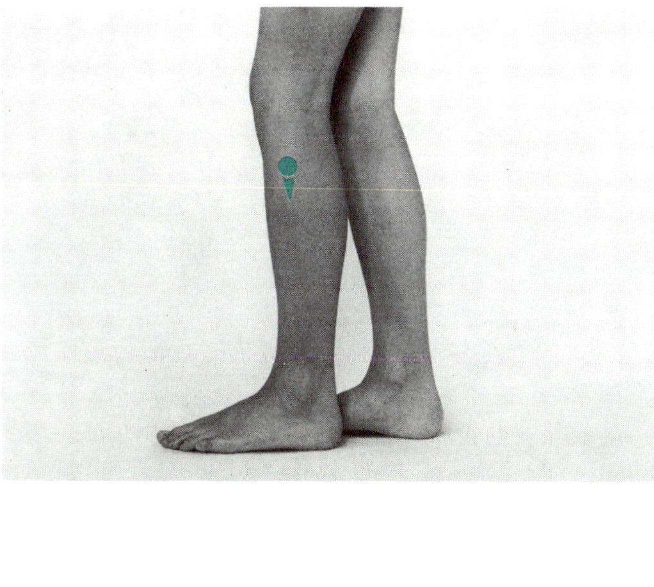

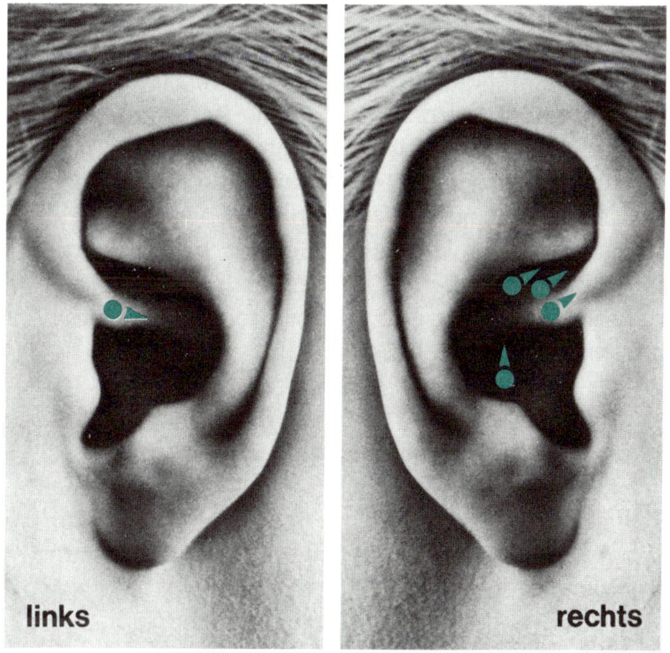

Weiteres Vorgehen

Durch die angezeigte Akupressur wird insgesamt eine Funktionsanregung von Magen, Galle-Leber und Bauchspeicheldrüse erreicht. Zusätzlich kann eventuell auf Anraten des Arztes auch noch die Akupressur der Darmtätigkeit angewendet werden. Im Normalfall werden Ohr- und Körperakupressur abwechselnd angewendet. Oft reicht eine Behandlung von 5–10 Minuten am Tag, es können aber auch zwei- bis drei Behandlungen durchgeführt werden.

Schäden der Wirbelsäule

1. Halswirbelsyndrom

Viele Berufstätige, die im Sitzen arbeiten, leiden am sogenannten Halswirbelsyndrom. Die Betroffenen gehen ab und zu zur Massage und nehmen zum Teil Medikamente ein. Bei einem Teil der Kranken handelt es sich nur um eine muskuläre Verspannung, bei anderen allerdings ist die Krankheit schon fortgeschrittener und hat bereits zu Wirbel- und Bandscheibenveränderungen geführt. Eine Röntgenaufnahme beim Arzt ist notwendig, um Klarheit zu schaffen.

Wie äußert sich die Krankheit?

Zunächst hat der Kranke nur das Gefühl des verspannten Halses. Schließlich beginnen dann die Schmerzen und damit auch die durch reflexgesteuerte Muskelverspannung bedingten Funktionsstörungen im Bereich der Halswirbelsäule selbst. Die Verspannung wird durch schlechte Haltung am Schreibtisch und durch Depressionen sehr verstärkt.

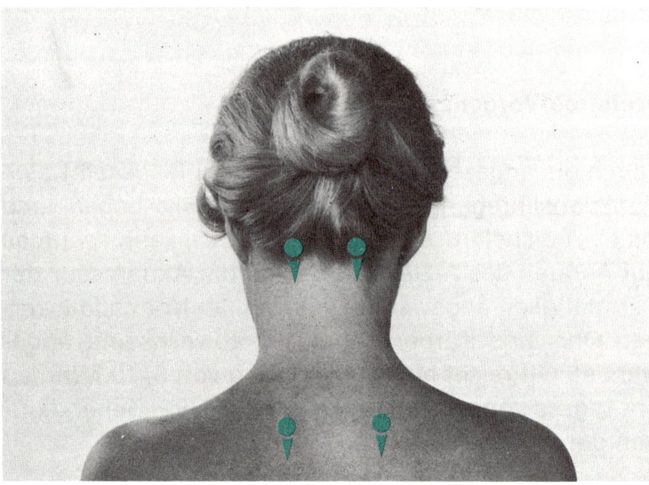

Wo liegt die Ursache der Krankheit?

Da der gesamte Bereich der Wirbelsäule zu Störungen neigt, glauben viele Ärzte, daß eben diese Wirbelsäule nicht stark genug gebaut ist, um dem aufrecht gehenden Menschen auf Dauer störungsfreie Bewegungen zu ermöglichen. Demnach wäre es im Laufe der Entwicklung zum homo sapiens zu einer nicht optimalen Anpassung an das aufrechte Gehen und der damit verbundenen Belastung für die Wirbelsäule gekommen. Der verhältnismäßig schwere Kopf, der ja einen weiten Bewegungsspielraum hat, belastet die Halswirbelsäule mit den zugehörigen Bandscheiben sehr stark.

Körperakupressur

Als Körperpunkte verwendet man zunächst lokale, schmerzhafte Punkte, die »verrieben« werden, d. h. vom Punkt aus wird sternförmig in alle Richtungen massiert. Als chin. Punkt verwendet man den t'ien-shu 2 Querfinger seitlich der Halsmitte kurz oberhalb des Haaransat-

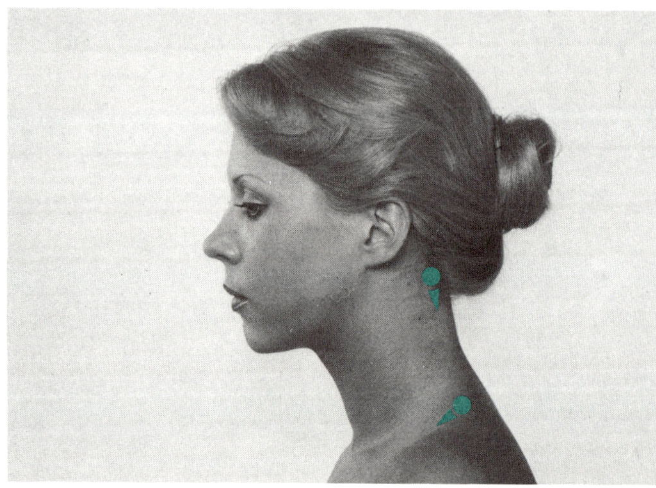

zes und den ta-chu, 2 Querfinger neben dem Dornfortsatz des 1. Brustbeinwirbels. Mitunter ist auch genau in der Mitte zwischen den beiden beschriebenen Punkten ein Punkt deutlich druckschmerzhaft (ohne Bild), der dann mitmassiert werden muß. Ferner verwendet man den fung-ch'ih, vom hinteren Ohransatz 3 Querfinger entfernt hinter der tastbaren Knochenwölbung, dem sogenannten Warzenfortsatz, kurz oberhalb des Haaransatzes, und den chien-ching eine Handbreit unter dem vorgenannten Punkt am höchsten Punkt der Schulter, d.h. Übergang von Schulter zu Hals. Alle erwähnten Punkte werden nach unten massiert. Der Punkt tai-chui unter dem Dornfortsatz des 7. Halswirbels wird dagegen nach oben massiert, wie auch der ya-men in der Halsmitte kurz oberhalb des Haaransatzes. Beim Rückwärtsbeugen des Kopfes entsteht eine deutliche Vertiefung an dieser Stelle. Besonders bei wetterbedingten Hals-Schulterschmerzen akupressiert man den t'ien-chiao nach oben, der sich etwa im Mittelpunkt einer gedachten Verbindungslinie zwischen 7. Halswirbeldorn und äußerer Schulterhöhe befindet.

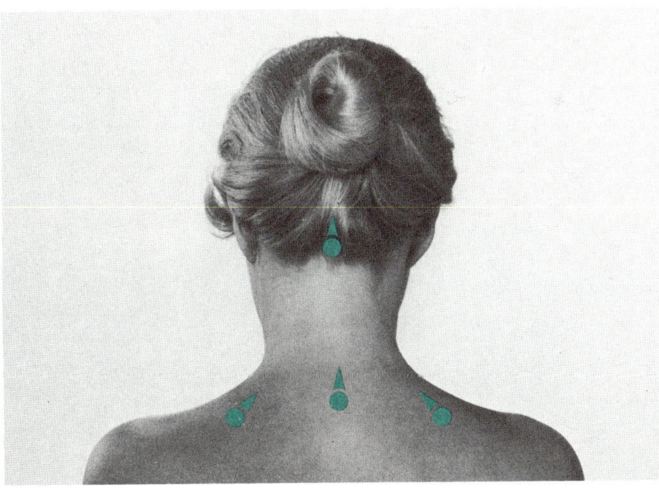

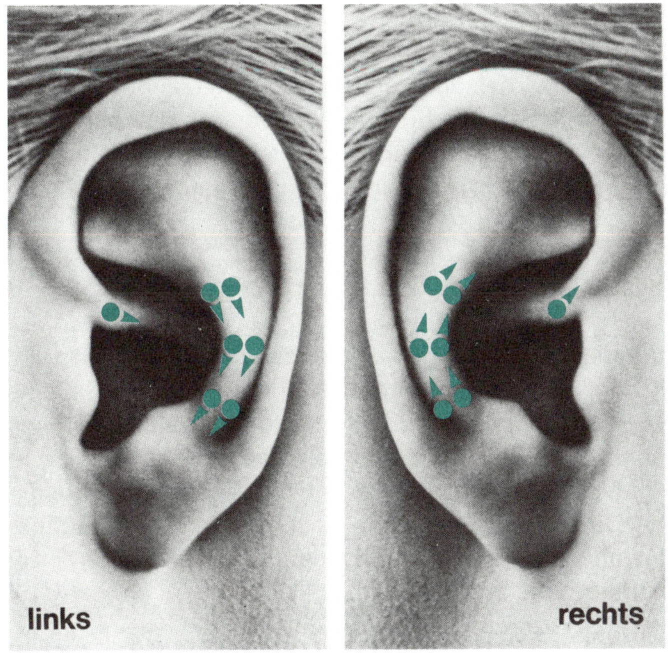

Ohrakupressur

Rechts werden die Halswirbelpunkte auf der großen Ohrwölbung alle nach oben massiert und die in 1–2 mm Abstand davon entfernt liegenden Schmerzpunkte der Muskulatur des Halses sowie auch der zentrale Energiepunkt am Beginn der Ohrleiste.
Am linken Ohr ist die Akupressurrichtung umgekehrt.

Weiteres Vorgehen

Ohr- und Körperakupressur werden tageweise abgewechselt. Besonders am Abend nach der Arbeit soll, wenn die Halswirbelsäule verspannt ist, die hauptsächlich betroffene Seite 5–10 Minuten energisch akupressiert werden.

Schäden der Wirbelsäule

2. Brustwirbelsyndrom

Die Brustwirbelsäule ist sowohl bei sitzender wie stehender Arbeit häufig von Verspannungen betroffen. Daher wird eine Massage der entspannenden Akupressurpunkte auch als sehr wohltuend empfunden.

Wie äußert sich die Krankheit?

Verspannungen der Brustwirbelsäule äußern sich nicht selten durch Beschwerden bei der Atmung, da eine Muskelverspannung und Verhärtung die Beweglichkeit der Rippen, die ja an den Brustwirbeln drehend gelagert sind, beeinträchtigen. Von der Brustwirbelsäule ausgehende Schmerzen können auch Herz- und Kreislauf belasten sowie entsprechende Verkrampfungen der Brustorgane provozieren.

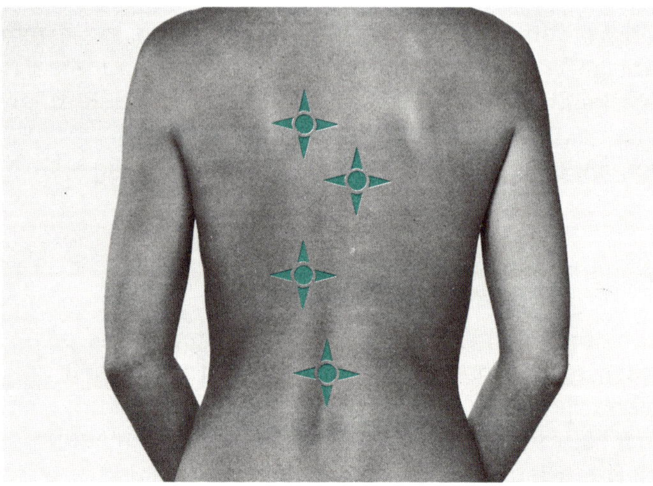

Wo liegt die Ursache der Krankheit?

Wie im vorigen Kapitel bereits ausgeführt wurde, ist wahrscheinlich die geschichtliche Entwicklung des Menschen zum aufrecht gehenden Lebewesen etwas zu schnell gegangen, d. h., die Wirbelsäule konnte sich der Belastung des aufrecht gehenden Menschen nicht voll anpassen. Daher kommt es zu den häufigen Beschwerden in diesem Gebiet.

Körperakupressur

Als Körperpunkte verwendet man zunächst lokale schmerzhafte Punkte, die »verrieben« werden, d. h. vom Punkt ausgehend massiert man sternförmig in alle Richtungen. Das Bild zeigt ein willkürliches Beispiel. Als chin. Hauptpunkt für alle muskulären Schmerzen verwendet man den yang-ling-ch'üan in der Vertiefung direkt vor und unter dem Wadenbeinköpfchen und massiert ihn nach unten, wie auch den k'un-lun, der besonders auf die Rückenmuskulatur wirkt. Er befindet

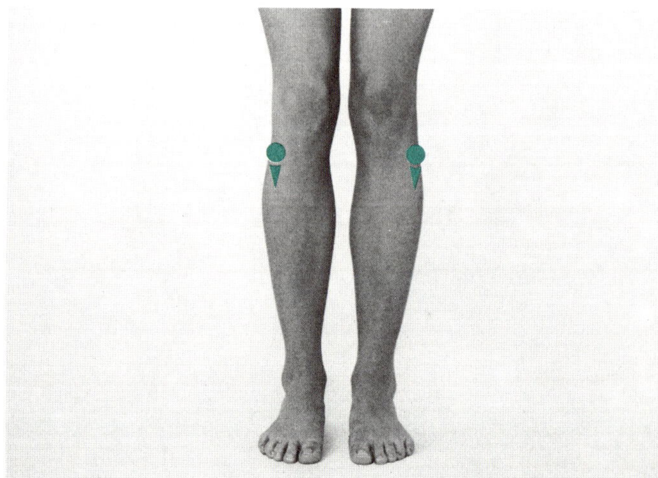

sich in einer Vertiefung zwischen Achillessehne und äußerem Knöchel.

Ohrakupressur

Am rechten Ohr wird entlang der großen Ohrwölbung das Gebiet für die Brustwirbel kräftig in einer Bewegung nach oben-vorne massiert. 1 bis 2 mm daneben wird auch noch das Gebiet für die schmerzende Rückenmuskulatur mitbehandelt. Der zentrale Energiepunkt auf der Ohrleiste, wo sich diese aus der Ohrmulde erhebt, wird kräftig nach oben massiert.
Am linken Ohr werden die gleichen Punkte in umgekehrter Richtung massiert. Diejenige Seite, die mehr schmerzt, wird energischer akupressiert.

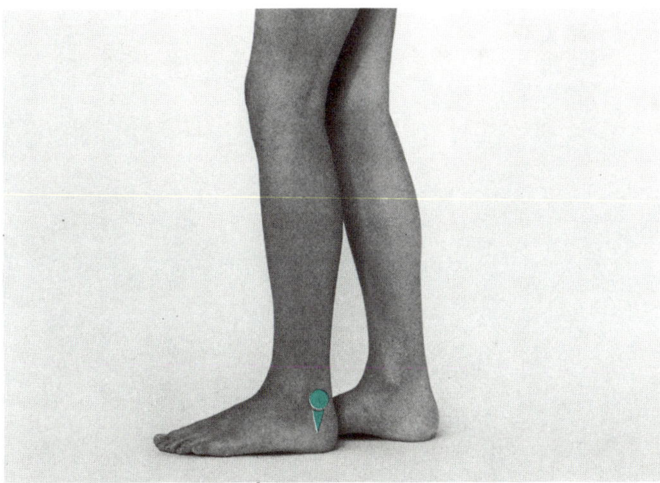

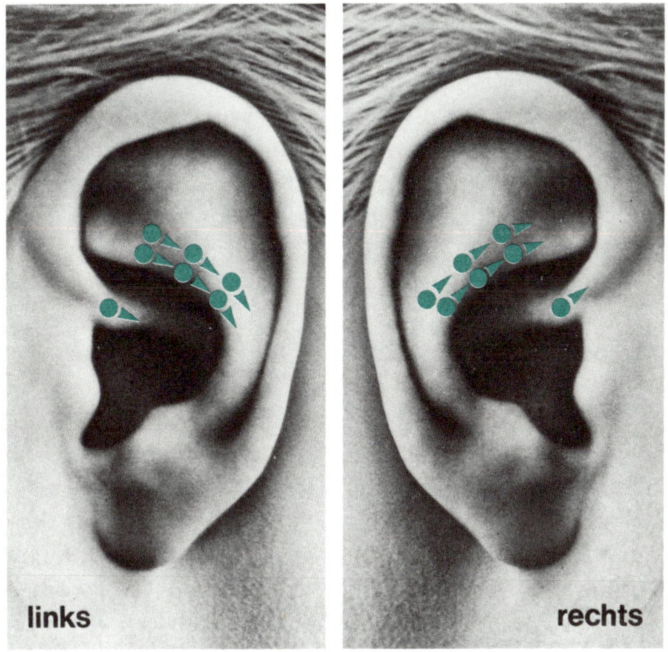

Weiteres Vorgehen

Ohr- und Körperakupressur werden tageweise abgewechselt. Wenn man verspannt von der Arbeit nach Hause kommt und Schmerzen in der Brustwirbelsäule verspürt, sollte man gleich 5–10 Minuten akupressieren. Zusätzliche Gymnastikübungen und ein sehr hartes Bett sind oft hilfreich.

Schäden der Wirbelsäule

3. Lendenwirbelsäulen-Syndrom

Wenn man eine Statistik des Bandscheibenvorfalls, der schmerzhaftesten Störung der Wirbelsäule, aufgeschlüsselt nach den einzelnen Wirbelsäulenabschnitten betrachtet, so fällt sofort auf, daß die Lendenwirbelsäule und dort wiederum der vierte und fünfte Wirbelzwischenraum am meisten betroffen sind.

Wie äußert sich die Krankheit?

Anfangs hat der Betroffene ab und zu einen »Hexenschuß«, der nicht weiter beachtet wird, da er meist von selbst wieder vergeht. Doch dann mit zunehmendem Alter, wenn auch die Abnutzungserscheinungen der Wirbelsäule entsprechend zunehmen, werden die lokalen Schmerzen wesentlich stärker. Auf dem Wege eines Nervenwurzelsyndroms kann es dann zu starken Schmerzen im tiefen Rückenbereich und darüber hinaus zu den weit hinabführenden Schmerzen bei der Ischiasentzündung kommen. (Siehe auch S. 76.)

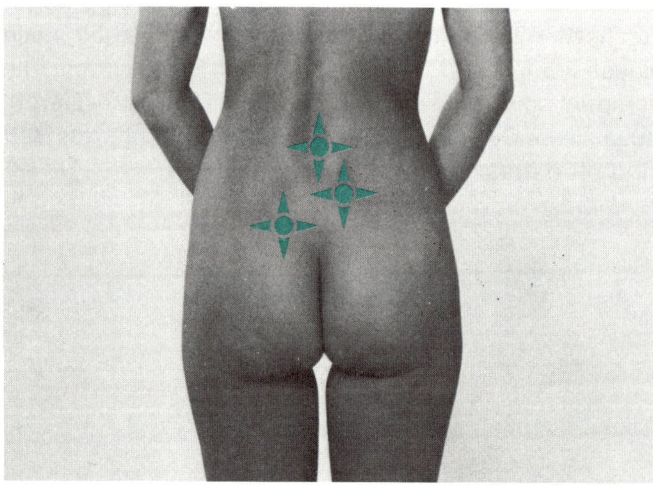

Wo liegt die Ursache der Krankheit?

Während das Becken mit dem Kreuzbein einen festen Abschluß und Widerstand bildet, ist die gut nach vorn bewegliche Lendenwirbelsäule der Hauptbelastung des Körpers ausgesetzt; dadurch kommt es dann leicht zu Störungen in diesem weniger fixierten Bereich.

Körperakupressur

Als Körperpunkte verwendet man zunächst lokale, schmerzhafte Punkte, die »verrieben« werden, d. h. vom Punkt ausgehend massiert man »sternförmig« in alle Richtungen. Das Bild zeigt ein willkürliches Beispiel. Als chin. Hauptpunkt für alle muskulären Schmerzen verwendet man den yan-ling-ch'üan in der Vertiefung direkt vor und unter dem Wadenbeinköpfchen und massiert ihn nach unten, wie auch den k'un-lun, der besonders auf die Rückenmuskulatur wirkt. Er befindet sich in einer Vertiefung zwischen Achillessehne und äußerem Knöchel.

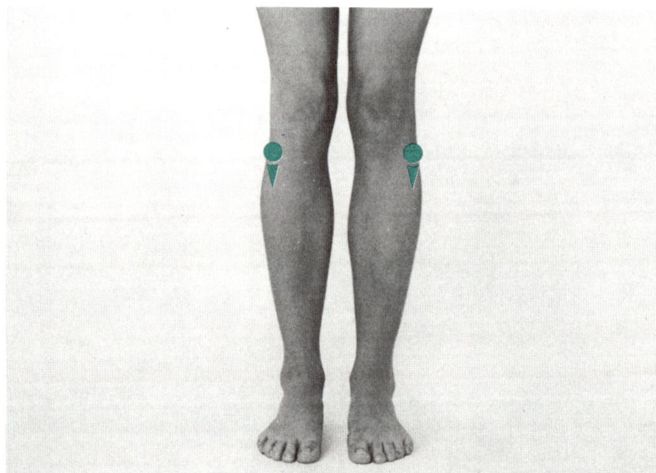

Ohrakupressur

Am rechten Ohr wird entlang der großen Ohrwölbung ziemlich weit oben das Gebiet der Lendenwirbel kräftig nach vorne massiert. 1–2 mm daneben wird auch noch das Gebiet für die schmerzende Rückenmuskulatur mitbehandelt. Der zentrale Energiepunkt auf der Ohrleiste wird, wo sich diese aus der Ohrmulde erhebt, kräftig nach oben massiert.
Am linken Ohr werden die gleichen Punkte in umgekehrter Richtung massiert. Diejenige Seite, die mehr schmerzt, wird energischer akupressiert.

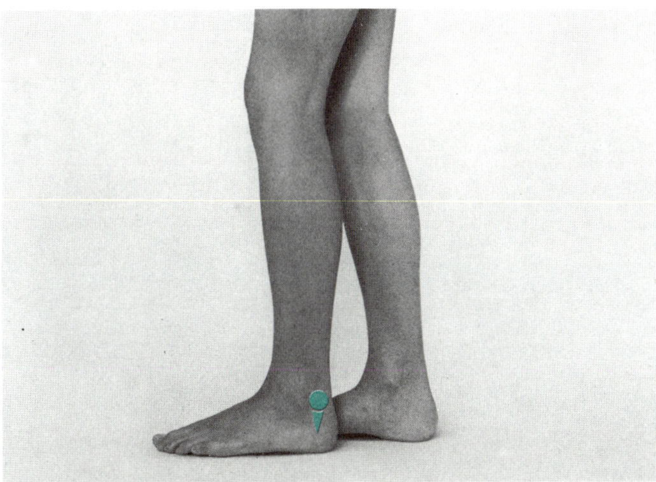

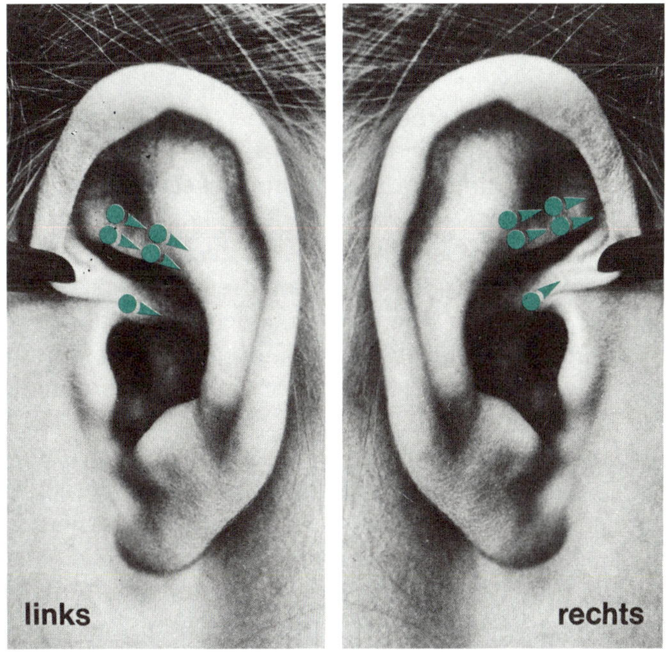

Weiteres Vorgehen

Ohr- und Körperakupressur werden tageweise abgewechselt. Wenn man verspannt von der Arbeit nach Hause kommt und im Gebiet der Lendenwirbelsäule Schmerzen verspürt, soll man gleich 5–10 Minuten akupressieren. Zusätzliche Gymnastikübungen und ein sehr hartes Bett können oft behilflich sein.

4. Schmerzen im Bereich des Kreuzbeins und Steißbeins

Da die Kreuzbeinwirbel mitsamt ihren Ausläufern einen großen Knochen formen, ist dieser große kräftige Knochen nicht störanfällig. Er bildet einen wesentlichen Teil des Beckengürtels und überträgt die Last des Körperrumpfes auf das Becken und damit auch auf die Beine nach unten. Der Knochen ist oben breit und dick, unten schmal und dünn. Die oberste Fläche des Knochens trägt eine Gelenkfläche zur Verbindung mit dem fünften Lendenwirbelkörper. Hier ist einer der Hauptstörpunkte der Wirbelsäule.

An das Kreuzbein schließt sich das Steißbein nach unten an. Es wird aus einzelnen Steißwirbeln (4–5) gebildet, aber meist sind diese Mini-Wirbel beim Erwachsenen zu einem Knochen zusammengewachsen. Auch die Verbindung von Steißbein zu Kreuzbein kann beim Aufsitzen oder bei Prellungen gestaucht werden.

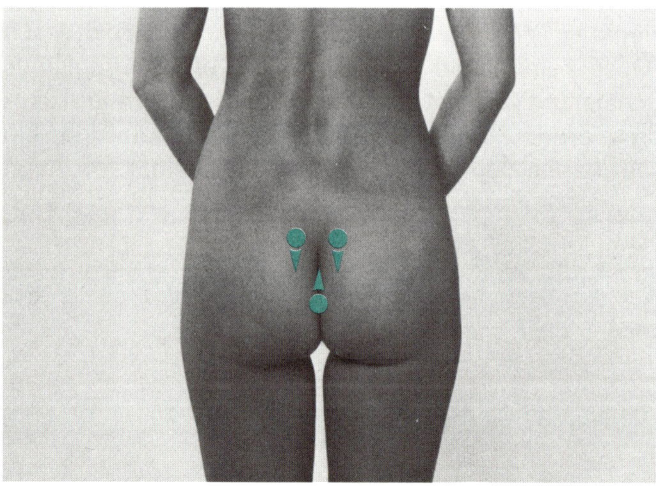

Wie äußert sich die Krankheit?

Bei Störungen, z. B. einem Bandscheibenschaden zwischen Lendenwirbelsäule und Kreuzbein, sind die Schmerzen einmal lokal in diesem Bereich, zum anderen kann bei einer starken Nervenwurzelreizung eine Ischiasentzündung die Folge sein (siehe Seite 76, Ischiasentzündung). In diesem Kapitel wollen wir uns mehr den Störungen zwischen Kreuzbein und Steißbein widmen. Bei Prellungen und Stauchungen des Steißbeins ist der Schmerz vor allem dann deutlich spürbar, wenn man sich hinsetzt und der gestörte Bereich dadurch erneut belastet wird. Bemerkenswert ist, daß diese Schmerzen äußerst hartnäckig sein können.

Wo liegt die Ursache der Krankheit?

Das Steißbein ist wie ein Kuckucksschnabel gebogen, was auch zu seinem medizinischen Namen »os coccygis« geführt hat. Bei Prellungen dieses schnabelartigen Knochens wird das Trauma also immer an die Verbin-

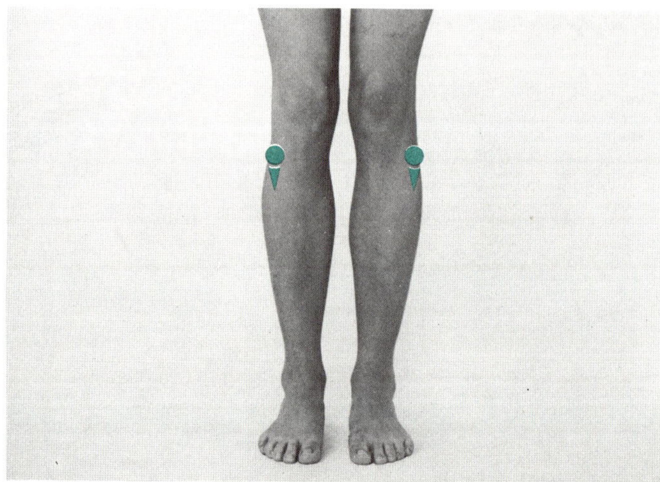

dungsstelle zum Kreuzbein weitergeleitet. Dort ist der schwächste Punkt.

Körperakupressur

Zunächst werden die lokalen Punkte, die schmerzhaft sind, massiert. Dabei wendet man die Methode des »Verreibens« an, d. h. von dem Punkt ausgehend wird sternförmig in alle Richtungen akupressiert. Als direkten Punkt für die Verbindung Steißbein zum Kreuzbein ist der chin. Punkt yao-shu anzusehen, der nach oben massiert werden muß. Er liegt genau über dieser Knochen-Verbindung.
Als allgemein wichtigen Punkt des Kreuzbeins soll man den chang-chiao mitverwenden und nach unten massieren. Er liegt in der ersten tastbaren Vertiefung des Kreuzbeins. Für muskulöse Verspannungen verwendet man zusätzlich den yang-ling-ch'üan in der Vertiefung direkt vor und unter dem Wadenbeinköpfchen und massiert ihn nach unten, wie auch den k'un-lun in einer Vertiefung zwischen Achillessehne und Außenknöchel.

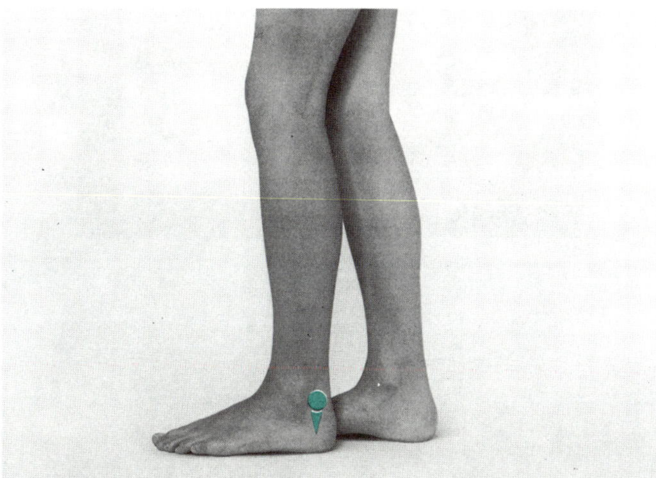

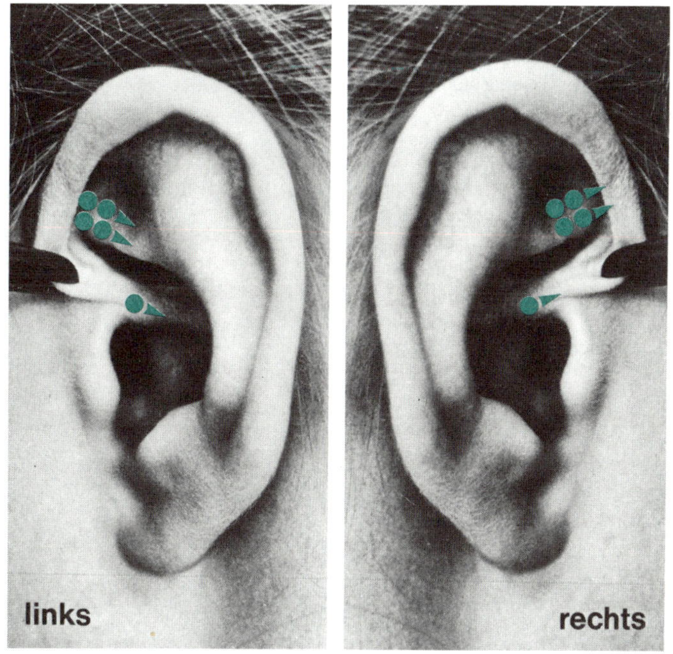

Ohrakupressur

Am rechten Ohr wird das letzte Stück, die letzten Millimeter der großen Ohrwindung oben, wo diese normalerweise bereits durch die nach oben strebende Ohrleiste überlappt und verdeckt ist, nach vorne-oben massiert. Zusätzlich massiert man den allgemeinen Energiepunkt auf der Ohrleiste, wo sich diese aus der Ohrmulde erhebt, nach oben. Am linken Ohr werden die gleichen Punkte in umgekehrter Richtung massiert.

Weiteres Vorgehen

Ohr- und Körperakupressur werden tageweise abgewechselt. Die Akupressur wird für etwa 5–10 Minuten pro Tag durchgeführt.

Von der Akupressur zur Akupunktur – Information für Ärzte

Die Akupunkturpunkte sind identisch mit den Akupressurpunkten. Es geht immer darum, diesen Reflexpunkt zu reizen. Mit einer Akupunkturnadel ist die Wirkung stärker als mit einer Massage (Akupressur). Die Akupressur wird deshalb auch die »milde Schwester« der Akupunktur genannt.
Die Abbildungen im Buch verdeutlichen auch für die folgenden Kombinationen die Anordnungen der Akupunkturpunkte.
Die an den Akupunkturpunkten = Konzentrationspunkten der Haut gesetzten Reize lösen deutliche Reaktionen im somatischenund psychischen Bereich aus.
Der oberflächliche Verlauf (es gibt auch tiefe Verläufe mit Verbindungen zu den entsprechenden Organsystemen) der Meridiane = Leitbahnen, besteht aus einer Aneinanderreihung von möglichen Reizeingabearealen zur Beeinflussung der somato-psychischen Funktionen der Organsysteme. Die Auswahl der Punkte erfolgt nach Kriterien, die sich empirisch millionenfach bewährt haben und z. T. auch wissenschaftlich bewiesen werden konnten. Eine kybernetisch kluge Auswahl der Punkte ermöglicht es, Nadeln einzusparen.
Die Zukunft der Akupunktur liegt in ihrer Kombinationsoffenheit mit allen anderen gebräuchlichen Heilmethoden, in ihrer Freiheit von Stör- oder Nebenwirkungen und nicht zuletzt in der Rentabilität.
Nicht die Methode ist schuld an Versagern und Unzukömmlichkeiten, sondern ihr Mißbrauch durch unqualifizierte Therapeuten!

Achtung:
1. Eine exakte Diagnostik muß vor der Akupunktur erfolgen.
2. Der Patient als Individuum läßt sich grundsätzlich nicht in ein Punktschema pressen. Der Anfänger muß die wahrscheinlichsten Punkte für den Patienten aussuchen, der Fortgeschrittene erlernt eine Technik, die wirlich aktiven Punkte herauszufinden.

Einige Standardpunktekombinationen

Erkrankungen in alphabetischer Reihenfolge:
Angstzustände:
Ma 36, He 9, Ni 2, KG 15, Zusatzpunkt: Ni 6 (besonders links), KG 17.
Appetitlosigkeit:
He 9, KS 6, Ma 41, KG 12.
Aufstoßen (als Symptom):
KG 12, 13, 14, 21; Ma 41, Bl 17, Bl 21, Zusatzpunkt Ni 6 (besonders links), KG 17.
Bauchspeicheldrüse, etwa Z. n. chron. Pankreatitis:
MP 4, MP 6, KS 6, Bl 20.
Bettnässen:
KG 24, LG 20, MP 6, Ma 36, Bl 67, Zusatzpunkt KG 3.
Blähungen (als Symptom):
Dü 3, Di 4, Di 10, KS 6, Ma 37, Zusatzpunkt Ma 25.
Blasenstörungen:
1. Entzündungsanfälligkeit:
Bl 67, MP 6, KG 3, 6, Zusatzpunkt MP 4 (vor allem links).
2. Reizblase:
LG 20, KG 3, 6; Ma 36, Le 3, Zusatzpunkt Ni 6 (vor allem links), KG 17.
Brechreiz (als Symptom):
Le 13, 14; Ma 21, KG 6, Zusatzpunkt KG 24, LG 20.
Bronchitis:
Lu 7, KG 15, 17; Ni 27, LG 14, Ma 40, Zusatzpunkt MP 4 (vor allem links).
Depressionen:
He 9, He 5, KG 6, 15; Ma 36, MP 2 (links), Zusatzpunkt KG 24, LG 20, KG 17.
Durchblutungsstörungen:
1. der Arme und Hände:
KS 9, Dü 3, Di 4, 10, 11; Zusatzpunkt KS 7.
2. der Beine und Füße:
MP 6, Gb 34, Ma 36, KS 9; Zusatzpunkt KS 7.
3. des Gehirns:
LG 20 und »Weisheit der 4 Götter«, KG 6, KS 9, Zusatzpunkt KS 7.
Durchfall:
Le 2, 3; MP 4 (bes. links), KG 4, Di 4, Zusatzpunkt Dü 3 als Schleimhautpunkt, Ma 25 als Alarmpunkt des Dickdarms.
Gallenblasenstörung:
Gb 34-1, Gb 37, KG 12, 13; Zusatzpunkt Le 13, 14; Bl 19.
Hautallergie:
Di 4, Di 11, Bl 40, Ni 2.
Hautjucken:
Di 4, Di 11, MP 6, Le 6, Bl 13.
Heiserkeit:
Ma 9, 10; Lu 11, 3 E 3 (links); Zusatzpunkt MP 4 (links).
Herz:
1. nervöses Herz: He 5, KG 15, 17; Ma 36.
2. Anregung: He 9, He 5, KS 6, KG 15, 17.
Heuschnupfen:
Di 4, Di 19, 20; Yin Tang, Bl 1, 2: Bl 12; wichtiger Zusatzpunkt Bl 40.
Hormonelle Störungen:
1. Menstruationsstörungen:
Gb 3, MP 6, KG 6, Zusatzpunkt Tac Yang (Schläfe), Bl 31, LG 4.
2. Klimakterium:
LG 4, Bl 31, He 9, He 5, Zusatzpunkt KG 17.
Hüftgelenksschmerzen:
Gb 30, LG 16 – Yin Tang (Längsdurchflutung) zusätzlich: Gelenk lokal bestrahlen, Ohrpunkt des Gelenkes.
Ischiasentzündung:
Bl 31, 32, 36, 40, 58, 60; Gb 30, 34; Hinweis: Bl 60 besonders rechts.
Knieschmerzen:
Gb 34, Ma 36, Bl 40, vier lokale Punkte: zwei oberhalb und unterhalb links und rechts der Kniescheibe, Di 4, Gb 41 re, 3 E 5 li.